高等医药院校教材

中医护理学

（第2版）

主　编：魏睦新　杜立阳

副主编：王　钢　朱建华　穆艳云　赵国平　顾则娟

　　　　刘　艳　刘　悦　谢立群　魏　飞　郭亚云

编　委：(按姓氏笔画为序)

　　　　丁　炜　王　平　王　岚　王　霞　孔岩君

　　　　刑来丽　刘振清　刘清芳　李晓晨　吴干银

　　　　吴　量　冷秀梅　张党升　宗士群　高建芸

东南大学出版社

南京

内 容 提 要

近年来，全国高等医药院校本科(专科)护理学教育发展迅速，为市场输送了大量高层次护理人才。本教材针对该专业学生的知识结构和知识需求，深入浅出地介绍了护理相关的中医理念、中医辨证诊断知识和方药常识。针对专业特点，最后一章具体介绍了中医护理的理念和传统中医调护方法，对于护理实践中经常遇到的体质护理和四季养生等实用知识，也给予补充介绍。内容力求丰富、有效、实用。

本书作者均为长期从事医学院校中医护理教育的专家和中青年教师，本着重视基本理论、突出基本知识、强调基本技能的原则编写了本教材。体例方面，更多地运用图表，并首次在中医教材中运用了思维导图的表达方式总结基本概念。这些都是针对护理专业学生的特点而专门设计的。可以在很大程度上，提高学习兴趣和记忆效果。

本教材适用于高等医药院校本科(专科)护理学相关专业的中医护理课程教学，对于希望了解和掌握中医家庭护理常识的一般读者，也有裨益。

图书在版编目(CIP)数据

中医护理学/魏睦新,杜立阳主编.—2版.—南京:东南大学
出版社,2013.7(2022.1 重印)
ISBN 978-7-5641-4357-2

Ⅰ.①中…　Ⅱ.①魏…②杜…　Ⅲ.①中医学—护理学—医学
院校-教材　Ⅳ.①R248

中国版本图书馆 CIP 数据核字(2013)第 147270 号

东南大学出版社出版发行
(南京四牌楼2号　邮编210096)
出版人:江建中
江苏省新华书店经销　广东虎彩云印刷有限公司印刷
开本:787mm×1092mm　1/16　印张:15　字数:384千字
2013 年 7 月第 2 版　2022 年 1 月第 4 次印刷
ISBN 978-7-5641-4357-2
定价:30.00 元

前　言

中医学是一门有着两千多年悠久历史的传统科学,能够经久不衰,这在自然科学史是一个奇迹。随着时代的发展,人们对现代医学的反思和对回归自然的崇尚,中医学在世界范围内还在被重新认识和定义。中医学既是一门科学又是一门技术,有许多专门的诊疗技术,可以在疾病的治疗以及保健领域起到不可替代的作用。护理在整个中医诊疗过程中占有重要地位,古代中医就有"三分治疗七分调理"的说法,治疗疾病,除了药物外,"食养尽之",因此本教材在原有的内容上新添加了四时养身护理、体质辨证护理等内容,使人体在亚健康状态下得到调护,减少疾病发生,体现了中医治未病的理念。目前的中医治疗体系现状中仍然是以医生为主导,而护理人员对患者的"调理"介入非常欠缺。这提醒我们,目前的医学院校中护理专业的中医教学思路和教材的编写理念有调整的必要。

中医学的优势在于其独特的理论体系和确切的疗效。尤其是目前一些难治性疾病、原因未明性疾病、体质性疾病以及身心性疾病的发生率在不断升高,了解和掌握中医学的基础理论知识和有关疾病调护的基本技能,对于医学院护理专业的学生而言,变得尤为迫切。此外,中医学中的整体观念和辨证论治等传统医学文化思想,也可以丰富和完善学生们的思维模式。

到目前为止,医学院校的中医学的统编教材已经发行了七版,各地协编教材也有多种版本问世。但是,还很少有专门为医学院校护理专业编写的中医护理教材,这一现状很难适应教育改革要求的情况。为此,由南京医科大学和中国医科大学发起,联合全国多所志同道合的兄弟院校,对现有各版教材从学科群的角度进行整合重组,策划编写了本教材。本教材2008年出版以来,得到十余所高校的认同使用,实践中各学校均觉得本教材的编写能切合目前护理高等教育的实际情况,本次修订,针对本教材的不足之处,和各地教学实践中提出的宝贵意见以及临床需求,进行了较大幅度的修改提高。

新版教材编写注意把握时代的脉搏,应用现代教育理念,遵循知识学习规律,把传统中医知识的灌输和中医调护使用技能培训结合起来。根据教育学认知论的原理,结合护理专业学生的现有知识结构,吸收各版教材的长处,在保证知识体系和使用技能传授的前提下,对教材的编写理念、结构、体例、内容等多方面进行了探索性改革。在编写方面强调了以下几点思路:

1. 明确对象,重视护理专业学生知识结构。充分考虑西医院校与中医院校学生知识结构的区别,精心设计教材的内容,为他们搭好获取知识的脚手架。

2. 生动形象,发挥视觉记忆作用。在概念描述等方面下工夫的同时,增加大量插图、附表。便于学生建立视觉感性认知,帮助记忆和理解。并在国内首次把思维导图运用于中医护理基础知识的概括。

　　3. 周密策划，重视知识内容的整合与衔接。本教材不再是临床医学专业中医学教材的缩编本，而是有针对性地对本专业学生需要的中医基础理论和中医调护技能进行整合，搭建一套独特的教材框架。坚持以人为本，重视实用调护技能培养。

　　鉴于以上认识，我们认为教材的编写要按照认知规律、教学规律办事，要多为学生着想。编写教材的重点和精力，不是放在知识点本身，而是通过作者的努力，为读者搭好获取知识的脚手架。为此我们组织了长期从事医学院校中医护理课程教学的专家组成编写团队，研究各版教材的优势和缺点，在充分吸收其精华的基础上，总结各校护理中医教学经验，力求体现中医药理论的学科优势和特色，以及本学科领域的使用调护技能，以适应新世纪高等医学院校中医护理教学的需要，力求达到系统性、科学性、完整性、生动性和实用性的完美结合。

　　本书由江苏省中医药领军人才、南京医科大学博士生导师魏睦新教授和中国医科大学中医教研室主任杜立阳教授整体策划，遵义医学院王钢教授、南通大学医学院朱建华教授和南京中医药大学穆艳云副教授对全书的知识框架设计和编写起了非常重要的作用。南京医科大学第一附属医院护理部主任顾则娟从护理学科层面，给本书的编写提出了宝贵的指导意见。本书还得到以上大学各级领导尤其是教务部门领导的大力支持。东南大学出版社副总编张慧在图书立项和编辑设计方面给予了巨大的帮助。全书第一、第六章由南京医科大学魏睦新、谢立群组织编写，第二章由中国医科大学杜立阳组织编写，第三章由遵义医学院王钢组织编写，第四章由南通医学院朱建华、吴干银组织编写，第五章由暨南大学医学院赵国平组织编写，第七章由日本综合研究大学魏飞编写，第八章由南京中医药大学穆艳云组织编写。第九章由南京医科大学第一附属医院顾则娟组织编写。在二版修订过程中，南京医科大学郭亚云做了大量校对和资料补充工作。因此本书的完成是集体的智慧和各校精诚合作的结果。

　　目前，临床正在围绕"以病人为中心"创建具有中医特色的整体护理，这对中医界的护理人员来说是新的课题和挑战。为适应现代护理模式转变的需求，在护理工作中充分发挥中医特色，促进中医护理学术发展，我们也诚挚地欢迎护理学员和广大在中医一线工作的护士朋友能够对本书的内容和编排等提出宝贵意见，来补充和完善中医护理学科内容，充分发扬我国中医护理特色优势，让中医护理这颗灿烂的明珠大放异彩。

魏睦新　杜立阳

2013 年 5 月

目　　录

第一章 导 论

第一节 中医学的历史沿革

中医学源远流长,植根于中华文化土壤,充分吸收了同时代的科技文化成果,有着鲜明的人文特色,其发展与时代发展紧密相连。古代医护一体,中医护理非常巧妙地融合在中医理论和实际体系之中。

一、中医学的起源

早期人类为了生存,躲避寒冷、觅食充饥,有了最简单的劳动。在逃避敌害追逐,与野兽搏斗或在部落战争中,常有外伤发生。对负伤部位本能的抚摸、按压就是最早的按摩止痛术和止血术;以泥土、树叶、草茎涂裹创伤,久而久之产生了外治法和护理;打磨劳动工具,使用锋利的砭石切开脓疱,这就是外科的雏形;石针、骨针刺激某一疼痛部位,也就成了针术的萌芽。总之,人类自助救护行为是中医药学形成过程中的重要始点之一。火的发现与使用,使人类由茹毛饮血的野蛮时代进入熟食的文明阶段,并促进了大脑发育。作为一种治疗与调护手段,用火烤石片温灸疼痛之处,点燃树枝、草根进行局部灸,逐渐形成了"熨法"和"灸法"。采集植物根茎、果实、花叶充饥,无意中解除了某些痛苦,而有的则出现呕吐、腹泻乃至昏迷或死亡。经过无数次反复实践,发现了许多草药。《淮南子·修务训》记载:"神农氏……尝百草……当此之时,一日而遇七十毒"。我国药物起源于植物为多,故称"草药"、"本草"。陶器的发明及应用,为多种药物组成复方并煎熬成汤液创造了条件,因此古书记载"伊尹始创汤液",是汤液剂型的鼻祖。

中国医药学起源的历史,就是劳动人民长期为生存、生活与疾病作斗争反复实践的创造史,是在劳动实践中产生并发展起来的。

二、中医学的发展

人类自身智能的发展,促进生产力不断提高,带动社会经济和文明进步。医疗行为逐渐由生存救护发展到有意识、有目的乃至有组织的主动性活动,由单一的经验积累逐步升华到知识总结,在古代唯物论和辩证法思想的指导下,跨越了一个又一个发展阶段,形成了中医药学独特的理论体系。

（一）中医药学理论体系的形成

中医药理论体系的初步形成是以《内经》的成书为标志的。《内经》是我国现存的最早的一部医学经典著作,大约成书于春秋战国时代,包括《素问》、《灵枢》两部分,它以古代朴素的唯物论和自发的辩证法思想为理论指导,系统全面阐述了人体生理病理以及疾病的诊断、治疗与调护、预防、养生等,奠定了中医理论的基础。其内容有藏象、经络、病因、病机、诊法、辨证、治则、针灸及汤液治疗与调护等,十分丰富。《内经》中有许多内容的记载在当时都处于领先地位。例如在人体结构方面的研究,人体骨筋、血脉长度、内脏器官大小及容量的记载,基本上符合实际,如其中记录食管和肠长度的比例是 1∶35,而现代解剖学是 1∶37,两者非常接近;在血液循环方面,认为"心主身之血脉",血液在脉中"流行不止,环周不休",这和实验医学的观点有着惊人的相似;在疾病发生方面,强调"正气"的主导作用,认为"正气存内,邪不可干";在疾病的防治上,倡导"防重于治",提出"治未病"的观点;养生保健方面首倡"保精、养气、御神",这些理论至今仍然正确,在学术上有很高价值,被奉为中医学理论之经典。

《难经》是继《内经》之后的中医学又一经典著作,它采集了《内经》的精要进行质疑问难,全书共设 81 个问答,称为"八十一难",内容涉及脏腑、疾病、经络、针灸等方面,尤其是对脉诊和奇经的论述,具有创见性,同时提出了命门、三焦学说,从而补充了《内经》的不足。

《伤寒杂病论》为东汉末年伟大的医学家张仲景所著,是我国第一部临床医学专著。该书后被分成《伤寒论》和《金匮要略》两部分,分别讨论外感热病和内伤杂病。书中分为若干条目,每条先介绍临床表现,然后根据病机分析认定为某种证候,最后根据其证候确定治法及处方用药与护理。以六经辨证为纲治外感,用脏腑分证治杂病,开创了中医辨证论治的先河,确定了临床诊治的基本原则和大法。

《神农本草经》是我国现存最早的药学专著,成书于两汉期间,全书收载药物 365 种,将药物根据养生、治病的功效及有无毒性,分上、中、下三品,同时提出药物寒、热、温、凉四性以及酸、苦、甘、辛、咸五味的性味学说,确立了中药的理论基础。

总之,历经先秦、秦、汉时期,中医药学无论在人体结构、生理、病理、诊法、辨证及治则、治法等基础理论方面,还是在运用中药于临床方面,各个领域都有丰富的经验和知识积累,逐步形成了完整的理论体系,为后世中医药学的发展奠定了坚实的基础。

(二) 中医药学科体系的发展

随着时代前进,中医药理论不断丰富,治疗与调护技术日益提高,学科分化势在必行,这是中医药理论体系发展的标志。远在周代,就有了食医(营养医)、疾医(内科)、疡医(外科)、兽医的医学分科,其中疾医应该说是最早的内科学雏形。《金匮要略》以脏腑分证治疗与调护杂病,理法方药立论严谨,形成了一整套独具特色的辨证论治原则,这是后世内科学发展的基石。及至隋代,巢元方著《诸病源候论》,对多种疾病病因、病机、病候作了细致的分析与论述,从而成为第一部证候学专著。

唐代王焘的《外台秘要》首次记录了消渴病的证候和治法,给后世医学家很多启发。宋代陈无择在其《三因极一病证方论》中提出了著名的三因学说,成为中医病因学的圭臬。历史进展到宋、金、元时期,社会剧烈变革,学术争鸣,学派蜂起,中医学的发展出现了一个崭新的局面。医学家创立新理论,寻找新疗法,使用新方药,做了许多开创性工作,内科学也得以长足进步,出现了以刘完素、张子和、李东垣和朱丹溪为代表的四大学派,世称"金元四大家"。刘完素倡导"火热论",认为"六气皆从火化","五志过极皆能生火",用药与护理上以寒凉为主,后世称为"寒凉派";张从正认为疾病的形成都在于邪气所致,主张"邪去则正安",提出汗、吐、下攻邪三法,后世称为"攻下派";李东垣崇《内经》中"人以脾胃为本",力主"内伤脾胃,百病由生"的理论,治病以补脾胃为主,故后世称为"补土派";朱丹溪举"相火论",认为相火最易妄动而耗阴,提出"阳常有余,阴常不足"的论点,主张滋阴降火,后世称为"滋阴派"。刘、张、李、朱四大家,虽立论不同,但都是在《内经》与《难经》基础上,从不同侧面发展了中医理论,繁荣了中医学术,丰富了辨证治疗与调护方法。明、清两代是温病学说蓬勃发展的时期。明代吴又可提出"疠气"特异病因,专论瘟疫传染途径、证候、治法,极大地启发了后学。清代以叶天士、吴鞠通为代表的温病学派,对外感温病进行了深入探讨,经过大量临床实践,创立了卫、气、营、血和三焦辨证,与伤寒六经辨证相辅相成,成为外感病辨证论治的两大体系。时代在发展,医学名家辈出。赵献可、张景岳、王清任、唐容川等,在《内经》《难经》理论基础上,对命门学说、瘀血理论、血证辨证等方面都有所发挥,为内科学增添了新内容。其发展简史可见图1-1。

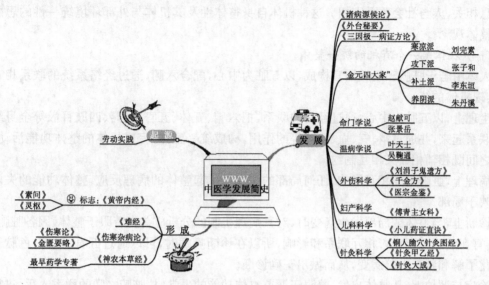

图1-1 中医学发展简史

建国后,中医内科学发展很快,大量的临床研究、实验研究、古医籍整理、教材建设、临床专著的编写,使中医内科学术达到了新水平。对许多疾病的病因病机的认识已日益明确和深化,在诊断、辨证分型上进一步规范,防病治病方法上有许多创新,内科疾病的治疗与调护效果有了显著提高。中医护理作为一门独立学科已有20多年历史,人们结合中医理论和中医护理实践,参照现代护理框架体系,编著了一些教科书,对推进护理中医教育,起到了积极的作用。

三、中医学的优势

中医学学科优势是中医学历经千年而不衰,现代社会生存发展的基础,中医学在医学模式、临床诊疗、养生保健等方面存在诸多优势,在未来的发展中,利用现代科技手段,进一步发掘和提高中医学优势,在理论和实践上不断获得突破,特别是对临床优势病种进行重点、系统的开拓研究,将使中医学重放异彩。

第二节 中医学的基本特点

中医学理论体系有三个基本特点,即整体观念、辨证论治、恒动观念。中医护理历来在祖国医学整体观、辨证观的理论指导下,强调"三分治,七分养",坚持"防重于治"的原则,"圣人不治已病,治未病"。在临床护理实践中,强调人是一个以脏腑、经络、气血为内在联系的有机整体,强调人体与自然界、社会的关系,进行辨证施护。通过望、闻、问、切四诊手段获取病情、个体状况、心理及社会环境等信息,应用中医八纲辨证的方法加以分析、归纳,确立病人的证型及存在或潜在的健康问题,提出因时、因地、因人而异的护理措施以及健康指导。

一、整体观念

整体是指统一性、完整性以及相互联系性。中医理论认为人体是一个有机整体,人与自然界息息相关,人与社会关系密切。这种机体自身整体性及其机体与外部环境统一性的思想称之为整体观念。

(一) 人体是一个有机的统一整体

人体由若干脏腑和组织器官构成,以五脏为中心,配合六腑,通过经络系统的联系相互沟通,实现机体的统一。

生理上,以五脏为中心,通过经络的联系,把六腑、五体、五官、九窍、四肢百骸等全身组织器官联系起来,并通过精、气、血、津液等的作用,构成统一整体,完成机体的整体功能活动,各脏腑之间既相辅相成又相互制约。

病理上,脏腑之间相互影响,任何局部的病变可引起整体的病理反应,整体功能的失调也可反映于局部。

诊断上,当整体或局部发生病变时,对其病理机制的分析应首先着眼于整体,因各脏腑、组织、器官在病理上存在着相互联系和影响,所以在诊断疾病时,可以通过五官、形体、色脉等外在变化了解和判断内脏病变,从而做出正确诊断。

治疗与调护上,从整体出发,着眼于调节整体功能的失常,从脏腑之间的联系入手,进行综合治疗与调护,而不是仅限于局部的病变。

(二) 人与环境有密切联系

"人与天地相应",人是整个物质世界的一部分,人与外界环境有着物质同一性,外界环境提供人类赖以生存的物质条件,因此环境的变化影响着人体,使人体发生相应的变化。这些观点与中医的护理实践有非常密切的关系。

人具有社会属性,即人生活在社会中,是社会整体中的一个组成部分,所以,社会的变化必然对人体产生影响。当然,人又会反过来影响社会,社会和人体紧密联系,互相影响,也是一个不可分割的整体。

1. **人和自然界息息相关**　宇宙中,太阳、地球、月亮等众天体之运行,产生季节气候交替、昼夜阴阳变化,这是时间演变的结果。地域水土不同,具体生活环境差异是人体生存空间的区别,这些都直接或间接、明显或不明显地影响着人体,出现相应的变化,这就是中医的时空观。

季节气候的四季交替变化使人表现出规律性的生理适应过程,"天暑衣厚则腠理开,故汗出……天寒则腠理闭,气湿不行,水下溜于膀胱,则为溺与气"。昼夜的变化也使人体功能发生相应变化,"故阳气者,一日而主外,平旦人气生,日中而阳气隆,日西而阳气已虚,气门乃闭"。体内的阳气呈现出规律性的昼夜波动。这一变化趋势与现代生理学研究所揭示的体温日波动曲线十分吻合。

昼夜的变化也影响到疾病过程。一般病证,大多白天病情较轻,傍晚加重,夜间最重,因此说:"夫百病者,多以旦慧昼安,夕加夜甚"。

不同的地域水土,具体的居住环境对人体产生的影响更是显而易见。如我国江南水乡,地势低平,气候温暖湿润,故人体腠理疏松,体质较薄弱;西北地区,地高山多,气候寒冷干燥,故人体腠理多致密,体格偏壮实。居住环境不同加上长期的饮食生活习惯使机体产生适应性,一旦易地而处,环境突然改变,机体多感不适甚至患病,这与现代所进行的群体体质调查结果是一致的。

　　上述人与自然环境相统一的"天人相应"观构成了中医学的重要理论基础,在中医诊疗过程中历来重视人与自然环境的相互关系,这正是它的特色与优势所在。

　　2. 人与社会关系密切　人生活在社会当中,人是社会的组成部分。人能影响社会,而社会的变化对人也能产生影响,其中影响最明显的因素是社会的进步与落后、社会的治与乱,以及人的社会地位的变动。

　　首先,社会进步,经济发达,人们赖以生存的食品衣物供给丰盛,居住环境幽雅、舒服、清洁,这些都利于人体健康;加上社会文明程度高,人类对卫生、预防、保健知识的了解逐渐增多,开始懂得防病治病和保健养生,因此,人类的寿命随着社会的进步而越来越(逐步)延长。但在另一方面,促进社会进步的大工业生产,带来水、土、大气的污染,以及过度紧张的生活节奏给人们带来诸多疾病。

　　其次,社会的治与乱对人体的影响也非常大。社会安定,人们生活规律,抵抗力强,不易得病;社会大乱,生活不安宁,抵抗力降低,各种疾病就易发生并流行。历史上,由于战争、灾荒,人们流离失所,饥饱无常,瘟疫流行,导致人民大量生病及死亡就是明证。

　　个人社会地位的转变势必带来物质生活及精神上的一系列变化。现代社会竞争激烈,伴随而出现的就业、升迁、贫富、人际关系改变无时无刻不在刺激着人们,给人以心理、精神上的压力,如不能正确对待,处理不好则能影响健康导致疾病的发生。

　　总之,中医把人体看成是一个以五脏为中心,以心为主宰的统一整体,同时也认为人和自然界息息相关,人和社会有密切联系,也是一个不可分割的统一整体(图1-2)。这种整体观念贯穿于中医生理、病理、诊断、治疗与调护、养生等所有领域,因而也是中医理论体系的一大特点。中医护理的理论和技术为整体护理模式的实施和评价增添了丰富的内容。中医护理的开展,使整体护理内涵更丰富,整体护理模式更健全,也推动了中医护理学科的发展,中医整体护理模式将成为具有中国特色的先进护理模式。

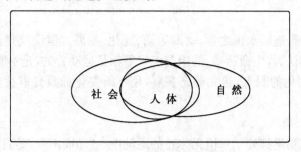

图1-2　人体、自然与社会的关系

二、辨证论治

　　辨证论治是中医认识疾病和治疗与调护疾病的基本原则,是中医学对疾病的一种特有的研究与处理方法。中医学把全部临床活动概括为辨证论治,辨证论治是中医学的特点和精华。

　　疾病的发生发展总是通过症状、体征等现象表现出来的,要通过这些现象认识到疾病的本质,辨证论治就是通过这些现象认识疾病本质的方法学。

　　所谓"证"又称"证候",有"证据"之意,指机体在疾病发展过程中某一阶段的病理概括。它包括各种临床表现,以及与这些临床表现紧密联系的病因、病机、病性、病位和疾病发展趋势,同时也反映出机体自身抗病能力及其与外界环境的联系等。"证"代表了某一特定阶段病理变化的全面情况,能反映出疾病的本质,所以"证"比"病"更具体、更贴切;比"症"和"体征"更深刻、更准确。总之,"证"的丰富内涵在临床诊断治疗与调护方面更具有可操作性,更实用。

辨是审辨、鉴别的意思,是分析与综合的过程。辨证是根据症状、体征以及四诊(望、闻、问、切)收集到的所有资料,通过比较、分析,辨清疾病的病因、性质、病位以及邪正之间的关系,最终概括、判断为何证,即属于何种类型。

论治是根据辨证的结果,确定相应的治疗与调护原则和方法。因此,辨证是确定治疗与调护方法的前提和依据,论治是辨证的目的与手段,两者相辅相成,不可分割(图1-3)。

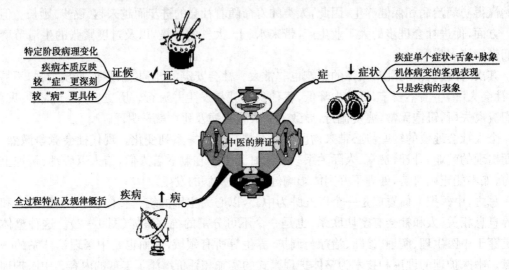

图1-3 中医的辨证示意图

三、恒动观念

恒是指经常、不断、连续永恒之意,动即运动、变化、发展。恒动就是经常、不停顿地运动、变化和发展。中医学认为,生命活动、健康与疾病等都是运动着的,是不断变化和发展的,要摒弃一成不变、静止、僵化的观点,建立动态观察,用不断变化的眼光审视生命活动中的一切现象,这就是恒动观念。

(一) 生理上的恒动观

整个自然界一切物质都处于永恒无休止的运动中。"动而不息"是自然界的根本规律。生命全过程中有生、长、壮、老、已变化,充分体现了"动"。想保持健康,就要经常活动锻炼,即"生命在于运动"的本意。又如"气",是构成人体和维持人体活动的基本物质,"气"具有很强的活力,无处不到,无时不有,恒动不休,时刻温煦、激发、推动体内各脏腑的生理活动。"血"也是构成人体的重要物质之一,循环周流,营养滋润全身,一旦血流变慢或停滞,即产生瘀血状态而引发疾病。"津液"也是在多个脏腑、器官参与下,在体内不停地有序地进行着,生成、敷布、利用、排泄,这就是生理上的新陈代谢,一旦津液运行失常,将导致痰饮、水湿、肿胀等疾病。气血津液都具有恒动特性,应"贵流不贵滞"。在生理上,气血津液以畅达流通为佳是中医学的基本认识。

(二) 病理上的恒动观

以"动"的观念对整个疾病的全过程很好地把握。从病因作用于机体,到疾病的发生、发展、转归,疾病都处于不停的变化之中。如风寒外感表实证未及时治疗与调护,则可入里化热,转成里热证;急性外感热病,症状可以一日三变;实证日久可以转虚证,旧病未愈又添新疾,都是"动"的表现。另外疾病变化有一定的阶段性,发病初、中、末期,表现各不相同且具有一定规律。例如温病中的风温,初期在卫表,中期在气分,末期多致肺胃阴伤,就是这一规律的体现。正是由于疾病处于"恒动"之中,因此要求医者治疗与调护时,应根据不断出现的新情况、新变化,随时调整治则、治法,修正处方,以期药与证合,取得良好效果。

第三节　中医护理学的主要特点与优势

中医护理是中医药学的重要组成部分,以中医理论为指导,历史悠久,内涵丰富,基本上涵盖了护理工作的各个领域,具有独特的优势。

一、中医护理具有理论上的优势

在数千年的临床实践中,中医积累了丰富的诊治疾病和护养患者的经验,并形成了独特的理论体系,其基本特点是整体观和辨证论治。中医护理是在中医理论指导下的整体护理,具有动态平衡的整体健康观、生命观。中医学认为,人体是一个整体,人与自然界、社会也是一个整体,人体的健康状态就是机体在内外环境的多种因素相互作用下维持的一种动态的、相对平衡状态,一旦这种动态的平衡失调,就会导致疾病的发生。所以在护理时必须从影响动态平衡的相关因素,如体质因素、心理因素、社会因素以及环境因素等入手,形成了生物-社会-心理-环境的中医护理模式,这种模式符合现代科学一体化的新趋势。

因中医历来医护不分家,强调"三分治、七分养",因而其基本理论同样是护理工作的指导思想。现代的整体护理模式与中医护理有着十分相似的内涵,在中医院开展整体护理的目的就是要将现代的护理观与中医的基本理论有机地结合起来,创建具有中国特色的整体护理,以进一步丰富整体护理的内涵。

二、中医护理具有技术与方法上的优势

辨证论治是中医治疗与调护疾病过程中的重要组成部分,而辨证施护是中医护理过程中的重要组成部分,她体现在中医护理的各个方面。由于人是一个有机的整体,人体某一局部的病理变化,往往反映了全身脏腑、气血、阴阳的盛衰,因此通过全面观察病人的表情、语言、气息、神态以及舌苔、脉象等外在变化,可了解内脏病变。所谓辨证施护就是从整体观念出发,利用"四诊"收集病人的病情资料,进行综合分析,判断疾病的病因、病位、病性与正邪关系,确定疾病的证型,然后根据辨证结果制定和实施护理措施。中医护理具有很强的个性化特点,重证而轻病,可有"同病异护、异病同护";同时中医护理也重视人与自然界的整体性,强调"因人、因时、因地施护"。中医护理涉及病人的生活起居各个方面,包括情志护理、起居护理、饮食护理、用药与护理护理等。另外,中医护理方法丰富而灵活多样,包括针灸法、割治法、推拿法、拔罐法、发泡法、刮痧法、放血法、热熨法、熏洗法、坐浴法和中药离子导入法等等,这些方法使用器具简单,操作方便,适应范围广,见效快,体现了鲜明的中医护理特色。

中医护理方法的方便性、实用性是其他现代护理无法比拟的,如针灸、按摩、气功、太极拳、药膳等方法简便,很容易掌握和运用;运用中医"四气五味"理论对饮食分类,对患者进行饮食调养的指导,也很容易被理解和运用。中医护理在操作和应用上通俗易懂、简便易行,易于推广,因此也就拥有更大的发展前景。

三、中医护理具有养生保健上的优势

中华民族有着五千年的文明史,在悠久的历史长河中,中华民族以聪明与智慧创造出了优秀的文化,其中积淀了大量与人们日常生活密切相关的生活科学知识,包括一系列行之有效的养生保健知识与技能,经过不断地丰富与发展,逐渐形成了中医传统养生学。可见,中医传统养生学是中国传统文化的一个分支,是中国传统文化的一个重要组成部分。养生是以培养生机活力、预防疾病、延年益寿为目的的,中医养生技术十分丰富,有食疗、药膳、吐纳、导引、太极拳、针灸、按摩、武术等。随着社会的发展与进步、人类自身价值的提高,人们对生活质量的要求越来越高,中国传统养生学这一瑰宝必将备受世人瞩目,为人类的繁衍、健康和发展作出巨大贡献。

中医学养生和防治疾病的原则是"不治已病,治未病",即未病先防,既病防变。未病先防即在疾病发生之前做好各种预防工作,以防止疾病的发生。中医学深入研究了人类生、长、壮、老、已的规律,阐明了康、寿、疾、夭的机理。中医养生学是通过研究人类生、长、壮、老、已的生命规律和康、寿、疾、夭的机理,阐述增强体质、预防疾病以延年益寿的理论和方法的学说。中医养生学把精、气、神视为养生的核心,提出法于阴阳,和于术数,形神并养,协调阴阳,谨慎起居,和调脏腑,动静适宜,养气保精,综合调养等的养生之道,对增进健康、延年益寿、提高生命质量具有普遍的指导意义。

既病防变指一旦发病,当注意早期诊断和治疗与调护,防止疾病进一步发展。早期诊断可防止疾病由轻浅而危笃。早期治疗与调护则可截断病邪的传变途径,以安未受邪之地,防止疾病传变。可见,早期诊断与治疗调护是既病防变的关键。

中医护理在"不治已病,治未病"的以预防为主的思想及中医生命观、健康观、医疗模式的指导下,经过几千年的实践与积累,形成了"天人合一、形神统一、动静结合"的养生保健和延年益寿的理论,形成了养护统一、寓护于养的护理方法,注重环境养护、情志养护、药食养护、运动养护,并且针对不同年龄、不同体质的人群,采用针灸、气功、太极拳、自我按摩、药膳等中医养护方法,提高健康素质和生活质量。

典型习题解析指导

(一) A 型题

1. 中医在诊疗疾病中主要注重于(　　)
　　A. 症状　　　　　　B. 体征　　　　　　C. 证候　　　　　　D. 主诉　　　　　　E. 检验

答案:C

试题点评: A 型选择题的每一道考题下面都有 A、B、C、D、E 五个备选答案。在答题时,只许选择一个最合适的答案。本题选择 C 是因为中医诊疗疾病的特点是辨证,这里的"证",又称证候,是对机体在疾病发展过程中某一阶段的病理概括,反映了疾病的病因、病机、病位以及疾病的发展趋势,是疾病的总体本质,而症状、体征、主诉、检验是疾病的个别现象,这就是他们的主要区别。

(二) B 型题

　　A.《唐本草》　　　B.《洗冤集录》　　　C.《本草纲目》　　　D.《医宗金鉴》　　　E.《医学纲目》

1. 世界第一部由国家颁布的药典是(　　)
2. 世界上第一部系统的司法检验专著是(　　)

答案:1. A　2. B

试题点评:B型题的结构是答案在前,试题在后。一组答案可以配两道以上的试题,一个答案可以选用两次以上或一次也不选,其难度在于几道题是类似的,答案可能相同或不同,思考时多了一层分析。1题和2题的答案是明确的,不加赘述。

(三) C型题

  A. 寒、热、温、凉　　　B. 升、降、出、入　　　C. 两者都是　　　　D. 两者都不是

1. 中医学把气的运动形式归纳为(　　　)

2. 属中药药性理论的是(　　　)

答案:1. B　2. A

试题点评:C型题和B型题结构相似,答案在前,试题在后,几道题共用一组答案,不同的是答案只有4个,其题型特点是对两种事物(如两个主证、病因、病机、诊断、药物、方剂等)进行比较,两种事物相比,只有四种可能,即一项对、一项错,或两项都对、两项都错。在选择时应注意。如果这道题只与答案A有关,则将A写在答题纸上;如果这道题只与答案B有关,则将B写在答题纸上;如果这道题与答案与A和B都有关,则将C写在答题纸上;如果这道题与答案A和B都无关,则将D写在答题纸上。

(四) X型题

中医理论体系的主要特点包括(　　　)

  A. 整体观念　　　B. 预防为主　　　C. 恒动观念　　　D. 治病求本　　　E. 辨证论治

答案:A、C、E

试题点评:X型题即多选题,再所列的A、B、C、D、E几个选项中,至少有一个选项是正确的。答题时要根据题意,有几个正确选项,便在答案下将相应字母写上,多选或少选均不得分。

  本题重点要把握:中医在长期的医疗实践中,形成了自己独特的理论体系,主要的是整体观念、恒动观念和辨证论治,而预防为主、治病求本是中医理论体系中防治原则,所以不能选择。

(五) 判断题

中医学认为不同的疾病,有时也可以采用相同的治疗与调护方法。   (　　　)

答案:√

试题点评:同一疾病的不同阶段,可以出现不同的证候,这时治疗与调护的方法就不同;不同的疾病,在其发展过程中只要出现相同的证候,就可采用相同的治疗与调护方法,这就是中医的"同病异治"、"异病同治",他是辨证论治的具体体现。

(六) 填空题

《神农本草经》中提出了_____、_____等性味学说,确立了中药理论的基础。

答案:寒凉温热　酸苦甘辛咸

试题点评:《神农本草经》是我国现存最早的药学专著,他成书于汉代,书中收载中药365种,根据养生、治病功效和有毒、无毒,分为上、中、下三品,并将药物分为寒热温凉四性,酸苦甘辛咸五味,为后世的中药理论体系奠定了基础。

(七) 名词解释

论治

答案:根据辨证的结果,选择和确定相应治疗与调护原则和治疗与调护方法的过程。

试题点评:论治是中医治疗与调护疾病的基本手段和方法,它是辨证的目的,并可检验辨证的正确与否。

第二章　中医学的哲学基础

第一节　阴阳学说

一、阴阳学说的主要内容

阴阳,是中国古代哲学的基本范畴,阴阳学说是建立在古代唯物论基石之上的朴素的辩证法思想。阴阳学说认为:世界是物质的,物质世界是在阴阳二气的相互作用下滋生、发展和变化着的。由于阴阳二气的相互包含和相互作用,促成了宇宙中万事万物的发生,推动和调控着万事万物的发展变化。宇宙中的一切事物和现象,都普遍存在着阴阳两种对立的势力,如天和地、日和月、水与火、昼与夜、上与下、动与静、生与死等,无不是既相互关联又相互矛盾的事物和现象,因而宇宙中一切事物和现象的发生、发展与变化,都是其含有的阴阳两种对立势力的相互作用的结果。故《素问·阴阳应象大论》说:"阴阳者,天地之道也,万物之纲纪,变化之父母,生杀之本始,神明之府也"。认识世界的关键在于分析既相互对立,又相互统一,相反相成的两种势力,即阴与阳之间的相互关系及其变化规律。

阴阳学说作为中国古代哲学思想,渗透到中医学的各个领域,影响着中医学的形成和发展,指导着临床医疗实践,成为中医的理论支柱而贯穿于中医学的生理、病理、诊断、治疗与调护以及中药、方剂学等各个方面。

(一)基本概念

阴和阳是对自然界相互关联的某些事物和现象对立双方的概括,他既可以代表两个相互对立的事物,也可以代表同一事物内部所存在的相互对立的两个方面。如《类经·阴阳类》所说:"阴阳者,一分为二也"。

阴阳的原始含义是指日光的向背。向日为阳,背日为阴。由于阳为向日,即山阜朝向太阳,意味着山的南面阳光普照,温暖明亮;而由于阴为背日,即山阜背向太阳,意味着山的北面月光清澈,寒冷阴暗。阴阳的象形文字参见图2-1。

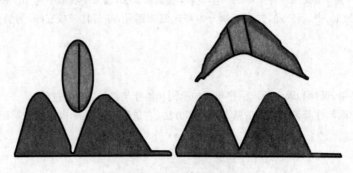

图2-1　阴、阳的象形文字

其主要含义有以下几个方面：

1. 指具体可见的事物　如日月、天地、男女、水火等，是较为原始的对阴阳的见解。

2. 指阴阳之气　春秋战国时期的诸子百家大多认为，阴阳是指宇宙中运行不息的无形之气。

3. 既指有形事物又指无形之气　概括总结了以上两点。

4. 指事物的属性　此时阴阳发展为一对哲学范畴，是对事物或现象的属性的描述，即对事物对立统一关系的表达。正如《灵枢·阴阳系日月》所说："阴阳者，有名而无形。"

综上所述，我们可以认识到，虽有"阴阳"这一确定的名称和含义，但他们并不专指某些具体事物或现象，而是用来分析、认识多种事物或现象的特点及其相互关系的。因此，阴阳是既抽象又规定了具体属性的哲学范畴。我们要用哲学的眼光分析事物的阴阳关系，并注意以下三方面的因素：① 阴阳的普遍性。自然界万事万物间都存在阴阳关系。② 阴阳的相关性。用阴阳分析事物或现象，应该是在同一范畴内来讨论。③ 阴阳的相对性。各种事物或现象的阴阳属性不是绝对的、一成不变的，在一定条件下是可以相互转化的。

（二）阴阳的属性特征

古人从"向日"、"背日"这一原始的阴阳含义展开，通过取类比象，进一步推演、引申，把具有与"向日"特征相类似的事物或现象皆归属于"阳"；而把与之相反的事物或现象都归属于"阴"。一般来说，凡是剧烈运动的、外向的、上升的、温热的、明亮的、刚强的、兴奋的都属于阳，而相对静止的、内守的、下降的、寒凉的、晦暗的、柔和的、抑制的都属于阴。如，天相对于地而言，天属阳，地属阴；精相对于气而言，精具有滋润、濡养作用而主静，故属阴，而气具有推动、激发作用而主动，故属阳。

值得一提的是，只有处于同一层次的同类事物或现象及其属性，才能规定其阴阳之性。不是同一层次的事物或现象及其属性，或不同类的事物或现象，根本无法规定其阴阳属性。而且阴阳具有无限可分性，即在同一层次的事物，总是可以分为阴阳的。如图2-2所示，在同一层次，阴阳是彼此对立存在的，但在阴或阳的内部，仍然可按照在此层面的属性再分阴阳，这从一个侧面也突出了阴阳学说的确是一种朴素的辩证法思想。

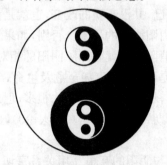

图2-2　阴阳的无限可分性示意图

（三）阴阳之间的相互关系

阴阳学说的核心是阐述阴阳之间的相互关系并通过这些关系来认识自然界万物生长、发展和变化的内在机制及规律。阴阳之间的关系是错综复杂的，其主要表现在以下几个方面：

1. 阴阳的对立制约　阴阳的对立制约，古人称之为阴阳相反，具有两层含义：一方面指阴阳属性都是对立的、矛盾的，如上与下、左与右、天与地、动与静、出与入、升与降、昼与夜、明与暗、寒与热、水与火等等，属性相反的阴阳双方，大都处于相互对抗、相互作用的矛盾运动之中；另一方面则是指在相互对立的基础上,阴阳还存在着相互制约的关系,对立的阴阳双方相互抑制、相互约束,表现出阴阳平和、阴强则阳弱、阳胜则阴退等错综复杂的动态联系。以人体的生理功能而言,功能亢奋为阳,功能抑制为阴,二者相互制约,才能维持人体功能的动态平衡。在病理过程中也广泛存在着这种相互关系,致病因素和抗病因素相互制约、相互对抗,正弱则邪进,正盛则邪退,邪正之间始终体现出阴阳的对立制约关系。

2. 阴阳的互根互用　阴阳的互根互用关系,古人称为阴阳相成,也具有两层含义:一是指凡阴阳皆相互依存、互为根本的关系,即阴和阳的任何一方都不能脱离对方而单独存在,阴阳双方互为另一方存在的前提条件。如热为阳,寒为阴,没有热也就无所谓寒,阳(热)依阴(寒)而存,阴(寒)依阳(热)而在。二是指在相互依存的基础上,在一定范围内,双方表现出相互间不断滋生、助长、互用的特点。如在人体中,气和血分别属于阳和阴,气能生血、行血、统血,故气的正常,有助于血的生成和正常运行;血能藏气、生气,血的充沛又可资助气充分发挥其生理功能。再以人体的基本功能兴奋与抑制而言,兴奋为阳,抑制为阴,他们既相互制约,又相互作用。白天正常的兴奋、精神饱满是以夜间充分的抑制即充足的睡眠为前提的,而夜间良好的睡眠又是以白天充分的兴奋为前提的。因此,《医贯砭·阴阳论》中说:"阴阳又各互为其根,阳根于阴,阴根于阳;无阳则阴无以生,无阴则阳无以化"。

3. 阴阳的消长平衡　消,即减少、消耗;长,即增多、增长。阴阳的消长是指在某一事物中,阴阳双方相对或绝对的增多、减少变化,并在这种"阴消阳长"或"阳消阴长"的变化中维持着相对的平衡。阴阳的消长平衡,符合"运动是绝对的,静止是相对的;消长是绝对的,平衡是相对的"规律。这种此消彼长的动态变化称为阴阳消长。正是由于阴阳消长使阴阳彼此之间保持着相对的动态平衡,才维持了人体的生命活动和事物的正常发展变化,即"阴平阳秘,精神乃治"(《素问·生气通天论》)。

阴阳消长的基本形式有两类:一类是阳消阴长或阴消阳长;另一类是阴阳俱长或阴阳俱消。阳消阴长或阴消阳长的形式与阴阳的对立制约关系密切。就人体的生理活动而言,各种功能活动(阳)的产生,必然要消耗一定的营养物质(阴),这就是"阳长阴消"的过程;而各种营养物质(阴)的化生,又必然要消耗一定的能量(阳),这又是"阴长阳消"的过程。阴阳之间的这种消长变化仅是量的多少变化而已,并没有质的改变,也就是说,阴阳双方在量的消长变化上没有超出一定的限度,没有突破阴阳协调的界限。否则,如果只有"阴消阳长"而没有"阴长阳消",或仅有"阳消阴长"而无"阴消阳长",就破坏了阴阳的相对平衡,形成阴阳的偏盛或偏衰,导致阴阳的消长失调,在人体即是病理状态,甚至危及生命,导致"阴阳离决,精气乃绝"(《素问·生气通天论》)的危象。所以,尽管中医治病方法很多,但总的治疗与调护原则只有一个,即"谨察阴阳所在而调之,以平为期"(《素问·至真要大论》),目的就是恢复阴阳消长运动过程中的动态平衡。

阴阳俱长或阴阳俱消的形式与阴阳的互根互用关系密切。例如,就人体内的气、血而言,气属阳,血属阴,气血双方均可因一方的不足而引起另一方的耗损,出现气血俱虚,即阴阳俱消。如气虚至极,无力生血,可致血虚(气虚血亦虚,阳消阴亦消);血虚至极,无力载气,也可造成气虚(血虚气亦虚,阴消阳亦消)。

4. 阴阳的相互转化　阴阳的相互转化是指阴阳对立的双方在一定的条件下,可以向其各自相反的方向转化,即阴可以转化为阳,阳也可以转化为阴。阴阳不仅是对立统一的,有时也表现为由量变到质变的过程。如果说"阴阳消长"是一个量变的过程,那么"阴阳转化"就是一个质变的过程。阴阳转化是事物运动变化的基本规律。当阴阳消长过程发展到一定程度,超越了阴阳正常消长变化的限度(阈值),事物必然向其相反的方向转化。阴阳的转化必须具备一定的条件,这种条件中医学称之为"重"或"极",故有"重阴必阳,重阳必阴","寒极生热,热极生寒"。在人体新陈代谢的生理过程中,营养物质(阴)不断地转化为功能活动(阳),而功能活动(阳)又不断地转化为营养物质(阴),这就是阴阳转化的具体表现。实际上,在人体生命活动中,物质与功能之间的演变过程是阴阳消长和转化的统一,即量变和质变的统一。而在病变的发展过程中,阴阳的转化是经常可见的,如某些急性传染病的病人,往往表现为高热、面赤、烦躁、脉数有力等一派阳热之象;若疾病进一步发展,热度极重,人体正气大量耗损,则可突然出现体温下降、面色苍白、四肢厥冷、精神萎靡、脉微欲绝等一派阴寒危象。这种病证变化就是由阳热(实)证转化为阴寒(虚)证,这是由阳转阴。如抢救及时,治疗与调护得当,则正气来复,四肢逐渐转暖,阳气渐生,病情又可转危为安,这就是由阴转阳。

需要指出的是,阴阳的相互转化是有条件的。阴阳双方必须在一定条件的作用下才会向着各自相反的方向转化。阴阳的消长(量变)和转化(质变)是事物发展变化过程中密不可分的两个阶段,阴阳消长是阴阳转化的前提,而阴阳转化是阴阳消长的结果。

5. 阴阳的交感相错　　阴阳的交感相错本质上是对上述阴阳相互关系的综合描述。阴阳交感是万物得以产生和变化的前提条件。"阴阳者,万物之能始也"(《素问·阴阳应象大论》),"阴阳相错,而变由生"(《素问·天元纪大论》)说的就是阴阳交感是万物化生的根本条件。从现代观点看来,也就是说天地之间各种因素的相互作用产生了自然界的万物,没有这种相互作用,便不会有自然界的生长轮回。在生物界,"男女精,万物化生"(《周易·系辞》),由于雌雄间的交媾,新的个体才得以产生。在生命的整个过程中,也有赖于自身阴阳两个方面的相互作用和相互维系,一旦"阴阳离决,精气乃绝",生命活动便告中止。

二、阴阳学说在中医学的应用

阴阳学说促进了中医学理论体系基本框架的形成,并贯穿于中医学理论的各个领域,用来说明人体的组织结构、生理功能、病理变化,指导养生健身和临床的诊断、治疗、调护与疾病的预防。

(一)说明人体的组织结构

中医学认为人体是一个有机的整体,根据阴阳对立统一的观点,认为人体内部充满着阴阳对立统一的关系,所以《素问·宝命全形论》说:"人生有形,不离阴阳"。人体的一切组织结构都可以根据其所在部位、功能特点来划分其阴阳属性。就大体部位而言,上部为阳,下部为阴;体表为阳,体内为阴。就背腹而言,背为阳,腹为阴。就四肢内外侧而言,四肢外侧为阳,内侧为阴。就皮肤筋骨而言,皮肤在外为阳,筋骨在内为阴。就脏腑而言,六腑"传化物而不藏"为阳,五脏"藏精气而不泻"为阴。根据阴阳之中复有阴阳的道理,就五脏本身而言,心、肺居于胸腔,位置在上,为阴中之阳,肝、脾、肾居于腹腔,位置在下,为阴中之阴。具体到某一脏还可继续再划分阴阳,如心有心阴、心阳之分,肾有肾阴、肾阳不同等等。总的还是依照阴阳划分之总纲,即把具有温煦、推动、兴奋、升发、布散等作用的归属于阳,称为阳气;具有凉润、宁静、抑制、沉降、凝聚等作用的归属于阴,称为阴气。两者对立制约,协调平衡,使脏腑功能得以正常发挥。

总之,人体组织结构的上下、内外、表里、前后各部分以及内脏之间,无不包含着阴阳的对立统一(表2-1)。

表 2-1 人体组织结构的阴阳属性表

自然现象		属　性	脏　腑	形　体	动　态
天 日 火	昼 春夏 温热 光亮 功能	阳	六腑	上部、体表、 外侧、背部、 皮肤活动	活动 上升 向外 兴奋 亢进
地 月 水	夜 秋冬 寒凉 晦暗 物质	阴	五脏	下部、体内、 内测、腹部、 筋骨	静止 下降 向内 抑制 衰退

（二）说明人体的生理功能

中医学认为,人体的正常生命活动是阴阳双方保持着对立统一的协调关系的结果。人体内的阴阳,如精与气、血与气、阴气和阳气,他们之间的对立制约和互根互用、相互转化等,维持阴阳双方的相对的协调平衡,从而推动着机体生命活动的有序进行。如以功能和物质而言,功能属阳,物质属阴。人体生理活动以物质为基础,物质的运动变化产生生理功能,而生理活动又不断促进着物质的新陈代谢。物质与功能的关系,是阴阳消长平衡的关系,是阴阳对立统一的关系。从整体而言,阴阳相互调节,使机体具有内环境的相对稳定性和对外环境的适应性,从而维持着人体正常的生理功能和健康。如果阴阳不能相互为用而分离,人体就要患病,甚至死亡,正如《素问·生气通天论》所说:"阴平阳秘,精神乃治;阴阳离决,精气乃绝"。

总之,人体是一个上下协调、内外统一的整体。人体的一切生理功能都可以用阴阳来概括、说明,也正是由于阴阳二气升降运动的正常,才使得人体的生理功能能够正常发挥。故《素问·生气通天论》说:"人之本,本于阴阳。"

（三）说明人体的病理变化

中医学认为,人体内阴阳之间的消长平衡是维持正常生命活动的基础;反之,阴阳失调,则是一切疾病发生、发展、变化的基本原理之一。

正是由于人体的"阴平阳秘",才维持了人体的正常生理功能,所以阴阳的相对协调是人体健康的表现。因此,中医把疾病的产生及其病理过程,看成是各种原因引起的机体内部阴阳偏盛或偏衰的过程,即阴阳失调,也就是说阴阳失调是疾病产生的基础。

疾病的发生、发展取决于正气和邪气两方面因素的相互作用。所谓正气,是指整个机体对疾病的抵抗能力;所谓邪气,泛指各种致病因素。正气和邪气均可用阴阳的属性来划分。他们彼此之间的关系,也可以用阴阳的消长失调来概括说明。正气分阴阳,包括阴液和阳气两部分;邪气也有阴邪和阳邪之分,如六淫致病因素中的寒、湿为阴邪,风、暑、热（火）、燥为阳邪。

总之,疾病的过程就是正邪斗争的过程,结果是引起机体的阴阳失调,概括起来主要有以下四类:

1. 阴阳偏盛（胜）　所谓阴阳偏盛,是指阴盛或阳盛,指阴或阳任何一方高于正常水平、过于亢盛的病变。根据阴阳动态平衡的原理,一方太盛必然导致另一方的损伤。《素问·阴阳应象大论》指出:"阴胜则阳病,阳胜则阴病。阳胜则热,阴胜则寒。"

（1）阳盛则热:"阳盛",即致病因素为阳邪亢盛。"热",指阳邪致病的病变性质。"阳胜则热"，是指由阳邪亢盛所致的疾病性质是热证。由于阳邪亢盛，阳长则阴消，而阳盛必然导致体内的阴液被耗伤，所以又称"阳胜则阴病"。

（2）阴盛则寒："阴盛"，即致病因素为阴邪亢盛。"寒"，指阴邪致病的病变性质。"阴胜则寒"，是指由阴邪亢盛所致的疾病性质是寒证。由于阴邪亢盛，阴长则阳消，故阴盛必然要导致人体的阳气损伤，所以又称"阴胜则阳病"。

2. 阴阳偏衰 所谓阴阳偏衰，是指阴虚或阳虚，使阴或阳某一方低于正常水平的病变。根据阴阳动态平衡的原理，一方不足必然导致另一方的相对亢盛。《素问·调经论》指出："阳虚则外寒，阴虚则内热。"

（1）阳虚则寒："阳虚"，指人体的阳气不足。"寒"，是因为阳气不足导致的病变性质。"阳虚则寒"，指因人体的阳气不足所致的疾病，其性质为（虚）寒证。这是因为人体的阳气不足，阳虚不足以制阴，故阴相对偏盛而出现（虚）寒证。

（2）阴虚则热："阴虚"，指人体的阴液不足。"热"，是因为阴液不足导致的病变性质。"阴虚则热"，指因人体的阴液不足所致的疾病，其性质为（虚）热证。这是因为人体的阴液不足，阴虚不足以制阳，故阳相对偏盛而出现（虚）热证。

需要说明的是，阳盛则热与阴盛则寒所形成的病证是实证，而阴虚则热与阳虚则寒所形成的病证属虚证。前者属亢奋、有余的病理状态，后者属虚弱、不足的病理状态。两者有着本质的区别。

3. 阴阳互损 阴阳互损即阴阳任何一方虚损到一定程度都会导致另一方的不足，包括阴损及阳、阳损及阴两方面。阳虚至一定程度时，不能化生阴液，进一步出现阴虚的现象，称为"阳损及阴"；阴虚至一定程度时，不能化生、滋养阳气，进一步出现阳虚的现象，称为"阴损及阳"。无论是"阳损及阴"或"阴损及阳"，最后都可导致"阴阳两虚"，形成阴阳互损的病理改变。在阴阳互损的过程中，是有先后、主次区别的。

4. 阴阳转化 人体阴阳失调而出现的病理现象，还可在一定条件下向着各自相反的方向转化。阴证可以转化为阳证，阳证可以转化为阴证。故《素问·阴阳应象大论》中指出："重阴必阳，重阳必阴"，"重寒必热，重热必寒"。

值得一提的是，中医理论还有阴阳格拒这种病理变化。阴阳格拒是指阴阳双方中一方偏盛至极而盘踞于内，而将另一方排斥于外，致使出现阴阳失和的一种情况。它与阴阳转化是不同的，阴阳转化是阴或阳的某一方偏盛至极而在一定的条件下发生了本质的变化（图2-3），如阳热证在阳热盛极时可转化为阴寒证，病证本质已发生了改变。而阴阳格拒是阴阳双方在极盛时的相互排斥，双方并未发生转化，性质没有变，只是病证表面的征象与实质不同。

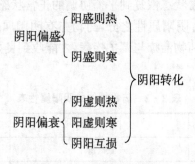

图2-3 阴阳转化简图

（四）用于疾病的诊断

中医认为，人体产生疾病的本质是阴阳失调。因此，阴阳学说用于疾病的诊断就是运用阴阳来归纳疾病的各种征象，概括说明病变的部位、性质及各种症候的属性，从而作为中医辨证的总的纲领。故《素问·阴阳应象大论》中说："善诊者，察色按脉，先别阴阳。"

中医对疾病的诊断包括诊法和判断两大步骤。诊法，即了解疾病的方法，通过望、闻、问、切"四诊"进行。判断，即确定疾病的性质，它是通过辨证来进行的。临床上常用的"八纲辨证"就是各种辨证的纲领，而阴阳又是"八纲辨证"中的总纲。例如，从"四诊"收集的症状、体征等临床资料来看，凡色泽鲜明者属阳，晦暗者属阴，凡声音洪亮者属阳，低微者属阴，凡发热、口渴、便秘者属阳，畏寒、口不渴、便溏者属阴；脉诊时，寸为阳，尺为阴，脉数者为阳，脉缓者为阴，浮大洪滑者为阳，沉小细涩者为阴。正如《素问·脉要精微论》中说："微妙在脉，不可不察，察之有纪，从阴阳始"。根据"四诊"收集的病史资料，通过分析、判断，可以掌握病证的阴阳属性，正确诊断疾病性质。

（五）用于疾病的治疗与调护

由于疾病发生的根本原因在于阴阳失调，所以中医治疗与调护的基本原则是调整阴阳，补其不足，泻其有余，恢复阴阳的相对平衡。其内容包括确定治疗与调护原则、归纳药物性能和具体运用。

1. 确定治疗与调护原则

（1）阴阳偏盛，损其有余：阴或阳的一方偏盛、亢奋，病理变化的关键是邪气盛，且尚未导致正气不足，此时属单纯的实证，故治疗与调护时损其有余，也称"实者泻之"。如阳盛所致的热证，采用寒凉的药物清泻其热，称为"热者寒之"；阴盛所致的寒证，采用辛热的药物温散其寒，称为"寒者热之"。

（2）阴阳偏衰，补其不足：阴或阳的一方虚损、不足，病理变化的关键是正气虚，故治疗与调护时补其不足，也称"虚则补之"。如阳虚不能制阴而造成阴盛者，属虚寒证，扶阳益火，采用补阳的药物以消退阴翳，谓之"阴病治阳"；阴虚不能制阳而造成阳盛者，属虚热证，滋阴壮水，采用养阴的药物以抑制阳亢，谓之"阳病治阴"。

无论是阴阳偏盛，损其有余，还是阴阳偏衰，补其不足，都只是调补阴阳的大原则，具体应用还需具体情况具体对待。若阴阳两虚，则应阴阳双补；若邪盛正虚同在，则应泻补兼施。根据阴阳互根的原理，对阴阳偏衰的治疗与调护，也有人提出阴中求阳，阳中求阴的治法。总之，治疗与调护的基本原则是损其有余，补其不足。阳盛者泻热，阴盛者祛寒，阳虚者扶阳，阴虚者补阴，以使阴阳偏盛偏衰的异常状态恢复到平衡协调的正常状态。

2. 归纳药物性能　疾病有阴阳属性之分，药物亦有阴阳属性的区别。所以，根据不同的治疗与调护方法，选用适当的药物治疗与调护疾病，才能收到良好的效果。药物性能的阴阳属性见表2-2。

表2-2　药物性能的阴阳属性表

药物性能	四　气	五　味
阴	寒、凉	酸、苦、咸味
阳	温、热	辛、甘、淡味

药物的性能主要靠它的气（性）、味和升降浮沉来决定，而药物的气、味和升降浮沉，又都可用阴阳属性来归纳说明。

（1）药性：主要指寒、热、温、凉四种药性，又称"四气"。其中寒、凉属阴，指能减轻或消除热证的药物，一般属于寒性或凉性，如黄芩、栀子等；温、热属阳，指能减轻或消除寒证的药物，一般属于温性或热性，如附子、干姜之类。

（2）五味：主要指酸、苦、甘、辛、咸五味。除了实际品尝而获得的味觉感受外，也有一部分是对药物的效用分析而得出的。其中辛味发散，甘味益气，故辛、甘属阳；酸味收敛，苦味泻下，咸味润下，故酸、苦、咸属阴。《素问·至真要大论》说："辛甘发散为阳，酸苦涌泄为阴，咸味涌泄为阴，淡味渗泄为阳。"

（3）升降浮沉：升指上升，降指下降，浮为浮散，沉为重镇。一般具有升阳发散、祛风散寒、涌吐、开窍等功效的药物，多上行向外，其性升浮，故为阳；具有泻下、清热、利尿、重镇安神、潜阳息风、消积导滞、降逆、收敛等功效的药物多下行向内，其性沉降，故为阴。

总之，治疗与调护疾病就是根据病证的阴阳偏盛偏衰情况，确定治疗与调护的原则，再结合药物的阴阳属性，选择相应的药物，以纠正由疾病引起的阴阳失调状态，从而达到治愈疾病的目的。

（六）用于指导养生防病

阴阳学说认为，人体内部阴阳平衡，并能与天地间阴阳变化保持协调一致，就能够祛病延年。如《素问·四气调神大论》说："夫四时阴阳者，万物之根本也。所以圣人春夏养阳，秋冬养阴，以从其根，故与万物沉浮于生长之门。逆其根，则伐其本，坏其真矣。故四时阴阳者，万物之始终也，死生之本也，逆之则灾害生，从之则苛疾不起，是谓得道。"因此，预防疾病的基本原则就是调理阴阳。如春夏季节阳热偏盛，人体既要注意防暑降温，又要注意保护阳气，以便为秋冬阴气偏盛时所用；秋冬季节自然界阴寒偏盛，人体既要防寒保暖，又要注意保护阴液，以便为春夏阳气偏盛时所用。正如《素问·四气调神大论》指出："夫四时阴阳者，万物之根本也。所以圣人春夏养阳，秋冬养阴，以从其根。"

中医学强调顺应自然界阴阳二气的运动变化以调养生息，即"法于阴阳"，正所谓"饮食有节，起居有常"（《素问·上古天真论》）。通过调整自身阴阳变化，与自然界相合，以做到阴平阳秘，使精神内守，形体强健。比如根据"春夏养阳，秋冬养阴"的原则，对阳虚阴盛患者，夏用温热之药预培其阳，则冬不发病。此为遵四时之变而培补阴阳，可谓事半功倍。

总之，阴阳学说是中国古代朴素的辩证法思想，其精髓早已贯穿整个中医学理论，正确理解阴阳学说，对于更好地学习中医学有着至关重要的作用。正所谓：万事万物，法于阴阳。学习中医学，自然也在其中。

第二节　五行学说

五行学说是我国古代一种哲学理论。他认为宇宙间的一切事物都是由木、火、土、金、水五种物质所构成。五种物质不断运动和相互作用，导致一切事物的发展变化。将这五种物质的属性和相互间的"生、克、乘、侮"规律，运用到中医学领域，阐述人体脏腑的生理、病理及其与外在环境的相互关系，用以指导临床诊断和治疗与调护。

一、五行学说的主要内容

（一）基本概念

五行指木、火、土、金、水五种物质的运动变化。"五"，是指自然界中木、火、土、金、水五种基本物质；"行"，是运动、变化、运行不息的意思。五行学说是指自然界的一切事物都是由木、火、土、金、水五种物质构成的，运用这五种物质的特性，对自然界的事物、现象加以抽象、归纳、推演，说明物质之间的相互滋生、相互制约，不断运动变化，从而促进事物发生、发展规律的学说。

（二）五行的特性

五行的特性是在古人对这五种物质朴素认识的基础上，抽象、推演而逐渐形成的。其中，水具有滋润、下行的特性，凡具有润泽、寒凉、向下特性的事物或现象归属于水；火具有炎热、向上的特性，凡具有温热、升腾特性的事物或现象归属于火；木具有伸展、能屈能伸的特性，凡具有升发、伸展、易动特性的事物或现象归属于木；金具有能柔能刚、变革、肃杀的特性，凡具有清静、沉降、变革、肃杀、收敛特性的事物或现象归属于金；土具有生长、生化的特性，凡具有长养、变化、承载特性的事物或现象归属于土（表2-3）。因此，在中医学中，五行是木、火、土、金、水这五种物质不同属性的抽象性概括，具有更广泛、更抽象的含义。

表2-3 五行的特性及现象简表

五 行	特 性	现 象
木	木曰曲直	生长、升发、条达、舒畅等特性的事物及现象
火	火曰炎上	温热、升腾等特性的事物或现象
土	土爰稼穑	生化、承载、受纳等特性的事物或现象
金	金曰从革	肃杀、潜降、收敛等特性的事物或现象
水	水曰润下	寒凉、滋润、向下、静藏等特性和作用的事物或现象

（三）五行归类

1. 直接归类法　如具有与木的特性类似的事物，该事物则归属于木行；具有与火的特性类似的事物，则归属于火行等。以方位而言，我国东部沿海，为日出之地，富有生机，与木的升发、生长特性相类似，因此东方归属于木；南方气候炎热，与火的炎上特性相类似，故归属于火；西部高原为日落之处，其气肃杀，故归属于金；北方气候寒冷，无霜期短，虫类蛰伏，与水的寒凉、向下和静藏特性相类似，故归属于水；中部地区，气候适中，长养万物，统管四方，具有相类似土的特性，故归属于土。以五脏而言，肝性喜舒展而主升，故归属于木；心推动血液运行，温煦全身，故归于火；脾主运化，为机体提供营养物质，故归于土；肺主宣肃而喜清肃，故归于金；肾主水而司封藏，故归于水。

2. 间接推断演绎法　如长夏较潮湿，长夏属土，湿与长夏密切关联，所以湿归属于土；秋季气候偏干燥，属金，燥与秋季密切关联，所以燥归属于金等等。以五脏为例，肝属木，肝与胆相表里，肝主筋，肝开窍于目，所以胆、筋、目等便随肝属木；心属火行，心与小肠相表里，心主脉，心开窍于舌，故小肠、脉、舌等也被归于火（表2-4）。

表2-4 自然界与人体五行归类简表

自然界					五行	人体				
五味	五色	五气	五方	五季		五脏	五腑	五官	形体	情志
酸	青	风	东	春	木	肝	胆	目	筋	怒
苦	赤	暑	南	夏	火	心	小肠	舌	脉	喜
甘	黄	湿	中	长夏	土	脾	胃	口	肉	思
辛	白	燥	西	秋	金	肺	大肠	鼻	皮毛	悲
咸	黑	寒	北	冬	水	肾	膀胱	耳	骨	恐

（四）五行的生克乘侮关系

五行学说认为五行之间具有生、克、乘、侮的关系,通过相生和相克的关系维系事物的动态平衡,而以相乘和相侮的异常制约阐述事物之间协调失衡时的相互影响。

1. 相生 所谓"相生",是指五行中某一行事物对另一行事物具有滋生、助长和促进的作用。五行相生的次序是:木生火,火生土,土生金,金生水,水生木(图2-4,图2-5)。在相生关系中,任何一行都有"生我"、"我生"两方面的关系,《难经》喻为"母"与"子"的关系。生"我"者为母,"我"生者为子。所以,五行的相生关系,又叫"母子关系"。以木为例,生"我"者水,则水为木之母;"我"生者火,则火为木之子,以此类推。

2. 相克 所谓"相克",也称"相胜",是指五行中某一行事物对另一行事物具有抑制、约束、削弱等作用。五行相克的次序是:木克土,土克水,水克火,火克金,金克木(图2-4、图2-5)。

相生相克是事物相互关系中不可分割的两个方面。五行之间处于相互化生、相互制约的状态,称为"五行制化"。制,即制约、克制;化,即化生、变化。五行制化推动了事物的不断运动、变化和发展,保持了事物的相对协调平衡。

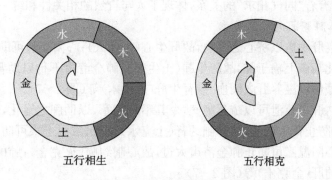

图2-4 五行相生、相克次序图

3. 相乘 所谓相乘,即乘虚侵袭,也就是相克太过,超越了正常的制约关系。如正常情况下木克土,他们维持着相对平衡状态,当木过度亢盛,或由于土本身不足,木因土虚而乘之,木对土的克制就会超过正常水平,使正常的制约关系遭到破坏。相乘与相克虽在次序上相同,但相克是五行正常的制化关系,而相乘则是正常制约关系遭到破坏而出现"克制太过"的异常现象(图2-4)。

4. 相侮 相侮,即恃强凌弱之意。如正常情况下,金克木,当木过度亢盛,金反而被木所克制;或由于金本身虚弱,木因其虚而反侮金。相侮的次序与相克相反。相克是五行正常的制约关系,而相侮则是正常制约关系遭到破坏而出现"反克"的异常现象(图2-6)。

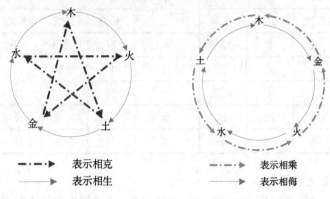

------▷ 表示相克　　　　　　------▷ 表示相乘

————▷ 表示相生　　　　　　————▷ 表示相侮

图2-5　五行生克规律示意图　　　　图2-6　五行乘侮规律示意图

二、五行学说在中医学的应用

(一)说明人体五脏的生理功能

五行学说将人体的五脏分属于五行,以五行的特性来说明五脏的生理功能。木性曲直,枝叶条达,具有向上、向外、生长、舒展的特性;肝主疏泄,喜条达舒畅,恶抑郁遏制,所以肝属于木。火性温热,其势炎上,具有蒸腾、炎热的气势;心"禀阳气",所以心属于火。土性敦厚,具有生化万物的特性;脾运化水谷,营养机体,是气血生化的源泉,故脾属于土。金性清肃,收敛;而肺具有清肃之性,肺气具有肃降功能,所以肺属于金。水性润下,有寒润、下行、闭藏的特性;肾主闭藏,有藏精、主水等功能,所以肾属于水。

五行学说还把自然界的五气、五味、五色、五方、五季等与人体的生理系统联系起来,认为同一行的事物之间有着"同气相求"的关系,体现了人与自然的相关性和统一性。

(二)说明人体脏腑间的相互关系

五脏相互滋生:肝藏血以济心之阴血,故肝生心(木生火);心阳温煦可助脾之运化,故心生脾(火生土);脾运化精微上输于肺,故脾生肺(土生金);肺金清肃下行以助肾纳气、主水,故肺生肾(金生水);肾藏精以滋养肝之阴血,故肾生肝(水生木)等(图2-7)。

五脏相互制约:肝之疏泄可以疏达脾气,令其不致壅塞,以助脾之运化,故肝制约脾(木克土);脾之健运可以防止肾水泛滥,故脾制约肾(土克水);肾水滋润上乘可防心火之亢烈,故肾制约心(水克火);心阳温煦可防止肺金清肃太过,故心制约肺(火克金);肺的肃降可防止肝之升发太过,故肺制约肝(金克木)等(图2-7)。

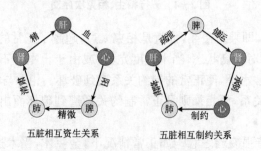

图2-7　五脏生制关系示意图

（三）说明人体脏腑间的病理影响

1. 相生（母子）关系的传变

（1）母病及子：是指疾病的传变从母脏传及子脏。如肾属水，肝属木，水能生木，故肾为母脏，肝为子脏，若肾病及肝，即是母病及子。临床上常见的"水不涵木"，就属母病及子的范围。

（2）子病犯母：又称"子盗母气"，是指疾病的传变从子脏传及母脏。如肝属木，心属火，木能生火，故肝为母脏，心为子脏。心病及肝，即为子病犯母。临床上常见的心肝火旺，就属于子病犯母的范围。由于心火旺，累及肝脏，引动肝火，从而形成心肝火旺。

2. 乘侮（相克）关系的传变

（1）相乘：是相克太过为病。一种是一方的力量过强，而致被克的一方受到过分克伐；另一种是被克的一方本身虚弱，不能承受对方的克伐，出现克伐太过的病理现象。如以木和土的相克关系而言，前者称"木乘土"，后者为"土虚木乘"。相克太过的原因不同，结果均可导致一方太过和一方不及。临床上常见的肝气犯胃、犯脾，均属于相乘致病的范围。

（2）相侮：即反克而致病。一种是由于一方太盛，不仅不受克己的一方所克制，而且对克己的一方进行反克；另一种是由于一方的虚弱，丧失克制对方的能力，反而受到被克一方的克制，导致反克的病理现象。相侮的原因虽然不相同，但结果都是一方不足和一方太过。临床上常见的"木火刑金"肝火犯肺，就属于反克的病理变化。

五脏病理传变可见表2-5。

表2-5 五脏病理传变简表

病理传变	常见类型	含 义	病理举例
相生关系的传变	母病及子	指病变由母脏累及子脏	水能生木，肾病及肝
	子病犯母	指病变由子脏累及母脏	木能生火，心病及肝
相克关系的传变	相乘	指相克太过为病	木能克土，肝气横逆犯脾胃
	相侮	意即反克为病	肺可制约肝，肝来侮肺，表现为肝火犯肺

（四）指导疾病的诊断和治疗与调护

疾病的发生常常出现脏腑间生克制化关系异常，导致疾病的传变，所以根据五行的生克制化乘侮规律，可以指导临床治疗与调护，通过调整脏腑间的相互关系达到控制疾病传变的目的。

1. 控制疾病的传变 在患病时，常常出现一脏之病传于他脏。因此，要根据五行生克制化理论，调整各脏腑之间的相互关系，防止疾病的传变，使已病的脏腑尽快恢复。例如，肝气太盛，常常乘犯脾土，所以在治疗与调护肝病的同时，应注意健脾益胃，防止肝病传脾，从而利于肝病的治疗与调护。故《难经·七十七难》中说："见肝之病，则知肝当传之与脾，故先实其脾气。"

2. 根据五行相生的规律确定治则和治法

(1) 虚则补其母：方法有：① 滋水涵木法：又称滋肾养肝法或滋补肝肾法，即通过滋肾阴以养肝阴的方法。适用于肾阴亏损而肝阴不足以及肝阳偏亢之证。② 培土生金法：又称补脾养肺法，即通过培补脾气以益肺气的方法。适用于脾胃虚弱，不能滋养肺脏而肺虚脾弱之证。③ 金水相生法：又称补肺滋肾法或滋养肺肾法，即通过肺肾同治以纠正肺肾阴虚状态的治法。适用于肺虚不能输布津液以滋肾；或肾阴不足，精气不能上滋于肺，而致肺肾阴虚者。④ 益火补土法：又称温阳健脾法，即通过温阳以补助脾胃的方法。适用于肾阳不足，无力温煦脾阳而致脾失运化者。

(2) 实则泻其子：方法有：① 肝旺泻心法：即通过清心火来泻肝火的方法，适用于肝火旺盛且心火上炎的心肝火旺证。② 肾实泻肝法：即通过清肝火来泻相火的方法，适用于相火妄动，肝火亢盛之证。

3. 根据五行相克规律确定治疗与调护的原则和治法　　引起相乘相侮的原因，常常是一脏过强，功能亢进；或另一脏偏弱，功能不足。因此，治疗与调护的原则就是"抑强"和"扶弱"。"抑强"，指抑制功能过亢之脏；"扶弱"，即扶助虚弱之脏，使其阴阳恢复相对的平衡状态。

(1) 抑强：方法有：① 抑木扶土法：又称疏肝健脾法、平肝和胃法或调理肝脾法，指通过疏肝健脾治疗与调护肝旺脾虚的一种方法。适用于木旺乘土，木不疏土之证。② 佐金平木法：又称泻肝清肺法，指通过清肃肺气以抑制肝木的一种治疗与调护方法。适用于肝火偏盛，影响肺气清肃之证。③ 泻南补北法：又称泻火补水法或泻火滋阴法，指通过泻心火以滋肾水的治疗与调护方法。适用于肾阴不足，心火亢盛之证。

(2) 扶弱：方法如：培土制水法：又称温肾健脾法，指通过温运脾阳或温肾健脾以治疗与调护水湿停聚为病的一种方法。适用于脾虚不运，水湿泛滥或肾阳虚衰，不能温煦脾阳，脾不制水，水湿不化而致的水肿胀满之证。临证时以健脾为主、温肾为辅，或是以温肾为主、健脾为辅，应视病情而定。

表 2-6 总结了五行生克与相应治法。

表 2-6　五行生克与相应治法

相　　生	相　　克
滋水涵木法	抑木扶土法
培土生金法	培土制水法
益火补土法	佐金平木法
肝旺泻心法	泻南补北法

(五) 指导针灸治疗与调护

五行学说可以指导针灸疗法，如，十二正经的"五腧穴"分别配属于木、火、土、金、水，因此在治疗与调护脏腑疾病时，可根据虚实的不同，"虚则补其母"、"实则泻其子"，选穴治疗与调护。

由于五行学说存在一定的机械性,不能完全阐述五脏、六腑间复杂的生理和病理关系,因此,临床要根据实际情况,把握疾病传变的规律,认真分析、比较,不可机械套用。

典型习题解析指导

(一) A 型题

1. 能够说明阴阳之间协调平衡关系的是( )
   A. 阴消阳长　　　B. 阴长阳消　　　C. 阳损及阴　　　D. 阴损及阳　　　E. 阴平阳秘

答案:E

试题点评:该题的重点在平衡关系上,而 A、B、C、D 中的阴阳都处在消、长、损的不平衡状态,因此,应选 E。

2. 五行中木的"所不胜"是指( )
   A. 水　　　B. 火　　　C. 土　　　D. 金　　　E. 气

答案:D

试题点评:五行相克关系在《内经》中又称为"所胜"、"所不胜",克我者为我所不胜,我克者为我所胜,木被金克,金为木所不胜,故应选 D。

(二) B 型题

　　A. 相乘　　　B. 母病及子　　　C. 子病犯母　　　D. 相侮　　　E. 相克

1. 脾病影响及肝属于( )
2. 脾病及肾属于( )
3. 心病影响及肺属于( )
4. 肾病及肺属于( )

答案:1. D　2. A　3. A　4. C

试题点评:该题首先应弄清楚五脏与五行的所属,其次是分清两脏的关系和相生、相克的次序,这样选择时就比较容易了。如果答题时没有充分把握,不妨先把五行相生、相克的次序图画出。第 1 题中,脾属土,肝属木,肝与脾是相克的关系(肝克脾),脾病影响及肝属于反克,五行中反克为侮,故属于相侮,应选 D。其他各题也依此类推。

(三) C 型题

　　A. 实寒证　　　B. 虚寒证　　　C. 两者都是　　　D. 两者都不是

1. "阳虚则寒"的"寒"指的是( )
2. "阴胜则寒"的"寒"指的是( )

答案:1. B　2. A

试题点评:该题是比较选择题,"阳虚则寒"是因阳气虚不能制阴而致的寒证,故属虚寒,应选 B;"阴胜则寒"是因阴偏盛而阳伤的寒证,故属实寒,应选 A。

(四) X 型题

1. 具有"母子关系"的是( )
   A. 木和火　　　B. 土和水　　　C. 水和木　　　D. 金和木　　　E. 水和金

答案:A、C、E

试题点评:本题主要是应明白"母子关系"的概念和次序。相生关系在《难经》中又称为"母子关系",其次序为:木→火→土→金→水→木。题中土和水、金和木是相克关系,故正确的选择是 A、C、E。

2. 下列属阴的特性有( )
   A. 发散　　　B. 抑制　　　C. 减退　　　D. 晦暗　　　E. 温煦

答案:B、C、D

试题点评:本题主要是应分清阴、阳的特征,凡是下降的、向内的、晦暗的、衰退的、抑制的都属于阴,而发散、温煦是阳的特征,故正确的选择是 B、C、D。

(五) 判断题

1. 五行即木、火、土、金、水五种物质。 （ ）

答案:×

试题点评:五行的正确定义是指金、木、水、火、土五种物质的属性,及与之相关的不同事物之间的联系和变化,而不能认为金木水火土就是五行,本题的提法不全面,故应判错。

2. 阳盛则阴病,又称阳损及阴。 （ ）

答案:×

试题点评:本题分析的重点应在"阳盛"和"阳损"上。阳盛是指阳邪亢盛;阳损是指阳气虚弱,尽管都会引起阴的不足,但有本质上的区别,在治疗与调护原则上亦大相径庭,故应判错。

(六) 填空题

以人体的脏腑分阴阳,则五脏属_____,六腑属_____。

答案:阴 阳

试题点评:人体的五脏是储藏精气而不泻,以藏为主,是相对静止的,故属阴的范畴;而六腑是传化物而不藏,以通为用,是相对运动的,故属阳的范畴。

(七) 名词解释

1. 阴阳的相互转化

答案:阴阳转化是指在一定条件下阴阳可各自向其对立面转化。他主要是指事物总的阴阳属性的改变。

试题点评:本题重点在转化。事物的发展变化是由量变到质变,转化就是质变,含"物极必反"之意。

2. 滋水涵木法

答案:又称滋肾养肝法或滋补肝肾法,指通过滋肾阴以养肝阴的方法。

试题点评:解释该类名词时,主要应分清五行与五脏的所属,在这里,金木水火土是五脏的代名词。

(八) 问答题

1. 阳盛则热与阴虚则热的"热"有何本质差异?

答案:阳胜则热的"热"与阴虚则热的"热",虽同为"热"象,却有着"实"和"虚"的本质差异。前者多指阳邪致病或机体功能亢奋、有余的病理状态;后者属于阴虚,无力制约阳热,而表现出虚弱不足的病理状态。

试题点评:本题主要应从"阳盛"和"阴虚"上去进行分析,因为阴和阳的特征不同,盛(实)和虚的概念有别,因此两者形成的"热"就有本质上的差异。

2. 五行的相克与相乘有何异同?

答案:相克和相乘的共同点:两者都是制约关系,且次序相同。不同点:前者是正常情况下的制约关系;后者是正常制约关系遭到破坏的异常制约现象,即相克太过。中医学中用前者说明生理现象,而后者讲的是病理关系。

试题点评:本题着眼点在"异"上,即相克是正常情况下的制约关系,在人体为生理现象;相乘是正常制约关系遭到破坏的异常相克现象,在人体为病理表现。

第三章　中医学的生理观

中医学的生理观是中医理论体系的核心内容,在中医理论体系中占有十分重要的地位。其内容包括了脏腑、精气血津液等理论。脏腑理论是通过对人体外部生理、病理现象的观察,来研究人体各个脏腑组织器官的生理功能、病理变化及其相互关系的学说;精气血津液是构成人体和维持人体生命活动的基本物质,而精气血津液理论就是研究这些生命物质的生成、运行、输布、代谢、生理功能、病理变化及其相互关系以及它们与脏腑之间关系的理论。

第一节　脏　腑

脏腑是内脏的总称。根据其生理功能特点和形态特征的不同,可区分为脏、腑和奇恒之腑三大类。脏,即是指心、肝、脾、肺、肾,合称五脏。五脏的形态特征是实质性器官,其共同的生理功能主要是化生和储藏精气;腑,即是指胆、胃、小肠、大肠、三焦、膀胱,合称六腑。六腑的形态特征是空腔性器官,其共同的生理功能主要是受盛和传化水谷;奇恒之腑,即是指脑、髓、骨、脉、胆、女子胞。奇恒之腑亦多为空腔性器官,但其主要生理功能却是贮藏精气,故奇恒之腑是既不同于五脏,又不同于六腑的内脏(表3-1)。

表3-1　脏腑分类表

脏腑分类	组　　成	结 构 和 功 能 特 点
五脏	心、肝、脾、肺、肾	多为实质性脏器,其共同生理功能主要是化生和储藏精气
六腑	胆、胃、大肠、小肠、三焦和膀胱	多为中空管腔性脏器,其共同生理功能主要是受盛和传化水谷
奇恒之腑	脑、髓、骨、脉、胆和女子胞	外形似"腑",但生理功能却是"藏而不泻",类似于脏,故称为奇恒之腑(其中胆的属性有交叉重复)

脏腑理论(或称脏腑学说)古人称之为藏象。藏,指藏于内的内脏;象,是征象,指脏腑功能活动的外在表现。藏象,即人体内脏的生理活动及病理变化表现在外的现象。脏腑理论是古人长期生活实践和临床实践的经验总结。人们通过反复观察生理病理情况下的外在现象,推测总结出了内在脏腑的功能,形成了脏腑理论。脏腑理论不仅可以用来描述大体的解剖和生理功能,而且贯穿于中医病理、诊断和指导临床诊治的全过程,所以脏腑理论是中医理论体系的核心内容。

中医脏腑理论的主要特点有以下几个方面:

① 以五脏为中心的整体观:脏腑理论从人体整体功能出发来研究人体,他以五脏为中心,将人体概括为五个系统,一脏一腑,一阴一阳互为表里,并通过经脉相互络属。五脏各有外候,与形体官窍各有特定的联系。五脏的生理功能活动相互协调,相互为用,都与精神情志密切相关,并与自然界的环境因素紧密结合,从而保持着人体内外环境的相对平衡与稳定。

② 从"象"来考察"藏"的功能活动:机体外部的各种表现与内脏的功能活动之间存在着相

应的有机联系。脏腑理论不侧重于人体形态结构的研究,而是着重于对人体进行整体的观察,通过分析人体反映于外部的征象,来认识内脏的生理功能和病理变化。

③ 解剖、生理、病理学的紧密结合:脏腑理论中的脏腑,不单纯是一个解剖学的概念,更重要的是概括了人体某一系统的生理和病理学概念。脏腑理论中一脏的生理功能,包含着现代解剖、生理学中的几个脏器的生理功能,而现代解剖、生理学中一个脏器的生理功能,又可能分散在脏腑理论的某几个脏的生理功能之中。

④ 密切联系临床,辨证论治:由于脏腑本身是一个解剖、生理、病理学相结合的概念,所以,脏腑理论就成为临床辨证论治的基础。中医学的各种辨证方法,最终都要落实到脏腑的病理变化上,论治也就在于纠正脏腑的病理改变。同时,脏腑理论又在辨证论治的医疗实践中不断地得到充实和发展。

一、五脏的主要功能与系统连属

(一) 心

心位于胸腔之内,膈膜之上,两肺之间,形似倒垂未开之莲蕊,外有心包护卫。心的主要生理功能是主血脉和藏神。心开窍于舌,在体合脉,其华在面,在志为喜,在液为汗。

1. 心的主要生理功能

(1) 心主血脉:心主血脉包括心主一身之血和主一身之脉两方面的含义。

心主一身之血是指心气具有推动血液在脉管中运行,流注全身,发挥营养和滋润作用的功能。心主一身之脉是指心能维持和调节脉道的通畅。脉道是否通利,与心的功能是否正常密切相关。心与脉在结构上直接相连,互相沟通,血液循行于脉中,心、脉与血液三者构成一个相对独立的密闭系统。心气是推动血液在脉管中运行的基本动力,心脏搏动是心气的主要运动形式。心气充沛,则可维持正常的心力、心率与心律,血液才能循着脉管运行于周身,充分发挥其生理效应。因此心气在心主血脉的生理活动中,起着十分关键的作用。若心气旺盛、血脉充盈,则脉搏和缓有力、节律均匀;心气不足、血脉空虚,可出现脉细弱或节律不整。

(2) 心藏神:神,有广义和狭义之分。广义的神是指人体的生命活动及其外在表现;狭义的神是指人的精神、意识、思维活动。心藏神亦称心主神,是指心具有主宰人体各种生理活动包括心理活动的功能。

中医的"神"的内涵 { 广义的神,指人体的生命活动及其外在表现。

狭义的神,是指人的精神、意识、思维活动的功能。

图 3-1　中医"神"的内涵

心主宰人体脏腑组织器官的生理活动。人体的五脏六腑、形体官窍等组织器官,各有不同的生理功能,但都必须在心的主宰和调节下分工协作,才能完成整体的生命活动。心主宰人体的精神、意识、思维活动。心具有接受外界各种信息并作出思维、判断的功能。

心藏神的功能正常,则表现为精神振奋、意识清楚、思维敏捷、反应灵敏。若心藏神的功能失常,心不藏神,就会出现精神意识思维活动异常的表现,如失眠多梦、神志不宁、谵语、狂乱,或精神委顿、反应迟钝、昏迷不省人事等,还可影响到其他脏腑组织的功能活动,甚至危及生命。

心主血脉和心藏神这两种功能之间存在着密切的因果关系。一方面,心主血脉的功能受心神的主宰。心藏神,统率全身各种生理活动,包括心脏本身的搏动和推动血液在脉中运行;另一方面,心神要主宰人体的生理活动和心理活动,又必须得到心血的濡养才能正常发挥。

2. 心的系统连属　心的系统连属如表 3-2 所示。

表 3-2　心的系统连属

系统连属	生　理　意　义	病理影响及诊断意义
心在志为喜	心的生理功能与情志中的"喜"有关	喜乐过度可使心神受伤
在液为汗	血为心所主,汗血同源	汗出过多易伤心的阴血
在体合脉	全身的血脉都属于心	诊脉可以了解心病
其华在面	面部由心血荣养,容貌与心相关	面部的色泽可以反映心血状况
在窍为舌	心经通于舌,舌由心血所养	舌的观察,可以了解心主血脉和主神志的生理功能状态

(1) 心在体合脉,其华在面:脉,即血脉。心合脉,是指全身的血脉都隶属于心。其华在面,是指心主血脉功能正常与否,可以从面部的色泽变化显露出来。心的气血旺盛,则面部红润光泽;若心的气血不足,则面色㿠白无华;心脉瘀阻,则面色青紫。

(2) 心在窍为舌:心经的别络上行于舌,心气通于舌,心血上荣于舌。舌的味觉和表达语言功能正常与否,与心主血脉和藏神功能正常与否密切相关。心的功能正常,则舌体红润,柔软,运动灵活,语言流利,味觉灵敏。若心有病变,可以从舌上反映出来。如心的阳气不足,可见舌质淡白胖嫩;心的阴血不足,可见舌质红绛瘦瘪;心火上炎,可见舌尖红,口舌生疮;心血瘀阻,可见舌质紫暗,或有瘀斑;心神失常,可见舌卷、舌强、语謇、失语等。

(3) 心在志为喜:喜为心之志,心的生理功能与精神情志中的"喜"有关。一般来说,喜是机体对外界良性刺激所产生的反应,有益于心的功能。但喜乐过度,又可使心气涣散,心神受伤。

(4) 心在液为汗:汗液是津液通过阳气的蒸腾气化后,从玄府排出之液体。生理性排汗具有排泄剩余水液及废物,调节体温的作用。汗为津液所化,血与津液同出一源,且津血之间可以相互转化,而血又为心所主,故有"汗血同源"、"汗为心之液"之称。若汗出过多,可耗伤心血,而致心悸、怔忡等。

(二) 肺

肺位于胸中,膈膜之上,上连气道,左右各一,在人体脏腑中位置最高,故又有"华盖"之名。肺的主要生理功能是主气、司呼吸,主宣发和肃降,通调水道,朝百脉,主治节。肺开窍于鼻,在体合皮毛,其华在毛,在志为悲,在液为涕。

1. 肺的主要生理功能

(1) 主气、司呼吸:肺主气,包括主一身之气和呼吸之气两个方面。肺主一身之气,是指肺有主持、调节全身之气的作用。肺吸入的自然界清气,是维持机体生命活动必不可少的,也是人体气的主要组成部分,特别是宗气的生成,更是直接与肺吸入的自然界清气密切相关。另外,肺的呼吸运动体现为气的升降出入过程。肺有节律的一呼一吸,对脏腑经络之气的运动变化起着重要的促进与调节作用。肺主呼吸之气,是指肺是体内外气体交换的场所。肺从自然界吸入清气和呼出体内浊气,实现了体内外气体的交换,通过肺不断地呼浊吸清,吐故纳新,从而保证了人体生命活动的正常进行(表3-3)。

　　肺司呼吸,是指肺具有主司人体呼吸运动的功能。实际上,肺正是通过它的呼吸功能完成主气的作用。肺的呼吸功能正常,则呼吸和调均匀,体内外清浊之气才能得以在肺内进行交换,气的生成来源才不匮乏,气血的运行和津液的输布代谢等生理活动才能正常进行。如果肺的呼吸运动异常,则气的生成和气血津液的运行也势必随之而异常,从而导致各种病理变化。

表3-3　肺主气功能简表

肺主气	主一身之气	宗气出于肺,参与全身生命活动的调节
		肺对呼吸运动的调节
	主呼吸之气(司呼吸)	吸入清气,呼出浊气

　　(2) 主宣发和肃降:宣发,即宣布、发散,指肺气向上升宣和向外周布散的作用。肃降,即清肃、洁净和下降,指肺气向下通降,使呼吸道保持洁净的作用。

　　肺主宣发的生理效应,主要体现在三个方面:一是通过肺气的宣散作用将体内的浊气呼出体外,为吸入自然界的清气创造条件;二是通过肺气向上向外周的扩散运动,将由脾传输至肺的水谷精微和津液布散于全身,外达皮毛;三是宣散卫气,以温养肌腠皮毛,并调节腠理之开合,将代谢后的津液化为汗液排出体外。

　　肺主肃降的生理效应也体现在三个方面:一是通过肺气的下降作用,使肺能吸入自然界之清气;二是由于肺气的通降,将吸入的自然界清气和由脾转输至肺的水谷精微和津液向下布散至全身,并将代谢产物和水液向下输送至肾和膀胱,经肾和膀胱的气化作用,生成尿液而排出体外;三是通过肺气的肃降,清肃呼吸道及肺的异物,使其保持洁净。

　　肺的宣发和肃降,在生理上存在着相互协调、相互制约、相反相成的关系,是肺的生理活动不可分割的两个方面。宣发和肃降互为前提,没有正常的宣发,就不会有正常的肃降;反之,没有正常的肃降,也不会有正常的宣发。有节律地一宣一肃,维护着呼吸和调均匀,气机调畅,实现体内外气体正常交换,促进全身的气、血、津液正常运行不息。若肺的宣发或肃降功能失常,均可出现咳喘、胸闷等肺气上逆的病理变化。

　　(3) 通调水道:通,即疏通;调,即调节;水道,是机体内水液运行和排泄的通道。肺通调水道的功能,是指肺气的宣发和肃降对人体水液的输布与排泄,具有疏通和调节的作用。通过肺气的宣发作用,使津液向上、向外输布,布散全身,外达皮毛,代谢后以汗的形式由腠理排泄,并通过呼吸运动的呼出浊气而排出部分水分;通过肺气的肃降作用,使津液不断地经三焦向下输送,下达于肾,经肾的气化作用将代谢后的津液化为尿液由膀胱排出体外。由此可见,肺在人体的津液代谢过程中起着十分重要的作用,故有"肺主行水"之说。若肺失宣肃,则影响到其通调水道的功能,造成津液不能正常输布而停滞生痰、成饮,或泛溢肌肤而为水肿。

　　(4) 朝百脉、主治节:朝,聚会之意。肺朝百脉,是指全身的血液都通过经脉而聚会于肺,经肺的呼吸运动,进行体内外清浊之气的交换后再输布于全身。血液运行的基本动力在于心气的推动,但同时还依赖于肺气的推动和调节。肺朝百脉的功能,正是强调了肺气对血液运行的促进作用,说明了肺具有协助心主持血液循环的功能。如果肺气壅塞或虚弱,不能助心行血,就会累及心主血脉的生理功能,导致血脉运行不畅,甚至血脉瘀阻,出现心悸、胸闷、唇舌青紫等。

　　治节,即治理调节。肺主治节是指肺具有通过治理调节气血津液而起到治理调节全身脏腑及其功能的作用。由于气血津液是构成人体和维持人体生命活动的基本物质,全身的脏腑组织器官都离不开气血津液,而气血津液在体内的运行输布都要靠肺的治理调节。肺通过主气司呼吸,不但与宗气的生成密切相关,还治理和调节着全身的气的升降出入运动,而气的升降出入运动又推动着血和津液的运行输布。因此肺主治节,实际上是对肺主气,司呼吸,主宣发肃降等生理功能的高度概括(表3-4)。

表3-4　肺主治节功能简表

肺主治节	呼吸运动——肺司呼吸
	气机血液运行——肺主气
	津液的输布、运行和排泄——主宣发肃降

2. 肺的系统连属　肺的系统连属如表3-5所示。

表3-5　肺的系统连属

系统连属	生　理　意　义	病理影响及诊断意义
肺在志为悲忧	悲忧情志活动与肺的功能相关	肺病容易产生悲忧的情绪变化,悲忧也易伤肺
在液为涕	润泽鼻窍	肺病可见涕的异常
在体合皮毛	肺所宣发的卫气和津液的温养和润泽	皮毛受邪也可影响肺
其华在毛	同上	毛的色泽可以反映肺的状况
在窍为鼻	鼻的嗅觉与喉部的发音,都是肺气的作用	肺病可致鼻的异常,通过对鼻的观察可以了解肺的生理功能状态

(1)肺在体合皮,其华在毛:皮毛,包括皮肤、汗腺、毛发等组织,为一身之体表,是机体抗御外邪侵袭的第一屏障。由于肺主气,具有宣发卫气和水谷精微以温养皮毛的功能,故称肺主皮毛。肺的功能正常,则皮肤有光泽,毛发致密,抗病能力强。反之,肺气虚,则抗病能力弱,多汗,易感冒,皮毛枯槁等。

(2)肺在窍为鼻:肺主司呼吸,鼻是呼吸道的最上端,肺通过鼻与自然界相通。鼻具有通气和司嗅觉的功能,而这些功能又与肺的功能密切相关。肺的功能正常,则呼吸通畅,嗅觉灵敏。邪气外袭,肺失宣肃,常致鼻的通气和嗅觉功能障碍,出现鼻塞流涕、喷嚏、嗅觉失灵等症。

(3)肺在志为悲忧:悲忧为肺之志。悲忧动于心而应于肺,是机体对外界刺激所引起的消极的不愉快的情感情绪反应。过度的悲忧,可造成肺气耗散,出现意志消沉,胸闷不舒,呼吸气短等现象。反之,当肺气虚弱时,机体对外来的非良性刺激的耐受性往往降低,而易产生悲伤、忧愁的情绪变化。

(4)肺在液为涕:涕是鼻黏膜的分泌液,有润泽鼻窍和净化清气的功能。鼻为肺窍,故鼻涕属于肺之液,赖肺气的宣发而布散于鼻隧。肺的功能正常,则鼻涕润泽鼻隧而不外流;若肺受邪气侵扰,功能失常,鼻液的分泌和状态就会发生变化。

(三)脾

脾位于中焦,左膈之下,形如刀镰。脾的主要生理功能是主运化、升清和主统血。脾开窍于口,其华在唇,在体合肌肉、主四肢,在志为思,在液为涎。中医认为,脾是消化、吸收与输送营养、水液以供人体生理需求的主要器官,所以称之为"后天之本"。

1. 脾的主要生理功能

(1)主运化:运,即转运、输送;化,即消化、吸收。脾主运化,是指脾具有将饮食物化为精微物质,并将其吸收转输至全身的生理功能。脾主运化包括了运化水谷精微和运化水液两方面。一方面,饮食物经胃受纳腐熟,由脾再进一步消化并吸收其营养物质,转输到心、肺,通过经脉运送至全身,供人体生理活动的需要。另一方面,水液部分亦由脾吸收、转输,在肺、肾、膀胱等脏器的共同协作下,保持人体水液代谢平衡。因此脾对水液的吸收、转输和排泄是人体水液代谢的重要环节(表3-6)。脾的运化功能正常,则人体营养充足;反之,若脾的运化功能异常,可因营养缺乏导致面色萎黄、消瘦乏力、腹泻、消化不良等,或因水湿滞留,导致泄泻、水肿等(图3-2)。

表3-6 脾主运化功能简表

运:转运输送	脾主运化	运化水谷
化:消化吸收		运化水液

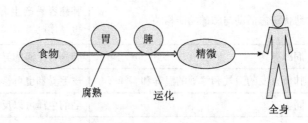

图3-2 脾的运化功能示意图

(2)主升清:升,即上升之意。脾主升清,是指脾的运化功能特点以上升为主。清,指水谷精微等营养物质。升清,即是指水谷精微借助脾气之上升而上输于心、肺、头目,通过心肺的作用化生气血,以营养全身。脾能升清,则水谷精微才能正常吸收和输布,气血生化有源,机体生命活动旺盛。若脾不能升清,则水谷不化,化源匮乏,气血不足,可出现头目眩晕、神疲倦怠、腹胀、泄泻等症。此外,脾气的升举,还具有维持内脏生理位置相对恒定不变、防止内脏下垂的作用。如果脾气不能升举,反而下陷,则可见久泄脱肛、内脏下垂等病症。

(3)主统血:统,即统摄、控制之意。脾主统血,是指脾具有统摄血液在脉中正常运行而不致逸出脉外的功能。脾之所以能够统摄血液,其机理在于气的固摄作用。脾气健运,气血生化有源。气为血帅,气旺则能摄血,血液就能够在脉中正常循行而不致逸出脉外。如果脾失健运,水谷精微不能很好地吸收转输,气血生化无源,气的固摄作用就会减退,可造成血液不能正常在脉中循行而逸出脉外,出现肌衄、便血、尿血、崩漏等出血病症。

2. 脾的系统连属 脾的系统连属如表3-7所示。

表3-7 脾的系统连属

系统连属	生理意义	病理影响及诊断意义
脾在志为思	正常的思维活动与脾的功能相关	脾的运化升清功能失常,可出现眩晕健忘等症。思虑过度,就会影响脾气的升降出入

系统连属	生 理 意 义	病理影响及诊断意义
在液为涎	润泽口腔,有助于食物的吞咽和消化	脾胃不和则往往导致涎液分泌剧增,而发生口涎自出等现象
在体合肌肉、主四肢	全身的肌肉及四肢都需要依靠脾所运化的水谷精微来营养	若脾虚气弱,则四肢疲乏无力,甚或肌肉痿弱不用
其华在唇	口唇的色泽,与全身的气血是否充足有关	诊察唇的色泽可以反映脾的状况
在窍为口	饮食口味与脾运化功能有密切关系	询问口味可以了解脾的生理功能状态

(1) 脾在体合肌肉、主四肢:脾主肌肉、四肢,是指人体肌肉的丰满健壮和四肢的正常活动皆与脾的运化功能有密切关系。脾为气血生化之源,脾气健运,则水谷精微充盛,气血生化有源而生养肌肉,使肌肉发达丰满,健壮结实,腠理致密;四肢得以禀受水谷精气的充养,则四肢运动灵活,强劲有力。若脾失健运,气血化源匮乏,肌肉四肢失其所养,则可出现肌肉消瘦或弛软,肢体懈怠,甚至痿废不用等。

(2) 脾在窍为口,其华在唇:口腔是消化道的最上端。脾开窍为口,指食欲、口味与脾的运化功能有关。脾的运化功能好,则食欲旺,口唇红润。反之则食欲差、口淡无味、饮食不香,唇淡少华。若脾有湿热,可出现口甜、苔腻,或口唇红肿,甚至口疮糜烂等。所以说"脾开窍于口"、"其华在唇"。

(3) 脾在志为思:思为脾之志。思动于心而应于脾,是人们认识客观事物以及处理问题所进行的精神思维活动。一般来说,思对机体的正常生理活动并无不良影响,但思虑过度或所思不遂,则能影响机体的正常生理活动,造成气的升降出入障碍,脾气郁结不升,出现不思饮食、脘腹胀满、眩晕健忘、心悸失眠等症。

(4) 脾在液为涎:涎为口津,系唾液中清稀的部分,有润泽、清洁口腔和保护口腔黏膜的作用,在进食时口涎分泌增多,能溶解、润湿水谷以利于吞咽和消化。脾的运化功能正常,则津液上注于口而为涎,但不溢出口外。若脾胃不和,则可导致涎液分泌剧增,从口角自出。

(四) 肝

肝位居腹腔,横膈之下,右胁之内,但是肝的经络布于左右两胁。肝的主要生理功能是主疏泄和主藏血。肝在体合筋,其华在爪,在窍为目,在志为怒,在液为泪。

1. 肝的主要生理功能

(1) 主疏泄:疏,即疏导、开通之义;泄,即发泄、发散之义。肝主疏泄,是指肝具有保持全身气机疏通畅达、通而不滞、散而不郁的作用。肝的疏泄功能对人体的影响主要表现在以下几个方面:

① 对气机的影响:机体各脏腑组织器官的功能活动,依赖于气的升降出入运动,而气的升降出入之间的平衡协调,又依赖于机体各脏腑组织器官的正常功能活动。肝的生理特性是主升、主动、主散,体现在生理功能上即是主疏泄。肝的疏泄功能对于气机的疏通、畅达、升散是一个重要的调节因素。因此,肝的疏泄功能正常与否,直接影响到气的升降出入运动之间是否平衡协调。肝的疏泄功能正常,则气机调畅,经脉通利,气血和调,津液能正常敷布全身,各脏腑组织器官的功能活动正常调和。肝的疏泄功能失常,可分为两种情况:一是疏泄不及,即肝

失疏泄,以致气机不能疏通畅达而郁滞,出现胸胁、乳房、小腹等胀痛不适的病理现象,称为"肝气郁结";二是疏泄太过,即肝升太过,以致气机升散太过而下降不及,出现头胀头痛、面红目赤、烦躁易怒等病理现象,称为"肝气上逆",甚者还可导致吐血、咯血,或突然昏仆、不省人事。

② 对血液运行和津液输布的影响:血的运行和津液的输布代谢,有赖于气的升降出入运动。肝主疏泄,调畅气机,调节着气的运行,从而促进血液的运行和津液的输布代谢。肝的疏泄功能正常,则气的运动正常,血液的运行和津液的输布代谢也正常。若肝失疏泄,气机郁结,就会导致血行障碍,形成血瘀,或为癥积、肿块。肝气郁结,也会导致津液的输布代谢障碍,产生痰饮、水湿等病理产物。

③ 对脾胃功能的影响:机体对饮食物的消化吸收及排泄,主要依赖于脾的升清和胃的降浊功能,即脾胃气机的升降。脾气健运升清,胃气和降降浊,两者之间相互协调,才能使饮食物的消化运动正常进行。而脾胃的升降是全身气机的一个组成部分,与肝的疏泄功能密切相关。肝的疏泄功能正常,气机调畅,脾的升清和胃的降浊才能正常进行。如果肝的疏泄功能失常,气机不畅,就会影响脾气的升清和胃气的降浊及其升降平衡失调,造成肝乘脾则出现眩晕、腹胀、飧泄或便溏等清阳不升的症状;犯胃则出现嗳气呕逆、脘腹胀痛、大便秘结等胃气不降的症状。肝的疏泄功能对脾胃运化功能的影响,还表现在肝的疏泄功能与胆汁的分泌和排泄密切相关。胆汁是消化饮食物不可或缺的物质,源于肝而储于胆,其分泌及排泄又直接受肝的疏泄功能的影响。肝的疏泄功能正常,则胆汁的分泌和排泄也正常;肝的疏泄功能失常,则胆汁的分泌和排泄亦随之失常,从而影响脾胃对饮食物的消化吸收,出现纳呆食少、厌食油腻、口苦、呕吐酸苦水、脘腹胀痛、黄疸等。

④ 对情志的影响:情志是人的精神、意识、思维活动的一个组成部分,主要归属于心的功能,与人体气血运行正常与否密切相关,而肝主疏泄,能调畅气机,促进血液运行,是机体气血正常运行的重要条件。故肝的疏泄功能对情志活动有着重要的调节作用。而情志活动变化对机体生理活动的影响,主要是影响气的升降出入运动。肝的疏泄功能正常,则气机调畅,气血和调,人才能情志愉悦,心情舒畅。如果肝疏泄不及,肝气郁结,常表现为情志郁闷不舒;如果肝的疏泄太过,气火上逆,则表现为性情急躁易怒,情绪易于激动。反之,持久的情志异常亦同样能影响肝的疏泄功能,而导致肝气郁结或升泄太过的病理变化。

⑤ 对男子排精、女子月经的影响:男子的排精和女子的月经来潮,与肝的疏泄功能亦有密切联系。男子精液的正常排泄是肾藏精与肝主疏泄等生理功能之间相互协调的结果。肝的疏泄功能正常,则精液排泄通畅有度;肝失疏泄,则精液排泄不畅。女子月经来潮亦与肝藏血、主疏泄的功能密切相关。肝的疏泄功能正常,血液按时充盈冲任,则月经周期正常,经行通畅;肝疏泄不及,冲任不能按时充盈,则月经周期紊乱、月经量少、痛经,甚或闭经;肝的疏泄太过,可造成月经量多或崩漏等。

肝主疏泄功能可归纳为表3-8。

表3-8 肝主疏泄功能简表

肝主疏泄	调畅气机	肝的疏泄功能正常,则气机调畅,气血和调,经络通利,脏腑器官的活动正常
	助脾运化	对脾的升清和胃的降浊功能的调节 对胆汁分泌的调节
	调达情志	具有调畅情志的作用
	调节生殖功能	与男子的排精、女子的排卵和月经来潮密切相关

（2）主藏血：肝藏血是指肝具有储藏血液、调节血量以及防止出血的功能。肝储藏一定量的血液，以供机体活动所需。在生理情况下，人体各部分的血量是相对恒定的，但随着机体活动量的变化，以及外界气候因素的影响等，人体各部分的血量也随之发生生理性改变。当机体活动剧烈、情绪激动时，人体各部分对血液的需求量增加，肝就能及时地将其所储藏的血液向外周输送，以保证生理活动的需要。当机体处于安静休息状态、情绪稳定时，人体各部分对血液的需求量相应减少，部分血液就归藏于肝。肝藏血还具有收摄血液于脉中，使之不逸出脉外而造成出血的作用。肝的藏血功能正常，就能有效地调节人体各部分的血量，保证机体生理活动的需要。肝藏血的功能失常，不能有效地储藏血液和调节血量，就会影响机体正常的生理活动，造成机体失去血液的濡养以及出血的病理改变。

2. 肝的系统连属　肝的系统连属如表 3 - 9 所示。

表 3 - 9　肝的系统连属

系统连属	生　理　意　义	病理影响及诊断意义
肝在志为怒	怒的心理活动由肝调控	肝病则易怒，怒又容易伤肝
在液为泪	泪有濡养、滋润、保护眼睛的功能	在病理情况下，则可见泪液的分泌异常
肝在体合筋	全身筋膜有赖于肝血的滋养	肝血不足则筋力不健，肝风扰动则肢体麻木，抽搐
其华在爪	肝血充盛，则爪甲红润，坚韧明亮	肝血不足，则爪甲软薄，色泽枯槁，甚则变形、脆裂
肝开窍于目	目所以能视物，有赖于肝气之疏泄和肝血的濡养	肝的功能正常与否，常常反映于目系及其视物功能

（1）肝在体合筋，其华在爪：筋，即筋膜，附着于骨而聚于关节，有连接和约束骨节、肌肉，主肢体运动的作用。由于筋的收缩与弛张运动，骨节才能运动。筋的生理作用能得以正常发挥，主要依赖肝血的滋养，故有"肝生筋"之说。肝血充足，筋得其养，才能正常地收缩弛张，使全身关节及肢体运动灵活有力。如果肝的精血衰少，肝气不舒，筋失所养，可出现肢体无力、动作失灵、手足震颤、肢体麻木、抽搐拘挛、屈伸不利等病理表现。

爪，即爪甲，包括指甲和趾甲，乃筋之延续，故有"爪为筋之余"之称。爪甲的荣枯是肝血荣华外露的表现，能反映肝的功能。肝的疏泄藏血功能正常，爪得其养，则爪甲坚韧、红润光泽。反之，若肝的疏泄藏血功能失职，肝血虚衰，则爪甲失养，可出现爪甲软薄、干枯、变形、脆裂等改变。

（2）肝开窍于目：目为视觉器官，具有视物功能，又称为"精明"。肝之经脉直接上连于目，目的视觉赖肝气的疏泄和肝血的濡养，由于肝与目的关系密切，所以肝的功能正常与否常反映于目系及其视物功能。肝血充足，疏泄功能正常，则目视物清晰；若肝之阴血不足，则两目干涩，视物昏花，甚则夜盲；肝经风热，则目赤痒痛；肝风内动，则头目眩晕或目斜上视。

（3）肝在志为怒：怒为肝之志。怒动于心而应于肝，是人在情绪激动时的一种情志活动的反应形式。怒对人体的主要影响是造成气逆。而肝主疏泄，其性主升主动，若突然大怒，或经常发怒，势必造成肝气升发太过而伤肝。反之，若肝气上逆或肝火上炎时，往往使人性情急躁，稍有刺激，即易发怒。

（4）肝在液为泪：肝开窍于目，泪从目出，故泪为肝之液。泪有濡润眼睛、保护眼睛的作用。在正常情况下，泪液不外溢，但当异物侵入目中时，泪液即大量分泌，起到清洁眼睛和排除异物的作用。当肝脏有病理改变时，则可见泪液的分泌异常。如肝之阴血亏损，则两目干涩；

肝经风热,则迎风流泪;肝经湿热,则目眵增多。

（五）肾

肾位于腰部,脊柱之两侧,左右各一。肾的主要生理功能是藏精、主水和主纳气。肾在体合骨,开窍于耳及二阴,其华在发,在志为恐,在液为唾。由于肾藏先天之精,对人体的生长发育与生殖具有重要作用,同时又是人体脏腑阴阳之根本,故称肾为"先天之本"。

首先介绍与肾有关的术语含义,见表3-10。

表 3-10　与肾有关的术语含义

术　语	生　理　功　能	病　理
天癸	随着肾中精气不断充盛,发展到一定阶段产生的一种促进性腺发育成熟的物质	发育异常
肾中精气	促进机体的生长、发育和生殖	影响生殖能力
	机体物质代谢和生理功能的原动力	影响其他脏腑
肾阳	主要有促进机体的温煦、运动、兴奋和化气的功能	肾阳衰,则全身之阳皆衰;肾阳亡,则全身之阳皆灭
肾阴	主要有促进机体的滋养、濡润、成形和制约阳亢等功能	肾阴衰,则全身之阴皆衰;肾阴亡,则全身之阴皆亡

1. 肾的主要生理功能

(1) 藏精:肾藏精,是指肾具有摄纳、储存、封藏精气的作用,使肾中精气不断充盈,防止精气无故流失,为精气充分发挥其生理效应创造必要的条件。

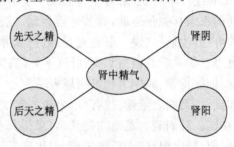

图 3-3　肾中精气分类图

肾中所藏之精,来源于先天之精,得后天之精的不断充养而成。先天之精,即禀受于父母的生殖之精。后天之精,是机体从饮食物中摄取的营养成分和脏腑生理活动过程中化生的精微物质。两者在肾中紧密结合而构成肾精。先天之精和后天之精之间相互依存、相互为用。后天之精赖先天之精的活力资助才能源源不断地摄入和化生,而先天之精又需后天之精不断地培育滋养才能发挥其正常的生理效应(图3-3)。

肾中精气的主要生理功能是促进机体的生长发育和逐步具备生殖能力,以及调节机体的代谢和生理功能活动。

① 促进机体的生长发育和生殖:肾中精气的盛衰决定着人体生老病死的自然规律。人从幼年开始,随着肾中精气的逐渐充盛而出现"齿更"、"发长"等迅速生长现象,以后又随着肾中精气的不断充盛而产生了"天癸"。天癸是肾中精气充盈到一定程度时产生的一种促进和维持人体生殖功能的精微物质。天癸的产生,标志着机体的性腺发育而进入青春期,在女子则出现

按期排卵、"月事以时下";男子则出现"精气溢泻"的泄精现象,说明性机能逐渐成熟而具备了生殖能力。人至中年后,随着肾中精气的逐渐衰少,天癸也随之渐少而至耗竭,出现生殖功能逐渐衰退,以至丧失生殖能力而进入老年期。

肾中精气的盛衰可通过对人体齿、骨、发的生长状态来观察。当肾中精气不足时,就会出现种种相应的病理变化。如婴幼儿期可表现为生长发育不良,出现"五迟"(立迟、行迟、齿迟、发迟、语迟)、"五软"(头颈软、口软、手软、足软、肌肉软)以及"解颅"等病症;在青壮年阶段,可出现早衰的征象,如发鬓斑白、发落齿摇、神疲健忘、智力减退、动作迟钝、反应不灵敏以及生殖机能低下或性功能障碍等;老年人则衰老得特别快。这些病理变化临床上称之为"肾精亏虚"。

② 调节机体的代谢和生理功能活动:肾中精气之所以能够调节机体的代谢和生理功能活动,是由于肾中精气本身功能活动的两类生理效应,即通过肾阳和肾阴来实现的。

肾阳对人体各脏腑组织器官具有激发、推动、温煦的作用。在肾阳的作用下,人体的各种生理活动的进程加快,表现为全身阳气旺盛。所以说,肾阳盛则全身之阳皆盛,肾阳衰则全身之阳皆衰,肾阳亡则全身之阳皆灭,人亦死矣。所以肾阳对人体生命活动至关重要。

肾阴对人体各脏腑组织器官具有滋养、濡润、宁静的作用。在肾阴的作用下,人体的各种生理活动的进程减慢,表现为全身阴凝静谧。所以说,肾阴足则全身之阴皆足,肾阴亏则全身之阴皆亏,肾阴亡则全身之阴皆亡,人亦死矣。所以肾阴对人体的生命活动也是至关重要的。

肾阴和肾阳的作用相反,他们既相互对立、相互制约,又相互依存,在机体内维持着相对平衡协调的状态,以调节人体的代谢和生理功能活动。若肾阴、肾阳之间丧失了相对的动态平衡,导致任何一方的偏盛或偏衰,都会造成肾中精气不足的病理变化。如肾阳不足,肾阴则相对偏盛,可出现精神疲惫、畏寒肢冷、面色苍白、腰膝酸软、小便频数或失禁、生殖功能减退等肾阳虚所特有的表现。肾阴不足,肾阳则相对偏盛,可出现五心烦热、烦躁不安、头晕耳鸣、腰酸腿软、男子遗精、早泄以及女子梦交等肾阴虚所特有的表现。

由于肾中精气是人体生命活动的原动力、各脏阴阳之根本,所以当肾阴肾阳失调,出现偏盛偏衰时,就会导致其他各脏的阴阳失调。其他脏腑的阴阳亏损,日久也必累及于肾,耗损肾中精气,导致肾阴或肾阳的不足,故有"久病及肾"之称。

(2)主水:肾主水,是指肾具有主持和调节人体水液代谢的作用。肾的这一功能,主要是靠肾的气化作用来实现的,具体体现在以下两个方面:一是肾中精气对参与整个津液代谢过程的各个脏腑都具有调节作用。津液的生成、输布和排泄过程涉及多个脏腑,是在多个脏腑综合协调作用下来完成的,其中每一个过程都是以肾中精气作为原动力,在肾阴、肾阳的调节下进行的;二是肾本身就直接参与津液的输布排泄过程,特别是尿液的生成和排泄,更直接与肾的气化功能相关。肾的气化功能正常,则开合有度,能分清泌浊,调节水液的排出量。开则尿液生成而得以排出,合则机体需要的水液得以保留而重吸收。若肾中精气不足,气化功能失常,开合失调,造成全身水液代谢的异常,可出现尿少、尿闭、水肿或见小便清长、尿量明显增多等病理表现。

(3)主纳气:纳,有受纳、摄纳之义。肾主纳气是指肾具有摄纳肺吸入之清气,防止呼吸表浅的作用。肾的这一功能实际上是其封藏作用在呼吸运动中的具体体现。呼吸运动主要由肺来完成,其中呼出浊气是靠肺的宣发作用,吸入清气是靠肺的肃降作用。但是,肺吸入之清气必须在肾的摄纳作用下归于肾中,才能发挥其生理效应。只有肾的纳气功能正常,吸入之清气才能下达,呼吸才能均匀和调。如果肾的纳气功能减退,摄纳无权,吸入之清气不能下纳于肾,就会使呼吸表浅,气浮于上而出现气喘,呼多吸少,张口抬肩、动则尤甚等肾不纳气的症状。

2. 肾的系统连属　肾的系统连属如表3-11所示。

(1) 肾在体合骨,主骨生髓,其华在发:骨的生长发育,依赖于骨髓的滋养。髓除骨髓外,还包括脊髓、脑髓,三者都由肾中精气所化生。脊髓上通于脑,脑为髓海,由髓聚集而成。肾中精气充盈,精生髓以养骨,则能促进骨的生长发育,保持骨的坚韧之性,并有利于骨病的修复;脑髓充盈,发育健全,才能发挥其"精明之府"的生理功能,使人精力充沛,耳聪目明,思维慧敏。若肾中精气不足,不能主骨生髓,可出现骨骼脆弱无力,或发育不全而造成小儿生长发育迟缓,骨痿软无力,不耐久立和劳作,或容易骨折等;髓海不足则神疲倦怠、耳鸣目眩、思维迟钝。

表3-11　肾的系统连属

系统连属	生 理 意 义	病理影响及诊断意义
肾在志为恐	恐是一种恐惧、害怕的情志活动,与肾的关系密切	恐易伤肾
肾在液为唾	唾液中较稠厚的称作唾,为口腔所分泌,能润泽口腔	多唾或久唾可耗伤肾精
肾主骨生髓	肾精具有促进骨骼生长发育和滋生骨髓、脑髓和脊髓的作用	肾中精气不足,则髓海失养
其华在发	肾藏精,精又能化血,血以养发	发的生长与脱落,润泽与枯槁常是肾中精气是否充盈的表现
肾开窍于耳和二阴	肾开窍于耳,是指耳的听觉功能,依赖于肾中精气的充养;尿液的储存和排泄需肾的气化才能完成;而人的生殖功能亦由肾所主	肾虚则听力下降,排尿异常,大便溏泻,生殖功能低下

"齿为骨之余",齿与骨同出一源,牙齿的生长更换和坚韧有力亦依赖于肾中精气的充养。肾中精气充盛,则牙齿坚固而不易动摇、脱落。肾中精气不足,则小儿齿迟,牙齿松动而不坚,容易脱落。

发的生长依赖于精血的滋养。肾藏精,精化血,精血充足则发黑而润泽。由于发的生长和色泽反映了肾中精气的盛衰,故称发为肾之外候,又称肾"其华在发"。若肾中精气不足,则头发早白,或枯萎、易脱落。

(2) 肾开窍于耳及二阴:耳为听觉器官,耳的听觉功能依赖于肾中精气的充养。肾中精气充盛,髓海满盈,则听觉灵敏,故称"肾开窍于耳"。若肾中精气不足,髓海空虚,耳失所养,则可出现耳鸣、听力减退,甚至耳聋等症。

二阴指前后阴。前阴有排尿和生殖的功能,后阴有排泄粪便的作用。尿液的储存和排泄虽由膀胱所司,但必须依赖于肾的气化才能完成,而人的生殖功能亦由肾所主。若肾中精气不足,开合失常,可出现遗精、早泄、遗尿、小便清长,或尿少、尿闭等症。大便的排泄亦与肾的气化作用有关。肾阳温煦脾阳,肾阴濡润肠道,则排便按时而润爽。若脾肾阳衰,可致泄泻、五更泻、冷秘或久泻滑脱诸证;肾阴虚则肠道失润,又可致大便秘结难解。由此可见,前阴的排尿、后阴的排便功能皆与肾有关。

(3) 肾在志为恐:恐为肾之志。恐动于心而应于肾。恐是机体对外界刺激所产生的畏惧性情感情绪反应。若长怀恐惧,或卒恐大恐,可损伤肾,造成肾气不固,出现二便失禁、滑精等症。若当肾中精气亏损时,亦可出现时时恐惧的情志病变。

（4）肾在液为唾：唾为口津，是唾液中较为稠厚的部分。唾出于舌下，乃肾精所化，能滋润口腔，湿润水谷，以利吞咽并助消化。由于唾为肾精所化，故在中医导引吐纳功法中，主张舌抵上腭，待唾津盈满，然后徐徐咽下，有滋养肾中精气的作用。若肾中精气不足，肾阴亏虚，则可致口干咽燥；若久唾、多唾，则可耗损肾中精气。

二、六腑的主要功能

（一）胆

胆为六腑之一，又属奇恒之腑。胆呈囊形，附于肝之短叶间，与肝相连。胆的主要生理功能是储存和排泄胆汁、主决断。

1. 储存和排泄胆汁　胆汁味苦，色黄绿，由肝之余气所化生，汇集于胆，在消化食物过程中向小肠排泄，以助脾胃运化，是脾胃运化功能得以正常进行的重要条件。

胆汁的分泌和排泄，与肝的疏泄功能密切相关。肝的疏泄功能正常，胆汁排泄畅达，脾胃运化健旺。肝的疏泄功能失常，胆汁排泄不利，影响脾胃运化，可见胁下胀痛、厌食油腻、腹胀便溏；胆汁外溢，可出现黄疸；胆汁上逆，可见口苦、呕吐黄绿苦水。

2. 主决断　胆主决断，是指胆在人的意识、思维活动中具有正确地判断事物和作出决定的能力。胆附于肝，肝为将军之官而主谋虑，但要作出决断还须取决于胆。若胆气虚弱，则可见胆怯怕事、心悸不宁、失眠多梦、数谋虑而不能决等症。

（二）胃

胃位于膈下，上口为贲门，接食道，下口为幽门，通小肠。胃分为上、中、下三部，分别称为上脘、中脘、下脘，统称胃脘。胃的主要生理功能是主受纳和腐熟水谷、主通降。

1. 主受纳和腐熟水谷　受纳，即接受、容纳之意；腐熟，即食物经过胃的初步消化，形成食糜之意。水谷入口，经过食道，容纳于胃，在胃中经过胃的腐熟后，形成食糜，下传于小肠，其精微经脾之运化而营养全身。若胃的受纳和腐熟水谷的功能失常，可出现胃脘胀痛、纳呆厌食、嗳腐食臭，或消谷善饥、胃中嘈杂等症。

2. 主通降　胃主通降，是指胃具有使食糜向下输送至小肠、大肠和促使粪便排泄等生理作用。食物在胃中经初步消化后变为食糜，食糜由胃进入小肠，由小肠分别清浊，其清者经脾的运化转输全身，其浊者在胃气的作用下继续向下输送至大肠，形成粪便，由肛门排出体外。胃主通降，以降为和，从而保证水谷的不断下输和消化吸收。胃主通降是降浊，降浊又是受纳的前提条件。若胃失通降，不仅影响食欲，而且因浊气在上而出现口臭、脘腹胀闷或疼痛，大便秘结等症。若胃气不仅不降，反而上逆，则可出现恶心、呕吐、呃逆、嗳气等症。

（三）小肠

小肠位居腹中，上接幽门，与胃脘相连，下接阑门，与大肠相通，是一个回环叠积的管状器官。小肠的主要生理功能是受盛化物和泌别清浊。

1. 主受盛化物　小肠主受盛是指小肠具有接受由胃传递的食糜的作用；小肠主化物是指小肠对食糜进一步消化和吸收，精微由此而出，糟粕由此下输大肠。若小肠的受盛化物功能失调，则可出现腹胀腹痛、大便溏泻等症。

2. 泌别清浊　小肠主泌别清浊，是指小肠在受盛化物的同时，对消化后的饮食物进行分清别浊的生理功能。分清，主要是将水谷精微吸收；别浊，主要是将食物残渣输送到大肠。由于小肠在吸收水谷精微的同时也吸收了大量水液，故又称"小肠主液"。若小肠泌别清浊的功能失调，水走大肠，可致小便短少、大便稀溏或泄泻等症。

（四）大肠

大肠亦位居于腹中，其上口在阑门处与小肠相连，其下端即肛门。大肠亦为回环叠积的管状器官。大肠的主要生理功能是传化糟粕。

大肠接受经小肠泌别清浊后剩余的食物残渣与水液，再吸收其中部分水液，形成粪便，传送至大肠末端，经肛门排出体外。大肠的传化糟粕功能失调，则可出现粪便在质、量和排便次数等方面的异常变化，如泄泻、痢疾、便秘等。

（五）膀胱

膀胱位于小腹中央。膀胱的主要功能是储尿和排尿。

在水液的代谢过程中，被机体利用后的水液，在肾的气化作用下生成尿液，下输于膀胱。尿液储存于膀胱，依赖于肾气的固摄作用。当尿液储存到一定容量时，通过肾气的推动和膀胱的气化功能，可及时地排出体外。当膀胱的储尿、排尿功能失常时，则可见尿频、尿急、尿痛，或尿少、尿闭，或尿失禁、遗尿等。

（六）三焦

三焦是上焦、中焦、下焦的合称，为六腑之一，是脏腑之外、躯体之内的整个体腔，其中运行着元气和津液。在人体五脏六腑中，唯有三焦最大，可包容其他脏腑，无脏与之相匹配，故又有"孤府"之称。三焦的主要生理功能是通行元气和运行水液。

1. 通行元气　元气根源于肾，为人体生命活动的原动力。元气以三焦为通道而输布于五脏六腑，充沛于全身，以激发、推动人体各脏腑组织的生理功能。由于元气是脏腑气化功能的动力，因此，三焦通行元气的功能关系到全身的气化活动，所以说三焦主持诸气，总司人体气化。

2. 运行水液　三焦具有疏通水道、运行水液的功能。人体的水液代谢是由肺、脾、肾以及胃、小肠、膀胱等脏腑共同协作完成的，但必须以三焦为通道，水液才能正常地升降出入。三焦运行水液的功能与三焦通行元气的功能密切相关，水液的运行全赖气的升降出入，气行则水行。如果三焦水道不够通利，则可造成水液输布代谢紊乱的病理改变。

三、奇恒之腑的主要功能

（一）脑

脑，居于颅腔之中，由髓汇集而成，故名"髓海"。脑的功能主要是主精神活动和主感觉功能。

1. 主精神活动　人的精神活动包括意识思维和情志活动等都与脑有关。脑主精神活动的功能正常，则精神振奋、意识清楚、思维敏捷、记忆力强、语言清晰、情志正常；若脑主精神活动的功能失常，则精神萎靡、思维迟钝、记忆力减退，或躁动不安、妄动妄言、举止失常、精神错乱等。

2. 主感觉功能　人的视觉、听觉、嗅觉以及思维、记忆、言语和运动功能均与脑有密切联系。若脑的功能失常，就可出现视物不明、听觉失聪、嗅觉不灵、感觉迟钝、耳鸣健忘，以及瘫痪、肢体萎废不用等症。

在以五脏为中心的脏腑理论中，将脑的生理病理分属于五脏而总属于心，认为心为五脏六腑之大主，神明之所出，精神之所舍，称之为"心藏神"。此外，肝主疏泄，调节精神情志活动；肾藏精，精生髓，髓汇为脑。由于脑的功能与心、肝、肾三脏关系密切，故在临床上将脑功能失常产生的病变归属五脏辨证，与心、肝、肾三脏之证候密切相关。

（二）女子胞

女子胞，又称子宫、子脏、胞宫，位居小腹中央。女子胞的生理功能是主月经和孕育胎儿。

1. 主月经　女子胞是女性生殖功能发育成熟后产生月经的主要器官。月经来潮是一个复杂的生理活动过程，与肾中精气、冲任二脉及心、肝、脾三脏密切相关。幼年期，肾精未盛，天癸未至，子宫未发育成熟，冲任二脉未通，所以没有月经；到了青春期，天癸至，任脉通，太冲脉盛，子宫发育日趋成熟，月经按期来潮，并具有生殖能力；到 50 岁左右，肾中精气渐衰，天癸渐竭，冲、任二脉气血渐少，进入绝经期。从这些生理现象可见女子胞主月经的功能，受天癸及冲任二脉的直接影响。此外，心主血，肝藏血、主疏泄，脾为气血生化之源而统血，心、肝、脾对全身血液的化生和运行有调节作用。因此，月经周期的变化，与心、肝、脾三脏的生理功能亦密切相关。

2. 主孕育胎儿　月经正常来潮后，女子胞就具有养育和生殖胎儿的能力。受孕以后，女子胞就聚集气血以养胎，成为保护和孕育胎儿的主要器官，直至十月期满分娩。

此外，女子胞还主生理性带下，分泌阴液，以润泽阴部，所以女子胞是妇女经、带、胎、产的重要器官。

第二节　精气血津液

精、气、血、津液是构成人体和维持人体生命活动的基本物质。它们既是脏腑、经络等组织器官生理活动的产物，也是这些组织器官进行生理活动的物质基础。

一、精

精是构成人体的基本物质，也是维持人体生命活动的物质基础，具有繁衍生殖、促进生长发育、生髓化血、濡养脏腑等生理功能。精有广义和狭义之分。广义的精，泛指构成人体和维持人体生命活动的一切精微物质。狭义的精，是指肾中所藏的生殖之精。它以禀受于父母的先天之精为基础，在后天之精的不断培育下，逐渐充盛成熟，成为人体生育繁殖的基本物质。

人体之精，按照其生成来源、分布部位和功能特点的不同，又有先天之精、后天之精、脏腑之精和生殖之精等不同的名称。先天之精禀受于父母，是构成人体胚胎的原始物质，是生命产生的本原。后天之精来源于饮食水谷，由脾胃所化生，是维持人体生命活动的重要物质（表 3 -12）。脏腑之精是先后天之精相互融合后藏于脏腑的精气，是维持脏腑经络组织器官功能活动的物质基础。

表 3 - 12　先天、后天之精的含义、来源及关系

精	含　义	来　源	关　系
广义之精	又称后天之精，泛指一切精微和生理作用十分重要的物质	水谷精微	需先天之精的活力资助
狭义之精	又指先天之精，指生殖之精，包括禀受于父母的生殖之精，与生俱来，是构成胚胎发育的原始物质	父母生殖之精	需后天之精的培育和充养

所以,就人体而言,精是生命的原始物质,是构成人体的基本物质,是人体生长、发育、生育繁殖及脏腑经络等组织器官生理活动的物质基础,也是养生防病、延年益寿的根本。

二、气

(一)气的基本概念

气,是人体内不断运动着的具有很强活力的精微物质,是构成人体和维持人体生命活动的最基本物质。人是由天地之气相合而产生的,即人是自然界的产物。同时,自然界中存在着人类赖以生存的精微之气,而人体又必须不断地从自然界中摄取精气才能维持生命活动。人的生命活动实质上就是人体气的运动和变化,气的运动和变化如果停止了,人的生命也就终结了。

构成人体的气有两种状态:一种是形质状态,如人体的脏、腑、筋、骨、肉、精、血、津液等;另一种是无形状态,如人体内的元气、宗气、卫气等。我们这里讨论的气,是指呈弥散状态的气,对于已经凝聚成形的,不在本节讨论的范围。

(二)气的生成和运动

人体的气,来源于禀受父母的先天之精气、饮食物中的水谷之精气和存在于自然界的清气,通过肺、脾、胃、肾等脏腑生理活动的综合作用,将三者结合起来而生成(图3-4),所以气的生成,与先天禀赋、后天饮食营养、自然环境状况、脏腑生理功能密切相关,其中以脾胃的运化功能尤为重要。

气 { 来源于肾的先天之精气
来源于脾胃的水谷之精气
来源于肺自然界的清气

图3-4　气的来源示意图

人体的气,是不断运动着的精微物质,它流行全身,无处不到。气的运动,称为"气机"。气的运动形式多种多样,但可归纳为升、降、出、入四种基本运动形式。

气的升、降、出、入运动,推动和激发着人体的各种生理活动,并且只有在脏腑、经络等组织器官的生理活动中才能得到具体体现(图3-5)。由于各脏腑、经络等组织器官的生理特性和所处位置不同,其升、降、出、入运动的表现形式也不同。如肺的呼吸与宣降,呼气是出,吸气是入,宣发是升,肃降是降;脾胃的消化功能中,脾主升清,胃主降浊。此外,气的升降出入还表现在脏腑之间的协调关系上,如肺主呼气,肾主纳气;肺气主降,肝气主升;心火下降,肾水上腾等等。虽然各个脏腑的生理活动所体现出的运动形式有所侧重,但从整个机体生理活动来看,气的升和降、出和入,必须协调平衡,才能维持人体正常的生理活动。

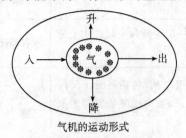

气机的运动形式

图3-5　气机的运动形式

气的升降出入运动正常,称为"气机调畅"。若升降出入运动的平衡失调,即为"气机失调"。气机失调有多种形式,如气的局部停滞,称为"气滞";气的上升太过或下降不及,称为"气逆";气的下降太过或上升不及,称为"气陷";气不能内守而逸脱,称为"气脱";气郁结闭塞,不能外达,称为"气闭"。因此,正确地认识气机的正常状态和病变机理,对临床治疗与调护"气机失调"病变有重要的指导意义。

（三）气的功能

分布于人体不同部位的气,对人体生命活动具有十分重要的多种生理功能,但概括起来,主要有以下五个方面:

1. 推动作用　气是活力很强的精微物质,对于人体的生长发育、对各脏腑经络等组织器官的生理活动、血的生成和运行、津液的生成与输布及排泄等,均起着推动和激发其运动的作用。若气的推动作用减弱,可导致生长发育障碍,脏腑经络生理功能减退,血液津液生成不足或运行阻滞等病机变化。

2. 温煦作用　由于气自身的不断运动和由气所推动的人体各种生理活动所产生的热,是人体热量的来源,对人体具有温煦作用。人体正常体温的维持、脏腑经络等组织器官的生理活动、血和津液的运行等,都要依靠气的温煦作用。如果气的温煦作用失常,就可出现温煦不及或太过的病证。若温煦不及,就会出现体温偏低、畏寒喜热、四肢不温等脏腑功能衰退,血和津液运行迟缓等寒象;若温煦太过,就会因气郁而不散而化热,出现发热、恶热喜冷、面赤、心烦等热象。

3. 防御作用　气的防御作用,主要体现在两个方面:一方面能护卫全身的肌表,防御外邪入侵;另一方面能祛除病邪于体外。若气盛体健,则能抗御外邪入侵,即使生病后,也易祛邪外出;若气的防御作用减弱,机体的抗病能力下降而容易罹患疾病,且病后难以速愈。正所谓"正气存内,邪不可干","邪之所凑,其气必虚"。

4. 固摄作用　气的固摄作用是指气对体内的液态物质有统摄、控制作用,防止其无故流失,并能固护脏腑,使之相对恒定于一定部位。如固摄血液,使其循脉运行,不致逸出脉外;固摄汗液、尿液、唾液、肠液、精液、月经、白带等,控制其分泌排泄量,防止其无故流失;固护胃、肾、子宫、大肠等脏器,使其不致下移。若气的固摄作用减弱,可致出血、自汗、尿失禁、流涎、泛吐清水、泄泻、滑精、早泄、崩漏、带下,以及胃、肾等内脏下垂等。气的固摄作用和推动作用相反相成、相互协调,调节和控制着体内液态物质的正常运行、分泌和排泄。

5. 气化作用　气化是指通过气的运动而产生的各种变化。通常指气能促使精、气、血、津液的新陈代谢和相互转化。如饮食物转化为水谷精微,然后再化生成气、血、津液等;津液经过代谢转化成汗液和尿液;食物残渣转化成糟粕形成粪便等等,都是气化作用的具体体现。若气化功能失常,则可影响饮食物的消化、吸收,影响气、血、津液的代谢,影响汗液、尿液、粪便的排泄,形成各种代谢异常的病变。

（四）气的分类

人体的气,流行于全身,无处不到。由于气的主要组成成分、分布部位及功能特点的不同,而有不同的名称（表3 - 13）。

表 3 - 13 气的分类、组成、分布及功能特点简表

名称	别名	组 成	分 布	功 能 特 点
元气	原气 真气	肾精所化生,以禀受于父母的先天之精为基础,又依赖后天水谷精气的培育	发于肾,通过三焦而流行于全身,内至脏腑,外达肌肤腠理,无处不到	推动人体的生长和发育,温煦和激发脏腑、经络等组织器官的生理活动,是人体生命活动的原动力,是维持生命活动的最基本物质
宗气	大气	由肺从自然界吸入的清气和脾胃对饮食物运化而生成的水谷精气相结合而成	聚集于胸之"膻中"处,上出咽喉,贯注心肺之脉	一是走息道以司呼吸; 二是贯心脉以行气血
营气	营阴	营气主要来自脾胃运化的水谷精气,即最富有营养的部分所化生	营气分布于血脉之中,成为血液的组成部分,循脉上下,营运全身	一化生血液; 二营养全身
卫气	卫阳	卫气由水谷精气中的性猛,最富活力的部分所化生	卫气经肺的宣发,运行于脉外,皮肤、肌肉之间,熏于肓膜,散于胸腹	一是护卫肌表,防御外邪入侵;二是温煦脏腑、肌肉、皮毛等;三是调节腠理的开合、汗液的排泄,以维持体温的相对恒定等

1. 元气 元气,又名"原气"、"真气",是人体最基本、最重要的气,是人体生命活动的原动力。

生成:元气根源于肾,由肾中精气所化生,以禀受于父母的先天之精为基础,又赖后天水谷精气的培育而成。元气的盛衰,与先天禀赋及后天的营养和锻炼,特别是肾、脾胃的功能密切相关。

分布:元气发于肾,通过三焦循行全身,内而五脏六腑,外而肌肤腠理,无处不到。

功能:元气推动人体的生长发育,温煦和激发脏腑、经络等组织器官的生理活动,是人体生命活动的原动力。元气充沛,脏腑、经络等组织器官的活力旺盛,机体的素质强健而少病。若先天禀赋不足,或后天失调,或久病损伤元气,就会出现元气虚衰,脏腑虚弱,机体抗邪无力而多病。

2. 宗气 宗气,又名"大气",是聚于胸中之气。

生成:宗气由肺从自然界吸入之清气与脾从饮食物中运化而生成的水谷精气相结合而成。因此,水谷之精气与自然界清气的物质来源是否充足,肺的呼吸功能和脾的运化功能正常与否,直接影响宗气的生成和盛衰。

分布:宗气聚集于胸之"膻中"处,上出咽喉,贯注心肺之脉,下蓄丹田,经气街穴注足阳明胃经下行至足。

功能:宗气的主要功能有两个方面:一是走息道,助肺行呼吸;二是贯心脉,助心行气血。凡语言、声音、呼吸的强弱,以及气血的运行、心搏的强弱和节律、肢体的活动和寒温等,均与宗气的盛衰有关。临床上常常以"虚里"处(相当于心尖搏动部位)的搏动状况和脉象来测知宗气的盛衰。

3. 营气 营气是与血共行于脉中之气。营气富于营养,与血的关系非常密切,可分而不可离,故常"营血"并称。营气与卫气相对而言,属于阴,故又称"营阴"。

生成:营气主要来自脾胃运化的水谷精气,由水谷精气中的"精专"部分,即最富有营养的

部分所化生。

分布：营气分布于血脉之中，成为血液的组成部分，循脉上下，营运全身。

功能：营气为脏腑、经络等组织器官的生理活动提供营养，并可化生血液，是血液的组成部分。

4. 卫气 卫气是行于脉外之气。卫气与营气相对而言，属于阳，故又称"卫阳"。

生成：卫气主要来自脾胃运化的水谷精气，由水谷精气中的"慓悍"部分，即活力最强的部分所化生。

分布：卫气的特性是"慓疾滑利"，即活力强而流动快。卫气经肺的宣发，运行于脉外，内而胸腹脏腑，外而皮肤肌腠，无处不到。

功能：卫气的主要功能有三个方面：一是护卫肌表，抗御外邪入侵；二是温煦脏腑、肌肉、皮毛等；三是调节控制腠理的开阖、汗液的排泄，以维持体温的相对恒定。

三、血

（一）血的基本概念

血是循行于脉中的富有营养和滋润作用的红色液态样物质，是构成人体和维持人体生命活动的基本物质。

血必须在脉中周而复始地正常循行，才能发挥其生理功能。若血在脉中循行受阻，或逸出脉外成为"离经之血"，则不仅丧失其生理功能，而且可成为致病因素。

（二）血的生成

血的生成来源于水谷精微，主要由营气和津液所组成。而营气和津液都是饮食物经过脾胃的消化吸收而化生的水谷精微，由脾上输于肺，通过心肺的气化作用，注之于脉，化而生血。脾气健运与否、饮食营养充足与否均直接影响着血液的化生。此外，精血同源，精血之间相互滋生、相互转化，精可以化血，肾中精气充盛，则肝血得养，血之化生有根，血液就充盈。

（三）血的循行

血在脉管中循环运行，心、肺、脉构成了血液的循环系统。血液的正常运行，主要以气的推动、固摄和脉道的完整性与通利性为主要条件。

血属阴主静，血的运行主要靠气的推动作用，血行于脉中而不逸出脉外，又要依赖于气的固摄作用。故血的正常运行，取决于气的推动作用与固摄作用的协调平衡。血的运行与多个脏器的生理功能密切相关。心主血脉，心气是推动血液运行的主要动力；肺主宗气、朝会百脉，以及肝主疏泄等，是推动和促进血液运行及保持脉道通利的重要因素；而脾主统血、肝主藏血是固摄和调节血液运行，防止出血的重要因素（图3-6）。若推动因素增加，或固摄因素不足，血的运行加速，甚则逸出脉外，导致出血；反之，则血的运行变慢而导致血行滞涩、血行瘀阻等病变。

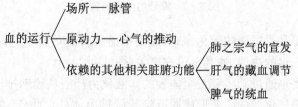

图3-6 血的运行简图

（四）血的功能

血具有营养和滋润全身的生理功能，又是神的主要物质基础。

血液主要由水谷精微所化生，含有人体所需要的多种营养物质。血在脉中循行，内而脏腑，外而皮肉筋骨，无处不到，不断地对全身各脏腑组织器官起着充分的营养和滋润作用，以维持正常的生理活动。血的功能正常，能充分发挥营养滋润作用，则表现为面色红润、皮肤和毛发润泽有华、肌肉丰满而壮实、筋骨劲强、感觉灵敏、运动灵活等。如果血虚不足，失去了营养滋润作用，就可能出现头晕眼花、面色不华或萎黄、毛发干枯、皮肤干燥、肢体或肢端麻木、活动不利等临床表现。

神志活动由心所主，但神志活动的产生和维持必须以心血为物质基础。心血充盛，血脉和利，则精力充沛，神志清晰，思维敏捷，活动自如。如果血虚、血热或血运失常，则可见精神衰退、健忘、失眠、多梦、烦躁，甚至神志恍惚、惊悸不宁，以及谵语、昏迷等。

四、津液

（一）津液的基本概念

津液是机体一切正常水液的总称，包括各脏腑组织器官内的体液及其正常的分泌物，如胃液、肠液、唾液、泪液等。津液的成分中除水分之外，还含有大量的营养物质。津液也是构成人体和维持人体生命活动的基本物质。

津和液同属于水液，都来源于饮食水谷，均有赖于脾胃而生成，但在性状、功能及其分布部位等方面有所不同，因而两者又有一定的区别。一般来说，津的性质较清稀，流动性较大，主要分布于体表皮肤、肌肉和孔窍，并能渗注于血脉，具有滋润作用；液的性质较稠厚，流动性较小，灌注于骨节、脏腑、脑、髓等组织，具有濡养作用。津和液之间，可相互补充、相互转化，所以在一般情况下，统称为津液。

（二）津液的生成、输布和排泄

津液的生成、输布和排泄是一个复杂的生理过程，是涉及多个脏腑的一系列生理活动。津液的生成，主要是通过胃对饮食水谷受纳腐熟，吸收水谷中的部分精微，小肠泌别清浊，吸收饮食物中的大部分营养物质和水分，大肠再吸收食物残渣中的部分水分。三者所吸收的水谷精微一并输送至脾，通过脾的运化作用而布散全身（图3-7）。

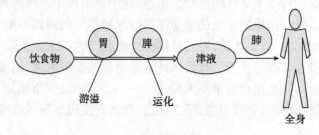

图3-7 津液的生成与输布

津液的输布，主要是通过脾的运化、肺的通调水道和肾的蒸腾气化而实现。此外，与肝的疏泄、调畅气机以及三焦的决渎、通利水道亦有关（图3-8）。

津液的排泄，主要是通过肺将宣发至体表的津液化为汗液从腠理排出，肺在呼气时带走部分水分，肾将水液蒸腾气化后的浊液形成尿液经膀胱排出体外。此外，粪便经大肠排出时，也带走一些残余水分。

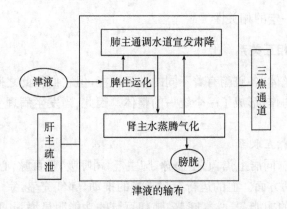

图 3-8　津液的输布示意图

综上所述,津液代谢的生理过程需要多个脏腑的综合调节,其中尤以肺、脾、肾三脏为要。若三脏功能失调,则可影响津液的生成、输布和排泄等过程,破坏津液代谢的平衡,从而形成伤津、脱液等津液不足,或痰饮、水肿等津液输布代谢障碍的病变。

（三）津液的功能

津液有滋润和濡养的功能。津以滋润作用为主,液以濡养作用为主。津布散体表,则滋养肌肤毛发;流注孔窍,则滋养和保护眼、鼻、口等;灌注于脏腑,则滋养内脏;渗入骨髓,则充养骨髓、脑髓和脊髓等;流注关节,则对关节屈伸起着润滑作用（表 3-14）。

表 3-14　津液的功能

	生成来源	性　状	分　布	功能
津	脾胃运化饮食水谷	清稀,流动性大	体表皮肤、肌肉和孔窍,渗注于血脉	滋润
液		稠厚,流动性小	灌注于骨节、脏腑、脑、髓等	濡养

津液是血液的重要组成部分,同时有滋养和滑利血脉的作用。另外,津液在其代谢过程中,通过汗液和尿液的排出,能将机体的代谢产物不断地排出体外。

第三节　经络及生命活动的整体联系

一、经络

经络是运行气血、联络脏腑肢节、沟通人体内外、贯穿全身上下的通路。经络是经脉和络脉的总称。经者,径也,有路径的意思,是经络系统中直行的主干,分布在较深的部位。络者,网络也,是经脉别出的横行分支,分布在较浅的部位。络脉犹如网络,纵横交错,网络全身,无处不到。经络内属于脏腑,外络于肢节,把人体的五脏六腑、四肢百骸、五官九窍、皮肉筋脉等组织器官连接成一个统一的有机整体,使人体各部的功能活动保持相对的协调和平衡。

经络学说是研究人体经络的生理功能、病理变化以及脏腑之间相互关系的学说。它是中医学理论体系的重要组成部分是针灸学的理论基础和精髓。经络学说在中医和针灸临床的诊断治疗、辨证归经、循经取穴、针刺补泻中有着重要作用。

现代实验研究认为,经络与人体的神经、血管、淋巴管、生物电、声信息传导、神经介质以及细胞间质系统等有着一定的相关性。

二、 脏腑之间的相互关系

人是一个有机的整体,各脏腑有着不同的生理功能,但它们彼此之间密切联系,既相互依赖,又相互制约,共同协作,形成了一个统一的整体。因此,当发生病理变化时,脏腑之间常相互影响。

(一) 五脏之间的相互联系

1. 心与肺　心与肺同居上焦,心主血脉,肺主气,司呼吸,朝百脉,心与肺的相互关系主要表现在气和血的运行两方面。血的运行有赖于气的推动,肺气充盛,宗气的来源充足,则有益于心气推动血液循环的功能;若心气旺盛,肺朝百脉的功能明显增强,肺气充足,则心气也旺盛。两脏的相互配合,保证了气血的正常运行,维持了人体的正常新陈代谢。若心气虚,心阳不振,心气无力推动,心血运行不畅,肺朝百脉的功能明显减弱,则出现胸闷、气短、咳嗽、心动过缓等症状。

2. 心与脾　心与脾的相互联系主要表现在血液的生成和运行两方面。脾主运化,为后天之本,气血生化之源。心的气血来源于脾所运化的水谷精微,若脾气虚,气血来源不足,则心气、心血均不足,心主血脉的功能减弱,可见心慌、胸闷、头晕、失眠等症。

3. 心与肝　心主血,肝藏血,心主神志,肝主疏泄,心与肝的关系主要表现在血液与情志两方面。肝藏血,心行之,肝血充盈,则心血充足。人的精神情志不仅与心有关,还与肝的疏泄、调节功能有关。肝的疏泄功能正常,气血调和,有助于心主神志功能的正常发挥。

4. 心与肾　心在五行属火,肾在五行属水,心为火脏,肾为水脏,一阴一阳,心肾阴阳必须保持动态平衡,使心肾功能协调,称为"心肾相交"。这种平衡遭到破坏时,常出现平衡失调,称为心肾不交,可见心烦、失眠、心悸、健忘、头晕、耳鸣、腰膝酸软、梦遗等症。

5. 肺与脾　肺和脾的关系主要表现在气的生成和津液的代谢方面。人体宗气的来源,主要靠肺吸入的清气和脾运化的水谷精微聚于胸中。肺气不足或脾气虚,均可导致宗气的来源减少,出现气短、呼吸功能减弱、运化功能减弱等症。人体的水液代谢除与肾有关外,还与脾运化水液、肺通调水道的作用密切相关。若脾虚不能运化水液,或肺气虚不能通调水道,均可见便溏、水肿、痰饮等症。

6. 肺与肝　肺与肝的关系主要表现在气机调节方面,肺主降而肝主升,二者相互协调,对调畅气机起着重要作用。若肺气不降,或肝气火太盛,可出现咳逆,甚至咯血等症。肺内有热,肺失清肃,可影响肝之疏泄,出现咳嗽,胸胁疼痛、胀满,头晕、头痛,面红目赤等表现。

7. 肺与肾　肺与肾的关系主要表现在水液代谢和呼吸两方面。肺为水之上源,肾主水,肺的宣降、呼吸作用有赖于肾的纳气和气化功能。若肺失宣降,通调失司,可影响肾的气化、主水的功能,出现咳喘、水肿、尿少。若肺气久虚,久病伤肾,常导致肾不纳气而出现气短、喘促、动则加剧等症。

8. 肝与脾　肝与脾的关系主要表现在对血液的调节和消化吸收功能的协调方面。脾主运化,肝主疏泄,脾的运化功能有赖于肝疏泄功能的协助,肝的疏泄功能正常,则胆汁的排泄正常,脾的运化功能健旺。血液的调节有赖于肝的疏泄功能和脾的统血功能,肝的疏泄功能正常,储存、调节血液的功能也正常,血液能在血管中正常运行。若脾气虚,不能统摄血液,可影响肝对血液的调节功能,可表现为各种出血、胁胀、腹胀、纳差等。

9. 脾与肾　脾为后天之本,肾为先天之本,后天与先天相互滋生,相互促进,相互为用。

先天之精是后天之精的保证,后天之精要不断充养先天之精,才能保持生命活力。若肾虚,可导致脾虚,形成脾肾两虚,见下利清谷或五更泻、水肿等症,脾虚日久也可导致肾虚。

10. 肝与肾　肝与肾的关系主要表现在精与血方面。肝藏血,肾藏精,精和血之间存在着相互转换的关系。血的化生有赖于肾精的气化,肾精的充盛有赖于肝血的滋养,精能生血,血能养精,精血可相互滋生,相互转化,称为"精血同源",亦称"肝肾同源"。同样,精血在病理上可相互影响,若肾精亏损,可导致肝血不足,肝血不足也可导致肾精亏损。

另外,肝的疏泄功能与肾藏精之间也有相互关系,主要表现在男女生殖系统方面,若肝的疏泄功能异常,影响肾的藏精,可出现女子月经周期紊乱、经量过多或闭经,男子遗精、滑泄等症。

肝肾之阴相互滋生,病理上相互影响。肾阴不足可致肝阴亏虚,肝阳上亢,称为"水不涵木";肝阴不足也可致肾阴亏损,相火偏旺。

（二）腑与腑之间的相互关系

六腑是传导化物的器官,它们既分工又协作,共同完成饮食物的消化、吸收和排泄过程。水谷的传化需要受纳、消化、传导、排泄各个过程不间断进行,故六腑以通畅为顺,不通就会发生病变。故称"六腑以通为用","腑病以通为补"。在生理上,胃主受纳,胃气主降,小肠泌别清浊,大肠传导糟粕,胆储存、排泄胆汁,膀胱储存、排泄尿液。在病理上,胃失和降,可见嗳气、恶心、呕吐苦水;大肠传导不利,可见大便燥结、腹满胀痛;胆失疏泄,可见胁痛、黄疸等症。

（三）脏与腑之间相互的关系

脏与腑之间的关系实际上就是脏腑阴阳表里之间的关系。脏属阴,腑属阳,脏为里,腑为表,表里阴阳之间有经络相通,相互配合,脏藏而不泻,腑泻而不藏,脏腑间的关系密切。

1. 脾与胃　脾主运化,胃主受纳,脾主升清,胃主降浊,一脏一腑,共同协作,完成饮食物的消化、吸收以及水谷精微的输布、滋养全身的作用。故称脾胃为"后天之本"。脾气升则健,胃气降则和,升降协调是水谷精微输布和食物残渣下行的动力,而且是人体气机上下升降的枢纽。脾性喜燥恶湿,胃性喜润恶燥。在病理上,若脾为湿困,运化失职,清气不升,可影响胃的受纳与降浊功能,出现腹胀、纳差、恶心、舌苔腻等症。若胃气不降,食滞胃脘,可影响脾的运化与升清功能,出现腹胀、泄泻。

2. 肝与胆　胆附于肝,胆汁来源于肝,肝、胆一脏一腑,互为表里。胆汁的储藏和排泄有赖于肝的疏泄功能,胆汁的排泄通畅,又利于肝疏泄功能的正常发挥,因此肝、胆在生理上关系密切,在病理上相互影响,肝的病变常影响于胆,胆的病变也可影响肝,肝胆症状常同时并见,如肝胆湿热,肝胆火旺,常可见全身黄疸、胁痛、口苦、目赤、眩晕等肝胆同病的症状。

3. 肾与膀胱　肾为水脏,膀胱为水腑。膀胱的储尿和排尿功能有赖于肾的气化和固摄作用,肾气充足,膀胱的气化功能正常,开合有度,尿液的储存和排泄正常。肾气不足,膀胱的气化功能失常,开合无度,则可出现尿闭或尿失禁、遗尿、多尿、小便不畅等症。

4. 心与小肠　心与小肠经脉相通,互为表里。在病理方面,心有实火,可移热于小肠,出现尿少、尿赤、尿痛,小肠实热,亦可循经上炎于心,出现心烦、口舌生疮、舌尖红等。

5. 肺与大肠　肺与大肠有经脉相通,互为表里。肺气肃降有利于大肠的传导功能;而大肠的传导功能正常,又有助于肺气的肃降。在病理方面,若大肠实热,腑气不通,可致肺失肃降,见胸满、咳喘等症;若肺气虚弱,肺失肃降,津液不能下达,大肠传导乏力,可出现便秘、大便难解等。

三、精、气、血、津液之间的相互关系

（一）精与气之间的关系

精与气之间存在着相互依存、相互为用的关系。精可化气,气能生精,气能摄精。

1. 气能生精　精的化生依赖于气的充盛。全身脏腑之气充足,则五脏六腑之精充盈,可流注于肾而藏之,故临床常有益气生精的治法。

2. 气能摄精　气能固摄封藏精,以防止精无故耗散流失。气旺则精盈,气弱则精失,故临床常有补气摄精的治法。

3. 精能化气　精为气化生的本源,精足则人身之气得以充盛,所谓精足则气旺,精亏则气衰,故临床中精虚及失精患者常有气虚的病理表现。

精与气的关系归纳为表 3-15。

表 3-15　精与气的关系

精	气
有形之精微物质	无形之精微物质
生命的本源	生命的动力
能化气	能生精

（二）气与血的关系

气与血均源于脾胃化生的水谷精微和肾中精气,气属阳,血属阴;气主煦之,血主濡之。气是血液生成和运行的动力,血是气的化生基础和载体,两者具有互根互用的关系,这种关系可概括为"气为血之帅,血为气之母"。

1. 气为血之帅　气为血之帅包括气能生血、气能行血、气能摄血三个方面。

（1）气能生血:指血液的化生离不开气的气化作用。如饮食经脾胃受纳腐熟运化而转变为水谷精微,继而转化为血液,整个过程都离不开气的气化作用。脾胃功能健旺,则化生血的功能也强;脾胃功能减退,则血液的化生将受到影响。气旺则血生,气虚则血少。故临床治疗与调护血虚病变,常需配用补气药物以提高疗效。

（2）气能行血:指血液的正常循行离不开气的推动作用。血液在脉管中循行有赖于心气的推动、肺气的敷布、肝气的疏泄等等,即所谓"气行则血行,气滞则血瘀"。若气虚推动无力,或气滞行血不畅,可导致血液瘀滞的病变。若气机逆乱,气逆则血随气升,气陷则血随气下,从而导致血的循行失序。故临床治疗与调护血行失常时,常配以补气、行气、降气、升气的药物。

（3）气能摄血:指气对血液具有固摄和控制作用,使血液始终循行于脉管之中,而不逸于脉外。若气虚不能固摄和控制血液,可致有出血倾向。如脾气虚弱,无力统摄,可致便血、尿血、崩漏等出血病症,习称为气不摄血或脾不统血。

2. 血为气之母　血为气之母包括血能养气和血能载气两个方面。

（1）血能载气:气具有活力强不断运动的特性,易于逸脱,必须依附于血,以血为载体运行全身。若血不能载气,可发生气脱。如大失血的病人,气随之而发生大量流失,导致气的涣散不收的气脱病变,称为"气随血脱"。

（2）血能养气:是指气的充盛与功能的正常的发挥离不开血液的濡养。血在载气的同时,血液不断地为气的生成和功能活动提供营养,使气始终保持充盈和旺盛的生理功能。所以说

"血盛则气旺,血衰则气少"。血虚病人多兼有气虚表现,其道理即在于此。

气与血的关系归纳见表3-16。

表3-16 气与血的关系

气为血之帅	血为气之母
气能生血:是指气的运动变化是血液生成的动力	血能载气:血是气的载体,气存于血中,赖血之运载而达全身
气能行血:血液的运行,有赖于气的推动,主要依赖于心、肺、肝气的协调作用	
气能摄血:是指气对血液具有统摄和固摄作用,可使血循行于脉中不外溢	血能生气:血为气的功能活动提供营养,使气保持充盛

（三）气与津液的关系

气与津液的关系类似于气与血的关系。津液的生成、输布和排泄,全靠气的升、降、出、入运动和脏腑之气的气化、温煦、推动、固摄作用;气在人体内的存在及其运动变化,既要依附于血,也要依附于津液。两者在生理上关系密切,相互依存,相互为用,在病理上相互影响。

气与津液的关系归纳见表3-17。

表3-17 气与津液的关系

气对津液的作用	津液对气的作用
气能生津:气是津液生成的物质基础和动力	津能化气:水谷化生的津液,在元阳之气的蒸腾下,化而为气,敷布于脏腑,发挥其滋养作用,以保证脏腑组织的正常生理功能
气能行津:津液的输布变化和排泄,有赖于气的推动和气化作用	
气能摄津:控制津液的排泄,使体内保持一定的量,以维持津液的代谢平衡	津能载气:气在体内的存在及其运动变化,既依附于血,也依附于津液

（四）精血津液之间的关系

精血津液的关系集中体现在"精血同源"和"津血同源"的理论之中。

1. **精血同源** 精与血的化源相同,均由水谷精微所化生,且两者之间又可互相滋生、互相转化,即精能生血、血能化精,故有"精血同源"之说。

2. **津血同源** 津液和血都由饮食水谷精微所化生,均具有滋润濡养作用,两者可互相渗透、互相转化。津液渗注于脉中,即成为血液的组成部分;血中的水分渗于脉外,又成为津液,这种关系又称为"津血同源"。

典型习题解析指导

(一) A 型题

1. 血液运行于经脉之中不致溢于脉外,是由何脏所主( )

　　A. 心 　　　　　B. 肝 　　　　　C. 脾 　　　　　D. 肺 　　　　　E. 肾

答案:C

试题点评:本题的要点是"不致溢于脉外"。因为血液运行于经脉中与心、肝、脾三脏都有关联,但三者的功能有所区别:心是推动作用;肝是储藏调节作用;脾有统摄血液使其运行于脉中不致溢于脉外的作用。故应选择C。

2. 能主二便的脏腑是(　　)

A. 大肠　　　　B. 小肠　　　　C. 脾　　　　D. 肾　　　　E. 膀胱

答案:D

试题点评:本题的着眼点在"主二便"。二便指大便和小便,中医认为,小便的排泄虽在膀胱,但必须依赖肾的气化;大便的排出虽在大小肠,但也要靠肾阳的温煦,因而有"肾司二便"之说,本题应选择 D。

3. 十二经脉中每一经脉的名称,包括(　　)

A. 五行、阴阳、脏腑　　　　　　B. 阴阳、五行、手足　　　　　　C. 脏腑、五行、手足

D. 手足、阴阳、脏腑　　　　　　E. 以上都不正确

答案:D

试题点评:本题的关键是熟悉每条经脉的名称。以足太阴脾经、手阳明大肠经为例,很明确地告诉我们,十二经脉中每一经脉的名称中包括手足、阴阳、脏腑,故应选 D。

(二)B 型题

A. 心　　　　B. 肝　　　　C. 脾　　　　D. 肺　　　　E. 肾

1. 被称为"水之上源"的脏腑是(　　)

2. "气之主"是指(　　)

3. "气之根"是指(　　)

4. "气血生化之源"指(　　)

答案:1. D　2. D　3. E　4. C

试题点评:本题应从各脏的生理功能来分析其所指。肺位居上焦,主通调水道,故有"肺为水之上源"之说;人的呼吸虽由肺所主,但肺吸入之气,必须下归于肾,呼吸才能调和均匀,故曰"肺为气之主,肾为气之根";脾有消化、吸收、转输水谷精微的功能,对人体气血的生成和营养起着主要的作用,故脾又被称为"气血生化之源"。

A. 气能行血　　B. 气能行津　　C. 气能摄津　　D. 气能生血　　E. 以上均不是

5. 临床上行气与利水法常常并用的理论依据为(　　)

6. 在治疗与调护血瘀时可根据情况配用益气或理气药物,其机理在于(　　)

7. 在治疗与调护血虚时可加入补气之品,其机理是(　　)

答案:5. B　6. A　7. D

试题点评:本题的关键是从气和血、气和津液之间的相互联系去分析。由于气能行津,气行水行,因此,行气药与利水药常并用;气为血之帅,气能生血、行血,因此治疗与调护血瘀或血虚病证时配用理气或补气的药常可收事半功倍的效果。

(三)C 型题

A. 肺和心　　B. 肺和脾　　C. 两者都是　　D. 两者都不是

1. 与宗气运行、分布密切相关的脏是(　　)

2. 与宗气生成有关的脏是(　　)

答案:1. A　2. B

试题点评:两题的不同点在运行和生成上,宗气的运行和分布与心、肺有关,而生成与脾、肺有关。

(四)X 型题

1. 肝主疏泄的生理作用是(　　)

A. 调畅气机　　B. 调节精神情志　　C. 促进消化吸收　　D. 维持气血运行　　E. 调节血量

答案:A、B、C、D

试题点评:本题要求的是肝主疏泄的生理功能,而不是肝的生理功能,肝的疏泄功能主要表现在 ABCD 四个方面,而调节血量是肝的另一功能(肝藏血),故不能选择。

2. 肾的气化功能失常可见( )

A. 尿少 B. 水肿 C. 尿频 D. 小便失禁 E. 尿血

答案:A、B、C、D

试题点评:本题应从肾的气化功能去分析,肾的气化功能主要表现在肾主水这一作用上,肾的气化功能正常,就能维持人体水液代谢平衡,当肾的气化功能失常时,就会引起水液代谢障碍,出现水液潴留的尿少、水肿,或水液外泄的尿频、小便失禁。

(五) 判断题

1. 脾为阴,故喜湿而恶燥;胃为阳,故喜燥而恶湿。 ( )

答案:×

试题点评:本题主要从脾胃的特性去判断。脾为脏属阴,特性是喜燥而恶湿;胃为腑属阳,特性是喜润而恶燥,该题正好相反,故应判错。

2. 经络是血管和神经的总和。 ( )

答案:×

试题点评:本题是个概念题,经络是经脉和络脉的总称,而血管和神经不是中医的术语,不能混淆。

(六) 填空题

1. 血液来源于_____,生化于_____而藏于_____。

答案:水谷精微 脾 肝

试题点评:本题主要从血液的来源、生成和储藏三方面去思考。血液主要来源于饮食中的水谷精微,经过脾的消化、吸收、转输而成,其储藏和调节功能依靠肝的作用。

2. 夺汗者无_____,夺血者无_____。

答案:血 汗

试题点评:本题应从血和津液的关系上去分析。血和津液都来源于水谷精微,为有形之物,两者常相互补充为用,有"津血同源"之称。由于汗为津液外泄的一种表现,故当大量出汗时耗伤津液就会造成血脉的空虚,而失血过多同样会引起津液的不足,汗液缺如,皮肤干燥。

(七) 名词解释

奇恒之府

答案:脑、髓、骨、脉、胆、女子胞六者合称"奇恒之府"。奇者异也,恒者常也。奇恒之府,形多中空,与腑相近,内藏精气,又类于脏,似脏非脏,似腑非腑,故称"奇恒之府"。

试题点评:解释的重点在奇恒,即这类腑不同于一般的腑,它们名称为腑,但功能却与五脏"藏而不泻"相似,同时要写出具体的腑名。

(八) 问答题

1. 为何说六腑以通为用?

答案:腑的生理功能是受盛和传化水谷,具有通降下行的特性。饮食物虽不断充实六腑,但传导运行不可久留,每一腑都必须适时排空其内容,才能保持六腑通畅功能协调,故曰六腑以通为用。

试题点评:本题主要从腑的生理功能和特性去回答。腑的功能是接受和消化饮食物并排泄其糟粕,以通降下行为顺,处于"泻而不藏"的状态,才能完成其传化的任务,所以它是以通为用。

2. 简述肺的生理功能。

答案:肺的生理功能是:① 肺主气,既主呼吸之气,亦主一身之气;② 肺朝百脉,协助心脏推动血液在脉管内运行;③ 肺主行水,通过肺的宣发和肃降对体内水液输布、运行和排泄起着疏通和调节作用;④ 肺主治节,辅助心脏治理调节全身气、血、津液及脏腑生理功能;⑤ 肺主宣肃,指肺气的向上升宣、向外布散和清肃、下降的功能,为肺气机升降出入运动的具体表现形式。

试题点评:这类题目应回答其主要的生理功能。

(九) 论述题

1. 如何理解脾主统血?

答案:脾主统血是指脾具有统摄血液,使之在经脉中运行而不溢于脉外的功能。脾统血的作用是通过气能摄血作用来实现的。脾为气血生化之源,气为血帅,血随气行。脾的运化功能健旺,则气血充盈,气旺则固摄作用强,血液不会溢出脉外而发生出血现象。反之,脾的运化功能减退,化源不足,则气血虚亏,气虚则统摄无权,血离脉道而导致出血。另外,脾之统血功能与脾阳也有密切关系。因脾失健运,阳气虚衰,不能统摄血液,血不归经而导致出血者称为脾不统血,临床表现为皮下出血、便血、尿血、崩漏等,尤以下部出血多见。

试题点评:这类题型是对一个论点从多方面进行论证,比如生理功能、病理变化、临床表现等,在回答时不能仅凭三言二语,笼而统之。

2. 为何说"肾主生殖"?

答案:男女生殖器官的发育成熟及其生殖能力,均有赖肾精的充盛,而精气的生成、储藏和排泄均由肾所主。肾藏先天之精,先天之精促进胚胎的形成,并维系着胚胎的正常发育。人出生后,由于先天之精和后天之精的相互滋养,肾的精气逐渐充盛;至青年时期,随着肾精的不断充盛,便产生了一种促进生殖功能成熟的物质,即天癸,此时男子能产生精液,女子则月经来潮,具备了生殖能力;以后随年龄从中年进入老年,肾精也由充盛而逐渐趋向亏虚,天癸的生成亦随之减少,甚至耗竭,生殖能力亦随之而下降,以至消失。这充分说明肾精对生殖功能起着决定性的作用,为生殖繁衍之本,因此说"肾主生殖"。

试题点评:本题应从肾精对人的生殖功能所起的作用方面去分析回答。中医认为,人的生殖功能与肾精的盛衰有着密切的关系,人到青春期,肾的精气充盈,于是男女性功能成熟而有了生殖能力。待到老年,肾的精气渐衰,人的性机能和生殖能力也随之减退而消失。因此,肾有主生殖的功能。

第四章 中医学的病理观

中医学认为，人体是一个有机的整体，同时人体与外界环境之间又有着密切的联系。人体自身以及人体与外界环境之间，维持着既对立又统一的相对动态平衡，从而保持着人体正常的生理活动。一旦这种动态平衡因某种原因而遭到破坏，人体又未能及时自行调节得以恢复时，就会发生疾病。破坏人体自身及其与外界环境之间的相对平衡状态而引发疾病的原因就是病因，又称为致病因素。由于各种致病因素作用于人体，引起疾病的发生、发展、变化的机理就是病机。

第一节 病 因

导致疾病发生的原因是多种多样的，如气候的异常、情志的改变、饮食、劳逸所伤等，这些因素在一定的条件下都可能使人发生疾病。另外，在疾病过程中由于脏腑功能失调还会产生一些病理产物如痰饮、瘀血、结石，这些病理产物又可以反过来成为致病因素，引起新的病理改变，称为继发致病因素。中医病因概括起来分为四大类（图4-1）。

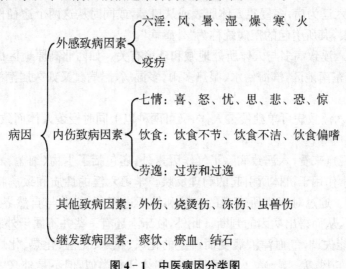

图4-1 中医病因分类图

中医病因理论认为病因具有相对性的特点。① 致病因素与非致病因素具有相对性。例如风、寒、暑、湿、燥、火六气，是自然界六种不同的气候变化，喜、怒、忧、思、悲、恐、惊七情，是人体对外界环境情志活动的生理反应。正常情况下它们并不引起人体发病，只有在气候的异常或情志的改变超过了人体的适应能力，才能引发疾病。② 病理产物与病因具有相对性。如疾病过程中产生的病理产物痰饮、瘀血等，随着疾病的发展又可成为新的致病因素，引起新的病理改变而致病。

不同的致病因素各有其不同的性质和致病特点，因而产生各种不同的临床表现。中医认识疾病的方法，主要是以患者在致病因素作用下所出现的临床表现为依据，通过分析疾病的症状、体征来推求其致病的原因，是倒果求因的方法，这种方法称为"辨证求因"。因此，中医病因学不仅要研究病因的性质和致病特点,还要研讨各种致病因素所致病证的临床表现,以便更好地指导临床诊断和治疗与调护。

一、六淫

(一)概述

六淫是风、寒、暑、湿、燥、火六种外感病邪的总称。风、寒、暑、湿、燥、火在正常情况下称为"六气"。"六气"是自然界六种不同的气候变化,是万物生长的条件,对于人体是无害的,因为人体具有适应外界气候变化的调节功能。所以,六气在一般情况下并不会使人患病。但当气候变化异常,如六气太过,或六气不及,或出现非其时而有其气(如春天应暖而反冷,秋天应凉而反热等),以及气候变化过于急骤(如骤冷、暴热等),一旦人体抵抗力下降,六气就成为致病因素侵犯人体而发生疾病。这种情况下的"六气"便称为"六淫"。淫,有太过和浸淫之意。此外,对于素来体质较弱、适应能力低下者,即便是正常的四季气候变化,亦能使其得病。此时,对患者机体来说,正常的天气亦属于六淫的范畴。由于六淫是不正之气,所以又称其为"六邪",是属于外感病中的一类致病因素。

六淫致病一般有下列几个特点:

1. 季节性　六淫致病有明显的季节性,如春季多风病,夏季多暑病,长夏多湿病,秋季多燥病,冬季多寒病等。

2. 外感性　六淫为病,多侵犯人体肌表或从口鼻,或同时从这两个途径侵犯人体而发病,故为外感致病因素,其所引起的疾病统称为"外感病"。

3. 地区性　六淫致病多与人体所处地域和环境有关。如西北高原地区山高地寒、干燥少雨,多寒病、燥病;东南地区,滨海傍水、湿热多雨,多湿病、温病。又如久居潮湿环境多湿病,高温作业多热病。

4. 相兼性　六淫致病可单独侵袭人体,又可两种以上同时侵袭人体而致病,如风热感冒、湿热泄泻、风寒湿痹等。

从现代医学观点来看,六淫致病除了气候因素外,还包括了生物(细菌、病毒等)、物理、化学等多种致病因素作用于机体所引起的病理反映。学习六淫的性质和致病特点要掌握"取类比象"的方法要领。通过对病人所表现的症状和体征进行分析,并与自然界六气特征进行类比,即"取类比象",从而得出病因的判断。此外,临床上还有一些并不属于外感六淫所致的病,而是由于脏腑功能失调,气血津液病变而产生的化风、化寒、化湿、化热、化燥、化火等病理变化,其临床表现虽与风、寒、湿、燥、火等致病特点和体征相类似,但不是外来之邪,是机体内在的某些病理状态,称为"内生五邪",即内风、内寒、内湿、内燥、内火,不属于六淫的范围,我们将在"脏腑辨证"节中论述。

(二)六淫的性质和致病特点

1. 风邪　风为春天的主气,但四季皆有风,故风邪引起的疾病虽以春季为多,但其他季节亦可发生,是六淫中最主要的致病因素,常为寒、湿、燥、热等邪致病的先导,故称为"六淫之首"。风邪外袭多从皮毛肌腠而入,从而产生外风病证。风邪的性质和致病特点如下:

(1)风为阳邪,其性开泄,易袭阳位:风邪善动,具有升发、向上、向外的特性,故风邪为阳邪。风邪伤人,容易侵犯人体的头面、肌表、肩背等属于阳的部位,并使皮毛腠理疏泄而开张。如伤于风邪的感冒常见头项疼痛、鼻塞、咽痒、汗出、恶风等症状,中医称为"伤风"。

(2)风性善行而数变:风邪具有来去迅速、变化多端的特性。"善行"是指风邪致病具有病位无定处,游走不定,症状时隐时现的特性。如风、寒、湿三气杂至而引起的"痹证",其经络关节游走性疼痛,痛无定处,即属于风邪偏盛的表现,故又称为"行痹"或"风痹";再如荨麻疹往往突然起病,疹块发无定处,时隐时显,此起彼伏,中医称为"风疹"。"数变"是指风邪致病具有起病急、变化快的特点。如由风邪为先导的外感疾病,一般都有发病急、传变迅速的特点;再如小儿惊风,短时间内就会发生全身或局部肌肉强直性、阵发性的抽搐。

(3)风性主动:"动"指动摇不定。由于风邪喜动,致病后往往可使肢体出现异常运动,如头目眩晕、抽搐、拘挛、角弓反张等症。比较典型的如破伤风,患者出现角弓反张、四肢挛缩、抽搐;面神经麻痹者出现口眼㖞斜等,都与风邪的这一特性有关。

(4)风为百病之长:"长"为首领之意。风为百病之长是指风邪为外感六淫病邪的首要致病因素。其一是许多外感病都可因感受风邪而引起,其发率最高;其二是六淫中其他病邪多依附于风邪而侵犯人体,如外感风寒、风热、风湿、风燥等。所以风邪是外邪致病的先导,正如《素问·骨空论》所说:"风者、百病之始也"。《素问·风论》中说:"风者、百病之长也"。

风邪的好发季节、性质及致病特点概括见表4-1。

表4-1　风邪的好发季节、性质及致病特点

好发季节	春季
性质	阳邪,其性开泄
致病特点	易袭阳位:头面、肌表、肩背多见; 善行数变:发病急,传变快; 百病之长:易与他邪兼夹致病; 风性主动

2. 寒邪　寒为冬季的主气。在气温较低的冬季,或由于气温骤降,人体防寒保暖不够,则常易感受寒邪。此外冒雨、淋水或汗出当风,或贪凉露宿,亦为感受寒邪的重要原因,而形成外寒病证。外寒指寒邪外袭,由于侵袭部位不同,其致病又有伤寒、中寒之别。寒邪伤于肌表,郁遏卫阳,称为"伤寒"。寒邪直中于里,伤及脏腑阳气的则为"中寒"。寒邪的性质和致病特点如下:

(1)寒为阴邪,易伤阳气:寒为阴气盛的表现,其性属阴,故寒邪属于阴邪。人体阳气本可以制约阴寒,但阴寒之邪偏盛,"阴长则阳消",因此感受寒邪最易损伤人体的阳气。阳气受损,失去正常的温煦气化功能,即可出现阳气衰退的寒证。如外寒侵袭肌表,卫阳被遏,就会出现恶寒。寒邪直中脾胃,脾阳受损,便可出现脘腹冷痛、呕吐、腹泻、四肢不温等症。

(2)寒性凝滞,主痛:"凝滞"即凝结、阻滞不通之意。人体全身气血津液能运行不息、通畅无阻,全赖一身阳气的温煦推动。一旦阴寒之邪侵犯人体,阳气受损而不能振奋,则出现恶寒、无汗,甚则寒盛,经脉气血为寒邪所凝闭阻滞,不通则痛,从而出现各种疼痛症状。例如,寒邪束表,可见头痛身疼;寒邪直中脾胃,可出现脘腹冷痛;风寒湿痹病中的"寒痹",因其寒邪偏盛,即以关节剧烈疼痛为主要表现,故又称为"痛痹"。正如《素问·痹论》所云:"痛者,寒气多也,有寒故痛也",因此说寒性凝滞而主痛。

(3)寒性收引:"收引"即收缩牵引之意。寒邪侵袭人体具有使气机收敛,致腠理、经络、筋脉、肌肉收缩而挛急的特点。如寒邪侵袭肌表,可使毛窍收缩,腠理闭塞,卫阳不能宣发,可见恶寒,发热,无汗;寒邪侵犯血脉,则血脉挛缩,气血凝滞不通,可见面色苍白,全身颤抖,脉紧;

寒邪侵犯经络关节,则经脉收缩拘挛,可见肢体屈伸不利等。

(4)寒性清澈:《素问·至真要大论》说:"诸病水液,澄澈清冷,皆属于寒",即临床上出现的分泌物或排泄物为清稀者,均属于寒象。如感冒初起鼻流清涕,为外感风寒;泛吐清水冷涎为寒邪直中犯胃;咳痰清稀为寒邪束肺等。

寒邪的好发季节、性质及致病特点概括见表4-2。

表4-2　寒邪的好发季节、性质及致病特点

好发季节	冬季
性质	阴邪,其性凝滞、收引
致病特点	易伤阳气

3. 暑邪　暑为夏季的主气,乃火热所化。暑邪致病有明显的季节性,主要发生在夏至以后、立秋之前。《素问·热论》说:"先夏至日者为病温,后夏至日者为病暑。"所以夏季的热病多称暑病。暑邪致病,轻的为"伤暑",重的为"中暑"。暑邪纯属外邪,而无内生,这是与六淫中的其余五邪所不同之处。暑邪的性质和致病特点如下:

(1)暑为阳邪,其性炎热:暑为夏季火热之气所化,火热属阳,故暑属阳邪。夏季原本气候炎热,与其他季节的温热邪气相比,夏季的火热之邪表现更为炽盛,多出现一些热势弩张上炎的症状,如壮热、面赤、心烦、脉象洪数等。

(2)暑性升散,易耗气伤津:暑为阳邪,阳性升发,而暑为阳热之甚,故暑邪侵犯人体,易致腠理开泄而汗出津津。汗出过多,则耗伤津液,可出现口渴喜饮、尿赤短少等症。在大量出汗的同时,往往气随津出而致气虚,出现气短、懒言、乏力等症,呈气阴两伤之证。暑热之邪,扰动心神,则心烦闷乱而不宁。若津气耗伤太过,即会出现突然昏倒、不省人事、冷汗自出、手足厥冷等气脱症状,称为中暑。

(3)暑多夹湿:暑季除气候炎热外,且常多雨而潮湿,尤其在夏末。热蒸湿动,暑热湿气弥漫空间,故暑邪常兼挟湿气侵犯人体。其临床上除见发热、烦渴等暑热症状外,常兼见四肢困倦、胸闷脘痞、呕恶欲吐、大便溏泄等湿阻症状。

暑邪的好发季节、性质及致病特点概括见表4-3。

表4-3　暑邪的好发季节、性质及致病特点

好发季节	夏季
性质	阳邪,其性炎热,暑性升散,易耗气伤津
致病特点	易发热致大汗 暑多挟湿,暑湿合并,身重困倦之症常见

4. 湿邪　湿为长夏之主气。长夏乃夏秋之交,此时阳热下降,水气上腾,交互熏蒸弥漫,潮湿充斥,是一年中湿气最盛的季节,故长夏多湿病。此外,久居潮湿之地、长期水下作业或涉水、淋雨等也易遭受湿邪而致病。湿邪的性质和致病特点如下:

(1)湿为阴邪,易阻遏气机,损伤阳气:湿性似水,其性沉重,故为阴邪。湿邪侵入人体,留滞于脏腑经络,最易阻遏气机,使气机升降失常,而出现胸闷脘痞,小便短涩,大便不爽等症。由于湿为阴邪,阴胜则阳病,故湿邪入侵最易损伤人体阳气。脾为阴土,乃为运化水湿的重要

脏器,性喜燥而恶湿,故外感湿邪,留滞体内,常先困脾,使脾阳不振,运化无权,水湿停聚,而为腹泻、水肿、腹水等病症。

(2) 湿性重浊:"重"即沉重或重着之意。是指感受湿邪,常可见头重如裹,周身困重,四肢酸懒沉重等症状。湿邪困于头,则清阳不升,头重如裹,昏沉欲睡;湿邪留滞经络关节,则关节疼痛重着,痛位固定,沉重不举,故又称谓"湿痹"或"着痹"。"浊",即秽浊或污浊之意。是指湿邪致病,常见分泌物或排出物秽浊不清,如面垢眵多,大便溏泄,下利黏液脓血,小便浑浊,妇女白带量多,秽臭黏稠,皮肤湿疹疮疡破溃,流脓渗水,都是湿性秽浊的病理反映。

(3) 湿性黏滞:"黏"指黏腻;"滞"指停滞。湿邪黏腻停滞的性质主要表现在两个方面:① 指湿病症状上的黏滞性,如排泄物、分泌物黏腻阻滞。如湿蕴大肠,则见大便黏腻不爽或里急后重;湿阻膀胱,则见尿频尿急,小便量少涩痛;湿浊内盛,舌苔多见黏腻。② 指湿病病程上的缠绵性。如湿痹、湿疹、湿温等病,均有病程较长、反复发作、缠绵难愈的特点。

(4) 湿性趋下,易袭阴位:湿性属水,水性下行,故湿邪有下趋的特性。湿邪为病,多见下部的症状,如水肿多以下肢较为明显。此外,淋浊、带下、泄泻、痢疾等病症,多由湿邪下注所致。故《素问·太阴阳明论》说:"伤于湿者,下先受之"。

湿邪的好发季节、性质及致病特点概括见表 4-4。

表 4-4 湿邪的好发季节、性质及致病特点

好发季节	长夏
性质	为阴邪,其性重浊、黏滞、趋下
致病特点	易阻遏气机,损伤阳气,易袭阴位

5. 燥邪 燥为秋季的主气。秋季久晴不雨,风劲物燥,因而出现秋凉而劲急干燥的气候。燥邪最易从口鼻肌肤而入,侵犯肺卫而产生外燥病证。燥邪为病又有温燥、凉燥之分。初秋尚有夏热之余气,燥邪往往与温热之邪结合而侵犯人体,称为温燥病证;深秋又有近冬之寒气,燥邪往往与寒邪结合侵犯人体,发为凉燥病证。燥邪的性质和致病特点如下:

(1) 燥性干涩,易伤津液:燥邪为干涩之病邪,燥邪为病最易耗伤人体的津液,造成各种津液亏虚,干燥、涩滞的病症。如:口鼻干燥,咽干唇裂,皮肤干涩甚则皲裂,毛发不荣,小便短少,大便干结等症。故《素问·阴阳应象大论》说:"燥胜则干"。

(2) 燥易伤肺:肺为娇脏、喜润而恶燥。肺主气司呼吸,与自然界之气相通,肺又外合皮毛,开窍于鼻,燥邪伤人,多从口鼻而入,故最易损伤肺津,使肺的宣发肃降功能失司,从而出现干咳少痰,或痰黏难咯,或痰中带血,喘息胸痛等症。

燥邪的好发季节、性质及致病特点概括为表 4-5。

表 4-5 燥邪的好发季节、性质及致病特点

好发季节	秋
性质	温燥(初秋)属阳邪,凉燥(深秋)属阴邪 燥性干涩
致病特点	易伤津液,燥易伤肺

6. 热（火）邪　热旺于夏季,在气温较高的夏季或其他季节由于气温骤升,人体未能适时调理,常易感受热邪而致外感热病证。

温、热、火三者属于同一性质的病邪。均为阳盛所化,故常混称为温热之邪、火热之邪。一般认为,热为温之渐,火为热之极,三者之间只不过是程度上的差异而已。热邪多指外邪,属六淫之一,如风热、湿热、燥热、暑热之邪。而火邪则常由内生,如心火上炎、肝火亢盛、痰火内扰之类病变。热邪的性质及致病特点如下:

（1）热为阳邪,其性炎上:热性燔灼焚熵,升腾上炎,故属阳邪。热邪伤人多见壮热、恶热、烦渴、出汗、脉洪数等阳热症状。因其炎上,故热邪常可侵犯人体的上部,出现头痛、耳鸣、咽喉红肿疼痛,或上扰神明,出现心烦失眠、狂躁妄动、神昏谵语等症。

（2）热易耗气伤津:热盛燔灼,热邪侵犯人体,最易迫津外泄、耗灼阴液,使人体的阴津耗伤,故在临床中除表现热象外,往往可见渴喜凉饮、咽干舌燥、小便短赤、大便秘结等津液耗伤的症状。同时阳热亢盛的火热邪气,更易损耗人体的元气,加之阴液的耗伤,往往气随津泄,使气更伤,出现气虚的表现,轻者仅体倦乏力,少气懒言,严重者出现气脱亡阳危象。

（3）热易生风动血:热邪易生风、动血,是指热邪侵犯人体,易引起肝风内动及迫血妄行的病证。热邪伤人,往往燔灼肝经,劫耗阴液,使筋脉失其滋养濡润,而致肝风内动,因其由热甚引起,故又称为"热极生风"。临床表现为高热、神昏谵语、四肢抽搐、目睛上视、颈项强直、角弓反张等症状。另外,热邪侵犯人体,可使血管扩张,加速血行,灼伤脉络,甚则迫血妄行,而致各种出血,如吐血、衄血、咯血、尿血、便血及妇女月经过多、崩漏等病症。

（4）热易扰心神:热在五行中属火,五脏中心脏亦属火,火热与心相应,心主血脉而藏神,故热邪入于营血,尤易扰动心神。轻者出现心神不宁而心烦躁动,惊悸失眠;重者则神失守舍而狂躁不安,神志不清。

（5）热易致肿疡:热邪入于人体血分,可聚于局部,腐蚀血肉发为痈肿疮疡。故《灵枢·痈疽》说:"大热不止,热胜则肉腐,肉腐则为脓,⋯⋯故命曰痈"。临床辨证,凡疮疡局部红肿、灼热、疼痛、溃破流脓血者,便属阳属热。

热邪的好发季节、性质及致病特点概括为表4-6。

表4-6　热邪的好发季节、性质及致病特点

好发季节	夏季,也见于全年
性质	阳邪,其性炎上
致病特点	易扰心神 易耗气伤津 易生风动血 易致肿疡

二、七情

七情即喜、怒、忧、思、悲、恐、惊七种情志变化,是机体的精神状态。七情是人体对客观事物及现象的不同反映,在正常情况下,一般不会使人致病。只有突然、强烈或长期持久的情志刺激,超过了人体自身的正常生理活动的调节范围及耐受能力,使人体气机紊乱,脏腑阴阳气血失调,才能导致疾病的发生。由于七情是造成内脏气血阴阳失调的主要致病因素之一,病由

内生,故又称"内伤七情"。

（一）七情与脏腑气血的关系

人体的情志活动与脏腑有着密切的关系,而脏腑功能活动又要依靠气的温煦、推动和濡养。《素问·阴阳应象大论》说:"人有五脏化五气,以生喜、怒、悲、忧、恐",可见情志活动必须以五脏精气作为物质基础;又说:心"在志为喜"、肝"在志为怒"、脾"在志为思"、肺"在志为忧"、肾"在志为恐"。喜、怒、思、忧、恐,简称为"五志"。不同的情志变化对各脏腑有不同的影响。反之,脏腑气血的变化也会影响情志的变化。如《素问·调经论》说:"血有余则怒,不足则恐",《灵枢·本神》又说:"肝气虚则恐、实则怒;心气虚则悲,实则笑不休"。可见七情与内脏气血有着密切的关系。

（二）七情的致病特点

七情致病不同于六淫。六淫之邪多从皮肤或口、鼻侵袭人体,发病之初均可见到表证。而七情内伤,则直接影响相应的内脏,使脏腑气机逆乱,气血失调,导致多种疾病的发生。概括起来,七情致病具有以下特点:

1. **直接伤及脏腑** 由于五脏与情志活动有相对应的密切关系,不同的情志刺激可影响不同的内脏功能。所谓怒伤肝、喜伤心、思伤脾、忧伤肺、恐伤肾,但并非绝对如此,因为人体是一个以五脏为中心的有机整体。心又是五脏六腑之大主,各种情志刺激都会影响到心脏,导致心神受损并可波及其他脏腑,引起疾病。所以在七情致病中,心起着主导作用。

情志活动以脏腑气血为物质基础,心主血藏神、肝藏血主疏泄、脾主运化,为气血生化之源,故情志所伤的病证,以心、肝、脾三脏和气血失调为多见。如思虑劳神过度,常可损伤心脾,导致心脾气血两虚证,出现心悸、健忘、失眠、体倦食少等症;郁怒伤肝,肝气郁结则可见两胁胀痛、善叹息等症,或气滞血瘀,出现胁痛,妇女痛经,或出现癥瘕等症状。

2. **影响脏腑气机** 七情对内脏的直接损伤,主要是通过影响脏腑气机导致气血运行紊乱所致。《素问·举痛论》说:"怒则气上,喜则气缓,悲则气消,恐则气下,惊则气乱,思则气结"。七情对脏腑气机的影响见表4-7。

表4-7 七情对脏腑气机的影响

	与脏腑关系	对脏腑的影响	对气机的影响	临 床 表 现
怒	肝在志为怒	怒伤肝	怒则气上	头胀痛、面红目赤或呕血甚则昏厥
喜	心在志为喜	喜伤心	喜则气缓	一缓和精神紧张,营卫通利; 二暴喜过度致心气涣散,精神不集中
忧	肺在志为忧	忧伤肺	—	
悲	—	悲伤肺	悲则气消	气短声低、倦怠乏力、精神萎靡不振
恐	肾在志为恐	恐伤肾	恐则气下	溺频、溲多或二便失禁,甚则面白、昏厥、遗精
惊	肾在志为惊	惊伤肾	惊则气乱	心悸、惊慌失措
思	脾在志为思	思伤脾	思则气结	食欲减退、脘腹胀满、便溏

3. **影响病情变化** 情志异常波动往往可使病情加重,或急剧恶化。如有高血压史的患者,若遇事恼怒,肝阳暴涨,血压可迅速升高,发生眩晕,甚至造成脑血管破裂或半身不遂。又如心脏病患者,也常因情志波动,使病情加重或迅速恶化,发生心肌梗死的危重病证。

七情致病的特点总结为图 4-2。

直接伤及内脏，尤以心、肝、脾为甚
七情致病特点 ← 通过影响气机致病
可以影响病情变化

图 4-2　七情致病的特点归纳图

三、饮食劳逸

(一) 饮食

饮食是人类摄取食物，使之化生水谷精微、气血津液，以维护生命活动的基本物质。但饮食要合理，否则饮食不当常导致疾病的发生。饮食物靠脾胃消化，故饮食不当主要是损伤脾胃，导致脾胃升降失常，从而积滞、聚湿，生痰、化热或变生他病。饮食不当包括饮食不节、饮食不洁和饮食偏嗜三个方面。

1. 饮食不节　指进食量没有节制，包括饥饱失常和食无定时两个方面。饮食应以适量为宜，每日进食的时间也应相对稳定。饥饱失常、食无定时，最易患消化道疾病，进而继发其他病症。如过饥，则摄食不足，气血生化乏源，气血得不到足够的补充，久之则气血衰少而为病；过饱，则饮食摄入过量，超过脾胃的消化、吸收和运化能力，可导致饮食停滞，脾胃损伤，出现脘腹胀满、厌食、呕吐、腹泻等食伤脾胃病证；进食无定时，使脾胃升降不利，六腑传化失常，从而气机紊乱，进一步发展为气滞血瘀、气滞津停、变生痰湿的病变。例如脾胃气滞，可见胃脘疼痛，日久脾虚肝乘，则兼见嗳气泛酸，病久入络，则胃痛加剧，甚至见便血吐血等。

2. 饮食不洁　指食用不清洁、被污染或腐败变质甚至有毒的食物。饮食不洁可引起多种肠胃道疾病，出现腹痛、呕吐、痢疾，或引起寄生虫病。若进食腐败变质有毒食物，常出现剧烈腹痛、吐泻等中毒症状，重者可出现昏迷或死亡。

3. 饮食偏嗜　指过分偏爱某些食物，造成某些营养物质的过剩或不足，导致阴阳失调而发病。饮食偏嗜包括寒热偏嗜与五味偏嗜。饮食寒热偏嗜，可引起脏腑阴阳失调，导致疾病发生。如过食生冷寒凉之品，可损伤脾胃阳气，导致寒湿内生，而见脘腹冷痛、泄泻清稀等症状；若偏食辛温燥热之品，则可使胃肠积热，出现口渴、口臭、便秘等症状。饮食要五味调和，没有偏嗜，才能使人体获得各种需要的营养，人体的精神气血都由五味所滋生。如果长期嗜好某种食物，就会使该脏机能偏盛，久之可损伤内脏，发生多种病变。如过食肥甘厚味、辛辣之品或嗜酒无度，易致脾困纳呆，助湿生痰，久之而损伤内脏，易患高脂血症、糖尿病、脂肪肝、酒精肝等病。

饮食不当的类型及表现归纳为表 4-8。

表 4-8　饮食不当的类型及表现

类　型	表　现
饮食不节	过饥，过饱，食无定时
饮食不洁	不清洁，被污染，陈腐变质或有毒的食物
饮食偏嗜	饮食五味偏嗜，饮食的寒热偏嗜

(二) 劳逸

劳逸包括过度劳累和过度安逸两个方面。正常的劳动和活动有助于气血流畅，增强体质。

必要的休息可以消除疲劳、恢复体力和脑力,均有利于维持人体正常的生理活动,而且还有保健防病的作用。但较长时间的过度劳累或过度安逸可成为致病因素而使人发病。

1. 过劳　过劳指过度劳累,包括劳力过度、劳神过度和房劳过度三个方面。

(1)劳力过度:指长时间从事强体力劳动和运动。劳力过度易伤人体元气,出现少气懒言、神疲倦怠、形体消瘦等气虚症状。此外劳力过度还可损伤与活动直接有关的肌肉、筋骨等。

(2)劳神过度:指思虑过度,劳伤心脾而言。心主血藏神,所以思虑劳神过度,则耗伤心血,损伤脾气,出现心神失养的心悸、健忘、失眠、多梦,以及脾不健运的纳呆、腹胀、便溏等症。

(3)房劳过度:指性生活不节,房事过度而言。肾藏精,主封藏,肾精不宜过度耗泄,若房事过频无制,则可使肾精耗伤,而出现腰膝酸软、眩晕耳鸣,性功能减退,男子患有遗精、早泄、阳痿等症,女子有月经不调或不孕不育等病证。

2. 过逸　过逸指过度安逸,长期不参加劳动和运动,使人体气血运行不畅,脾胃功能减弱,可出现食少乏力、精神不振、肢体软弱、动则心悸、气喘及汗出等症。若脾失健运、湿痰内生,则人体发胖臃肿,呈形盛气衰状,或继发他病。

四、继发病因

疾病过程中形成的病理产物又能成为引起其他疾病的致病因素,故称之为继发病因,包括痰饮、瘀血、结石等。

(一)痰饮

痰和饮都是水液代谢障碍所形成的病理产物,较稠浊的称为痰,清稀的称为饮。中医学中的"痰",除了指有形可见的咯吐的痰外,还包括瘰疬、痰核以及停滞在脏腑经络等组织中未能直接所见之痰,临床上可通过其所表现的证候,运用辨证求因的方法来确定,这种痰称为"无形之痰"。中医学中的"无形之痰",实质是对某些症候群本质的概括。痰一旦产生,即可使人体发生许多新的病理性变化,引起新的病证,因而古有"百病多因痰作祟"之说,许多的疑难病都可以从痰论治而获效。"饮"即水液停留于人体局部者,因其所停留的部位及症状不同而有不同的名称。如《金匮要略》中即有"痰饮"、"悬饮"、"溢饮"、"支饮"等区分。痰、饮、水、湿在致病特点上有所类似,但同中有异(图4-3)。

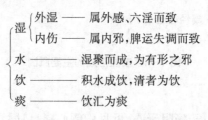

$$
\left\{
\begin{array}{l}
湿\left\{
\begin{array}{l}
外湿\ ——\ 属外感、六淫而致 \\
内伤\ ——\ 属内邪,脾运失调而致
\end{array}
\right. \\
水\ ——\ 湿聚而成,为有形之邪 \\
饮\ ——\ 积水成饮,清者为饮 \\
痰\ ——\ 饮汇为痰
\end{array}
\right.
$$

图4-3　痰、饮、水、湿的区别

1. 痰饮的形成　痰饮多由外感六淫或饮食及七情内伤等,使肺、脾、肾及三焦等脏腑气化功能失常,水液代谢障碍,以致水津停滞而成。

2. 痰饮的病证特点

(1)阻滞气机、气血:痰饮既可阻滞气机,影响脏腑气机升降,又可流注经络,阻碍气血的运行。如痰饮停留于肺,使肺失宣肃,可见胸闷、咳嗽、喘促等症;痰饮若流注经络,易使经络阻滞,气血运行不畅,出现肢体麻木、屈伸不利,甚至半身不遂等症,日久还可导致瘀血形成,故有"痰瘀相关"之说。

（2）致病广泛多端：痰饮可随气而行，全身内外上下无处不至。由于痰饮停滞部位不同，因而临床表现也不一样。如痰饮阻肺，可见咳嗽、喘促；痰阻心脉，可见心悸、胸闷疼痛；痰迷心窍，则神昏癫狂；痰停于胃，可见恶心、呕吐、胃脘痞满；痰在胸胁则见胸满而喘，咳引胁背作痛；痰在经脉筋骨，可见肢体麻木、半身不遂；痰上蒙头部，则致眩晕；痰气凝结咽喉，可致咽中梗塞，似有物阻，称为"梅核气"；顽痰交接不散，可生瘰疬、痰核、瘿瘤。饮亦根据其停留部位不同而出现不同的病症。如饮泛肌肤则成水肿，称为"溢饮"；饮在胸胁则见胸胁胀痛，或咳嗽引痛，称为"悬饮"；饮在膈上则咳喘气逆不得平卧，称为"支饮"；饮在肠间可致肠鸣沥沥有声，称为狭义的"痰饮"。

（3）重浊黏滞缠绵：痰饮由水湿停滞积聚而成，同样具有湿邪重浊黏滞的特性，所致病证大多具有沉重、秽浊或黏滞不爽的症状；都具有秽浊黏腻的舌苔征象，或为腐浊苔，或为黏腻苔。同时，痰饮致病均表现为病势黏滞缠绵，病程较长。临床上常见由于痰饮所致的眩晕、哮病、喘病、胸痹、癫病、痫病、中风、痰核、瘰疬、流痰等，多反复发作，缠绵难愈。

（二）瘀血

瘀血是指体内有血液停滞，包括离经之血积于体内，或血运不畅，阻滞于经脉及脏腑内的血液。

1. 瘀血的形成　瘀血的形成，主要有两方面原因。一是气虚、气滞、血寒、血热等致血行不畅而凝滞。气为血帅，气行则血行，气虚无力推动血液运行，或气滞阻碍血液运行，或寒邪客于血脉，使经脉蜷缩拘急，血液凝滞不爽，或热邪壅迫，血液受热煎熬而黏稠，均可导致血液停滞，形成瘀血。二是由于外伤、气虚失摄或邪热迫血妄行等造成血离经脉，积存于体内而形成瘀血（图 4 - 4）。

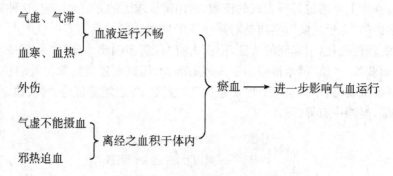

图 4 - 4　瘀血形成的主要原因

2. 瘀血病证的特点

（1）病位不一，病证各异：若瘀阻于心，可见胸闷心痛，口唇青紫；瘀阻于肺，可见胸痛，咳血；瘀阻肠胃，可见呕血，便血；瘀阻于肝，可见胁痛痞块；瘀热蓄结下焦，可见小腹硬痛，其人如狂；瘀阻胞宫，可见小腹疼痛、月经不调、痛经、经闭，经色紫黑有块，或见崩漏；瘀阻肢体局部，可见局部肿痛或青紫。

（2）病证虽多，特点共同：瘀血病证虽然繁多，但归纳起来有以下几个共同特点（图 4 - 5）：

疼痛：多为刺痛，痛处固定不移，拒按，夜间痛甚。

肿块：肿块固定不移，外伤肌肤局部可见青紫、肿胀，瘀积于体内可形成癥积，按之有积块，固定不移。

出血：血色多呈紫暗色，并伴有血块。

肌肤爪甲失荣：面色黧黑，肌肤甲错，唇、甲青紫。

舌象：舌质暗紫，或有瘀点、瘀斑，舌下静脉曲张。

脉象：多见细涩、沉弦或结代。

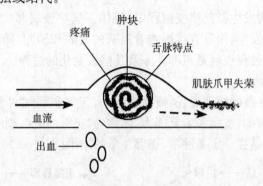

图 4－5　瘀血病证的共同特点示意图

（三）结石

凡体内湿热浊邪，久经煎熬，形成砂石样的病理产物称为结石。常见的有胆结石、肾结石、膀胱结石等。

1. 结石的形成　主要是由于脏腑本虚，湿热浊邪乘虚而入，蕴结不散，或湿热煎熬日久而成。

2. 结石的致病特点

（1）病位不同，病证不一：结石由于病位的不同，阻滞不同脏腑的气机，所以病证亦各不相同。如结石阻于胆腑，临床可见胁痛、黄疸等病症；阻于肾与膀胱，可见腰痛、尿血、癃闭，甚至导致尿毒攻心等症。

（2）易致疼痛，易惹湿热：结石为有形病理产物，停留脏腑内易阻滞气机，使气血运行不畅，阻闭不通，不通则痛。故结石所致病证，一般可见到局部胀痛、挚痛、按压痛、叩击痛等。一旦结石引起脏腑气机阻闭不通，则可发生剧烈的绞痛。

结石乃因脏腑本虚，湿热蕴结，久经煎熬而成，故结石患者每当外感湿热之邪或内生湿热之时，均易招惹此等湿热浊邪，邪气乘虚走注结石，留滞于脏腑而发病。如胆结石患者，常反复发生肝胆湿热，而见寒热往来、胁痛脘痞、恶心呕吐等。

（3）病程较长，时起时伏：结石形成后，如得不到及时恰当的治疗与调护，便会长期滞留体内，缓慢地增大或增多，故结石所致病症，病程较长。由于病程较长，结石停留在体内日久，若邪正相持，脏腑气机尚且通畅，则病情轻微，甚至可无任何症状；若因外感、情志、饮食、劳累等因素的影响，结石扰动，阻滞气机，引发湿热，则可使病症加剧，从而表现出病情时起时伏、休作无定时的特点。

第二节　病　机

病机，即疾病发生、发展与变化的机理。疾病的发生、发展与变化，与患病机体的体质强弱和致病邪气的性质密切相关。病邪作用于人体，机体的正气必然奋起抗邪，而形成正邪相争，结果使人体阴阳失去平衡，脏腑、经络的功能失调，气血功能紊乱，从而产生全身或局部多种多样的病理变化。因此，尽管疾病的种类繁多，临床表现错综复杂、千变万化，各个疾病、症状都有其各自的病机,但总的来说,离不开正邪相争、阴阳失调、气机失常等基本规律。

一、邪正斗争

邪正斗争是指在疾病发生及其演变过程中,机体正气与致病邪气之间的相互斗争。这种斗争,不仅关系着疾病的发生,而且直接影响着疾病的发展和转归,同时也影响着病证的虚实变化。所以,各种疾病的过程也就是正邪斗争及其盛衰变化的过程。

（一）邪正斗争与发病

疾病的发生是一个复杂的病理过程,概括起来,有正气和邪气两个方面。正气,是指人体的机能活动及其产生的防御、抗病和康复能力,简称为"正"。邪气,则泛指各种致病因素,简称为"邪"。疾病的发生,都是在一定条件下,正邪斗争的结果(图4-6)。

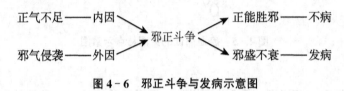

图4-6 邪正斗争与发病示意图

1. 正气不足是发病的内在根据 人体正气旺盛,气血充盈,卫外固密,抗御能力强,病邪难以入侵,疾病就无从发生,正如《素问遗篇·刺法论》中所说:"正气存内,邪不可干"。只有当人体正气相对虚弱,卫外不固,防御能力低下时,邪气才能乘虚而入,从而破坏人体阴阳的平衡,导致脏腑经络功能障碍,气血功能紊乱,从而发生疾病,即所谓《素问·评热病论》中所说"邪之所凑,其气必虚"。

2. 邪气侵袭是发病的重要条件 正气虽然在发病过程中占主导地位,但并不能排除邪气对疾病发生的重要影响。邪气是发病的条件,在某种情况下,邪气甚至能起主导作用。如烧烫伤、冻伤、饮食中毒、枪弹伤、虫兽咬伤等,即使正气再强盛,也难免遭到伤害;再如疫疠引发大流行时,"此气之来,无论老少强弱,触之即病"(《温疫论》),都说明了遇到突发原因或烈性传染病流行时,邪气也是重要的致病条件而起主导作用。

3. 邪正斗争的胜负决定发病与否

(1)正能胜邪则不发病:邪气侵犯人体,正气必然奋起抗邪。若正气旺盛,奋力抗邪,则病邪难以入侵,或者即使入侵,正气亦能奋力将其消灭于内,不致产生病理影响,疾病则无以发生。

(2)邪胜正负则发病:正邪相争过程中,若正气不足,卫外不固,抗邪无力,则邪气乘虚而入,引发疾病;若感邪毒烈,正气显得相对不足,也可导致疾病发生。

（二）正邪盛衰与病邪出入

在疾病的发展变化过程中,正气和邪气这两种力量不是固定不变的,而是正邪双方在其斗争的过程中,在力量对比上发生着消长盛衰的变化,导致疾病发展趋势上的表邪入里,或里邪出表的病理变化,也就是病邪出入。正邪斗争中,若邪气强盛,正气虚衰,抗邪无力,则在表之病邪可由表内传而入里。反之,若正气旺盛,邪气衰败,则在内之病邪也可由里出表。

1. 表邪入里 指外邪侵袭人体,首先入侵机体卫表引发表证,而后则内传入里,转化为里证的病理传变过程。这是疾病进一步向纵深发展的反应,多是由于正气不足,抗病能力低下,正气不能抵御外邪的结果,使病邪得以向里发展,或也可因邪气过盛,或因失治、误治等,使表邪不解,内传入里而成。例如,外感风温,初见发热恶寒、头痛鼻塞、咽喉肿痛、脉浮数等风温邪气在表的症状,继而发展为发热不恶寒、口渴汗出、咳嗽胸痛、咳痰黄稠、脉滑数等邪热壅肺的症状,这是由表热证转化为里热证的表邪入里的过程。

表邪入里的传变,一般按规律依次相传,如伤寒病的六经传变,通常是依太阳、阳明、少阳、太阴、少阴、厥阴的顺序,由表入里逐层传变;温病则依卫分、气分、营分、血分或由上焦、中焦、下焦的次序传变。病邪之依次转化入里,多因正气受损,正不胜邪所致。但当邪气过盛,正气暴伤时,袭表之邪气也可不按上述次序"顺传"入里。在伤寒,则有直中三阴;于温病,则有逆传营血而入里的过程。例如,寒邪袭表,卫表不固,直接深入于里,伤及脾胃,而见腹痛、泄泻等病变,称为寒邪直中太阴;又如温邪袭表,初起有发热、恶寒等邪在卫分的症状,不经过气分阶段,而直接深入营分或血分,出现身热夜甚、神昏谵语、斑疹隐现或显露、舌色红绛等症状,称为热邪逆传营血。

2. 里邪出表　是指病邪由里透达于表的传变过程。多因正气渐复,邪气日衰,正气驱邪外出,邪气由里出表,提示病情好转和向愈。例如,温病内热炽盛,可见壮热口渴、脉洪大等里热证的表现,继则汗出而热解,或疹、或斑,透发于外而病势趋愈,即是里邪出表的过程。

（三）正邪盛衰与虚实变化

正邪相争始终贯穿于疾病的全过程。机体内邪正力量对比上的盛衰变化,不仅直接影响着疾病的发生、发展与转归,而且对虚实证候的形成及其相互之间的变化起着决定性的作用。

1. 虚实病机　在疾病的发展变化过程中,邪正斗争及其盛衰变化形成了病证的虚实变化。《素问·通评虚实录》指出:"邪气盛则实,精气夺则虚",是说邪正双方力量对比的盛衰,决定着患病机体表现为虚或实两种不同的病理状态。

（1）实:主要是指邪气亢盛,是以邪气盛为矛盾主要方面的一种病理反应。也就是说,致病邪气的毒力和机体的抗病能力都比较强盛,或是邪气虽盛而机体的正气未衰,能积极与邪抗争,故正邪相搏,斗争剧烈,临床上出现一系列病理反应剧烈、有余的证候。实证常见于外感六淫致病的初期和中期,或由于痰、食、水、血等滞留于体内而引起的病证。如临床上见到的痰涎壅盛,食积不化,水湿泛滥,瘀血内阻等病变,以及壮热、狂躁、声高气粗、腹痛拒按、二便不通、脉实有力等,表现都属于实证。

（2）虚:主要是指正气不足,是以正气虚损为矛盾主要方面的一种病理反应。即机体的精、气、血、津液亏少和脏腑经络的生理功能减退,抗病能力低下,因而机体正气对于致病邪气的斗争,难以出现较剧烈的病理反应,临床上可出现一系列虚弱衰退和不足的证候。虚证常见于素体虚弱或疾病的后期,以及多种慢性病证,如临床上由于大病、久病、伤津耗液、大汗、吐泻、大出血等损伤气血津液,导致正气虚弱,而出现的神疲体倦、面容憔悴、心悸气短、自汗、盗汗、五心烦热、畏寒肢冷、脉弱无力等,都属于虚证。

2. 虚实变化　邪正的消长盛衰,不仅可以产生单纯的或虚或实的病机,而且在某种长期的、复杂的疾病中,还会引起虚实病机之间的多种变化,主要有虚实错杂、虚实转化及虚实真假等。

（1）虚实错杂:是指在疾病发展过程中,由于正邪相争,邪盛和正衰同时并存的病理状态。如实证失治或误治,使病邪久留,损伤正气;或正气虚弱,无力驱邪外出;或本为虚证,又兼生内湿、痰饮、瘀血、结石等病理产物,这些均形成虚实错杂的病理状态而导致虚实错杂证候的出现。虚实错杂尚有虚中夹实与实中夹虚之分。

① 虚中夹实:以正虚为主,又兼夹实邪结滞于内的病理状态。如脾阳不振、运化无权的水肿病证,即属此类,其临床表现既有面白无华、神疲乏力、纳呆、腹胀便溏等脾虚见症,又有面肢浮肿等水饮内停外泛肌肤之象。

② 实中夹虚:以邪实为主,又兼有正气虚损不足的病理状态。如外感热病发展过程中,由于邪热炽盛,煎灼津液,从而形成实热伤津耗气的病变,即属此类。其临床表现既有壮热、烦躁、呼吸气粗、大汗、脉洪大等实热炽盛见症,又见口干舌燥、口渴引饮、心悸气短、乏力等气阴两伤之象。

(2) 虚实转化:是指在疾病发展过程中,由于实邪久留而损伤正气,或正气不足致实邪积聚而形成的病理转化过程。主要有由实转虚或因虚致实两种病机变化。

① 由实转虚:是指本来以邪气盛为矛盾主要方面的实性病理变化,转化为以正气虚损为主要方面的虚性病理变化过程。这一病机可导致临床上实证转化为虚证。如肝胆湿热证初见黄疸、胁痛、脘闷等,之后影响脾胃运化,逐步演变为面白神疲、纳减腹胀的脾气虚证。

② 因虚致实:是指本来以正气亏损为矛盾主要方面的虚性病理变化,由于脏腑气血功能减退,导致水湿、痰饮、瘀血等实邪留滞蓄积于体内,转化为以邪实为主要方面的实性病理变化过程,这一病机可导致临床上虚证转化为实证。如初见面白神疲、少气乏力、舌淡白、脉虚无力的气虚患者,日久失治,气虚推动无力,以致瘀血蓄积,逐步演变为面色黧黑、肌肤甲错、脘腹有积块、舌色紫暗、脉细涩的血瘀证。

(3) 虚实真假:是指在疾病发展过程中的某些特殊情况下,疾病的本质与现象不完全一致,出现与疾病本质不相符的假象。临床上有"至虚有盛候"的真虚假实证,以及"大实有羸状"的真实假虚证。

① 真虚假实:是指脏腑的气血不足,运化无力等正气不足的本质,但是出现邪实假象的病理状态。如脾气虚证,由于虚是病机的本质,故临床可见纳食减少、疲乏无力、少气懒言、舌质胖嫩色淡白等正气不足的症状;同时因气运行无力而郁滞不通,并见腹胀满、腹痛、脉弦等类似实证的假象。病人虽然腹胀满,却有时和缓轻减,不似实证之胀满持续不减不缓;虽腹痛,却按之痛减而喜按,不似实证之痛而拒按;脉虽弦,却重按无力,不似实证之弦劲有力。可见,病机的本质是虚而不是实。

② 真实假虚:指本质多为邪气实,但由于实邪结聚于内,阻滞经络,致使气血不能畅达于外,而出现正虚假象的病理状态。如热结肠胃之阳明腑实证,可见到大便秘结、腹满硬痛拒按、潮热、谵语等实热症状;同时又因阳气被郁,不能四布,则可见面色苍白、神情默默、不愿多言、身体倦怠、脉沉细等类似虚证的假象。但仔细观察病人,面色虽白舌色却红绛苍老;神情默默,不愿多言,却语声高亢而气粗;身体倦怠,但稍动即觉舒适;脉虽沉细,但按之有力。可见,病机的本质是实而不是虚。

虚实病机的轻化可归纳为图4-7。

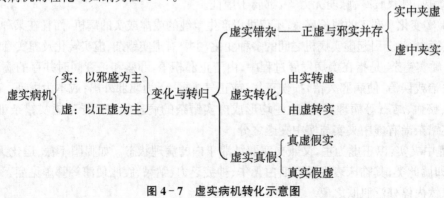

图4-7 虚实病机转化示意图

（四）邪正盛衰与疾病转归

邪正相争，其消长盛衰变化，不仅对疾病的发展与虚实变化起一定作用，而且对疾病的转归起着决定性作用。

1. 正胜邪退则病势向愈 正胜邪退是邪正消长盛衰发展过程中，疾病向好转和痊愈方向转归的一种结局，也是许多疾病中最常见的一种转归。这是由于患者的正气比较充盛，抗御病邪的能力较强，或因及时得到正确的治疗与调护，邪气难以进一步发展，进而促使病邪对机体的损害作用减弱或终止，机体的脏腑、经络等组织的病理性损害逐渐得到修复，精、气、血、津液等的耗伤也逐渐得到恢复，机体的阴阳两个方面在新的基础上又获得了新的相对平衡，疾病即告好转或痊愈。

2. 邪胜正衰则病势恶化 邪胜正衰是指在邪正消长盛衰发展过程中，疾病向恶化甚至死亡方面转归的一种结局。这是由于机体的正气虚弱，或由于邪气的炽盛，机体抗御病邪的能力日趋低下，不能制止邪气的致病作用及其进一步的发展，机体受到的病理损害日趋严重，病情因而趋向加剧或恶化。若正气衰竭，邪气独盛，气血、脏腑、经络等生理功能衰惫，阴阳离决，则机体的生命活动亦告终止而死亡（图4-8）。

此外，在邪正消长的过程中，若邪正双方的力量对比呈邪正相持，或正虚邪恋或邪去而正气不复等情况，则常常是许多疾病由急性转为慢性，或慢性病持久不愈的主要机理。如果邪正交争，则病情起伏，临床表现时好时坏。

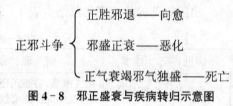

图4-8 邪正盛衰与疾病转归示意图

二、阴阳失调

阴阳失调是阴阳消长失去平衡协调的简称。正常情况下，阴阳两者之间相互制约、相互转化，既对立又统一，维持着动态平衡。然而受某种致病因素的影响，脏腑、经络、气血津液等生理活动发生异常改变，导致人体阴阳消长失去协调与平衡就会发生疾病。阴阳失调的病理变化甚为复杂，但其主要表现不外乎阴阳的偏胜、阴阳的偏衰、阴阳的互损、阴阳的格拒，以及阴阳的亡失等几方面。

（一）阴阳偏胜

阴或阳的偏胜，主要是指"邪气盛则实"的实证。阳邪侵入人体，可形成阳偏胜；阴邪侵入人体，可形成阴偏胜。阴阳是相互制约的，阳长则阴消，阴长则阳消，阳偏盛必然会制阴，而导致阴偏衰，阴偏盛也必然会制阳，而导致阳偏衰，故《素问·阴阳应象大论》说："阳胜则阴病，阴胜则阳病"。

1. 阳偏胜（盛） 是指机体在疾病过程中，出现的一种阳气偏胜，功能亢奋，能量过剩的病理状态。阳偏胜的主要原因是由于感受温热阳邪；或感受阴邪，从阳化热；也可由于情志内伤，五志过极而化火；或因气滞、血瘀、食积等郁而化热所致。"阳胜则热"就是说阳偏盛即表现为热象，形成实性、热性病证，常可见壮热、烦渴、面红、目赤、尿黄等表现。此外，由于阳长则阴消，阳热亢盛，势必耗伤阴液，日久使人体的阴津不断耗损，故阳盛所致实热证早期，在出现热象的同时会出现口渴、尿少、大便干燥等阴津不足的症状。但其病机的主要方面仍是阳盛，故属实热证。病程日久，人体津液大伤，阴液由相对的不足转而成为严重的虚亏，就会导致从实热证转化为实热兼阴虚证，或单纯的虚热证。这就是《素问·阴阳应象大论》所说"阳胜则阴病"的病机内涵。

2. 阴偏胜（盛） 是指机体在疾病过程中所出现的一种阴气偏盛，功能障碍或减退，产热不足,以及病理产物积聚的病理状态。阴偏盛主要的原因是由于感受寒湿阴邪,或过食生冷,寒滞中阳,阳不制阴所致。"阴胜则寒"就是说阴盛即表现为寒象,形成实性、寒性病证,常可见形寒、肢冷、腹冷痛拒按、水肿、痰白稠、舌淡苔白、脉迟等表现。同样,由于阴长则阳消的机理,阴寒内盛,势必损伤阳气,阳气的损伤亦会随病程的延续,有一个由轻到重的过程。阴盛而致的实寒证,若病程日久,阳气从相对不足到严重虚损,就会导致从实寒证转化为实寒兼阳虚证或单纯的虚寒证,其病机亦即《素问·阴阳应象大论》所概括的"阴胜则阳病"。

(二) 阴阳偏衰

阴或阳的偏衰是指"精气夺则虚"的虚证。这里的"精气夺"包括了机体的精、气、血、津液等基本物质的不足及其生理功能的减退,同时也包括脏腑经络等的生理功能的减退和失调。在正常的生理情况下,它们的生理功能分为阴阳两类属性,阴阳之间相互制约,互根互用及相互转化,维持着相对的动态平衡状态。如果由于某种原因出现阴或阳某一方面物质减少或功能减退时,必然不能制约对方而引起对方的相对亢盛,形成"阳虚则阴胜","阳虚则寒","阴虚则阳亢"、"阴虚则热"的病理现象。

阴阳失调的病理变化总结为表 4-9。

表 4-9　阴阳失调的病理变化

病机	虚实	病　理　分　析	病　理　发　展
阳盛则热	实热证	阳气偏盛,功能亢奋,代谢活动亢进,机体反应性增强,阳热过盛	阳盛则阴病;实热证在出现热象的同时,会出现口渴、小便少、大便干燥等阴津不足症状
阴虚则热	虚热证	精、血、津液等阴液亏耗而导致的虚热	阴不制阳,阳相对偏亢的病理状态
阴盛则寒	实寒证	阴气偏盛,功能障碍或减退,产热不足,以及病理性代谢产物积聚	由于阴长阳消的机理,阴寒内盛,势必损伤阳气
阳虚则寒	虚寒证	阳气虚损,功能减退或衰弱,代谢活动减退,机体反应性低下,阳热不足的虚寒病理状态	阳气不足,阳不制阴,阴相对亢盛,临床上则会导致虚寒证

1. 阳偏衰　即阳虚,指机体阳气虚损,机能减退或衰弱,热量不足的病理状态。病机特点多表现为机体阳气不足,阳不制阴,阴相对亢盛的虚寒证。导致阳偏衰的主要原因多为先天禀赋不足,或后天饮食失养和劳倦内伤,或久病损伤阳气所致。阳虚多以脾肾阳虚为主,尤以肾阳为诸阳之本,所以肾阳虚在阳偏虚的病机中占有重要的地位。"阳虚则寒"是由于阳气虚衰,不能制阴,阳气的温煦功能因此而减退,血和津液运行迟缓,水液不化而阴寒内盛,表现为面色㿠白、畏寒肢冷、舌淡、脉迟等寒象,还有喜静卧、小便清长、下利清谷等虚象。

2. 阴偏衰　即阴虚,指机体精、血、津液等物质亏耗,阴不制阳,导致阳相对亢盛,机体虚性亢奋的病理状态。其病机特点多表现为阴液不足,以及滋养、宁静功能减退,形成阳相对偏盛的虚热证。导致阴偏衰的主要原因多为阳邪伤阴,或因五志过极、化火伤阴,或因久病耗伤阴液所致。阴虚多以肝肾阴虚为主,尤以肾阴为诸阴之本,所以肾阴虚在阴偏衰的病机中占有极其重要的地位。"阴虚则热"指由于阴液不足,不能制约阳气,从而导致阴虚内热、阴虚火旺和阴虚阳亢等。临床上表现为五心烦热、骨蒸潮热、面红消瘦、盗汗、咽干口燥、舌红少苔、脉细数等虚热之象。

(三) 阴阳互损

阴阳互损指阴或阳任何一方虚损,病变发展影响及相对的一方,形成阴阳两虚的病机。在阴虚的基础上,继而导致阳虚,称为阴损及阳;在阳虚的基础上,继而导致阴虚,称为阳损及阴。

1. 阴损及阳　指由于阴液亏损,累及阳气生化不足或无所依附而耗散,从而在阴虚的基础上引起阳虚,形成了以阴虚为主的阴阳两虚的病理状态。如临床上常见的肝阳上亢证,其病机主要为水不涵木的阴虚阳亢,病情进一步发展,使肾中精气的损耗累及肾阳,继而出现畏寒、肢冷、面色㿠白、脉沉弱等阳虚症状,转化为阴损及阳的阴阳两虚证。

2. 阳损及阴　指由于阳气虚损,无阳则阴无以生,导致阴液的生化不足,从而在阳虚的基础上引起阴虚,形成了以阳虚为主的阴阳两虚的病理状态。如临床上常见的水肿证,其病机主要为阳气不足,气化失司,津液停聚而水湿内生,溢于肌肤所致。但病情进一步发展,可因阴无阳生而日益亏耗,而见日益消瘦、烦躁生火,甚则瘕疾等阴虚症状,转化为阳损及阴的阴阳两虚证。

（四）阴阳格拒

阴阳格拒是阴阳失调中比较特殊的一类病机,包括阴盛格阳和阳盛格阴两方面。阴阳相互格拒的形成,主要是由于某些原因引起阴或阳的一方偏盛至极,因而壅遏于内,将另一方排斥格拒于外,迫使阴阳之间不相维系,从而出现真寒假热或真热假寒等复杂的病理现象。

1. 阴盛格阳　又称格阳,是指阴寒之邪壅盛于内,逼迫阳气浮越于外,使阴阳之气不相顺接,相互格拒的一种病理状态。阴寒内盛是疾病的本质,但由于格阳于外,临床上出现面红、烦热、口渴、脉大等假热之象,故称其为真寒假热之证。

2. 阳盛格阴　又称格阴,是指邪热内盛,深伏于里,阳气被遏,郁闭于内,不能外达于肢体而格阴于外的一种病理状态。阳盛于内是疾病的本质,但由于格阴于外,在临床上出现四肢厥冷、脉象沉伏等假寒之象,故称为真热假寒之证。

（五）阴阳亡失

阴阳亡失包括亡阴和亡阳,是指机体的阴液或阳气突然大量的亡失,导致生命垂危的一种病理状态。

1. 亡阳　是指机体阳气突然大量脱失,而致全身功能突然严重衰竭的一种病理状态。导致亡阳的原因多由于邪气太盛,正不敌邪,或素体阳虚、劳累过度;或过用汗、吐、下法致津液大伤,阳随阴泄,阳气外脱;或慢性疾病,阳气在严重耗散的基础上突然外越所致。临床上多见大汗淋漓,面色苍白,肌肤手足湿冷,畏寒蜷卧,脉微欲绝等危重证候。

2. 亡阴　是指机体阴液突然大量消耗或丢失,而致全身功能严重衰竭的一种病理状态。导致亡阴的原因多由于热邪炽盛或邪热久留,大量煎灼阴液所致;也有因其他因素大量耗损阴液而致亡阴。临床多见烦躁不安,口渴欲饮,呼吸急促,汗多而黏等危重证候。

亡阴和亡阳,在病机和临床表现等方面虽然有所不同,但由于阴阳互根互用,阴亡则阳无所依而散越,阳亡则阴无以化生而耗竭。故亡阴可迅速导致亡阳,亡阳也可继而出现亡阴,最终导致"阴阳离决,精气乃绝",生命活动终止而死亡。

三、气机失常

气机失常又称气机失调,是指在疾病的发生发展过程中,由于致病因素的作用而引起机体内气的升降出入运动的紊乱,导致机体出现气滞、气逆、气陷、气闭、气脱的病理状态。气机失常是人体生理功能及其相互关系出现紊乱的概括,也是疾病发生、发展、变化与转归的内在根据。

（一）气滞

气滞即气机郁滞不畅。主要由于情志内郁,或痰、湿、食积、瘀血等阻滞,导致气的流通障碍,形成局部或全身的气机阻滞不畅,从而导致某些脏腑、经络的功能障碍。气滞于某一局部,可以出现胀满、疼痛。若气滞导致血行滞涩,则可形成瘀血;若气滞引发水湿停滞,则可形成痰饮。气滞又可使某些脏腑功能失调或障碍,形成脏腑气滞,其中尤以肺气壅滞、肝气郁滞、脾胃气滞为多见。肺气壅滞,可见胸膺胀闷疼痛、咳喘;肝气郁滞,可见胁肋或少腹胀痛;脾胃气滞,可见脘腹胀痛,时作时止,得矢气、嗳气则舒。

(二)气逆

气逆为气机升降失常、脏腑之气逆上的病理状态。多由情志所伤,或因饮食寒温不适,或因痰浊壅阻等所致。气逆最常见于肺、胃、肝等脏腑。在肺,则肺失肃降,肺气逆上,发为咳逆上气;在胃,则胃失和降,胃气上逆,发为恶心、呕吐、呃逆;在肝,则肝气上逆,发为头胀而痛,面红目赤而易怒,甚则血随气逆而咯血、吐血,更甚者壅遏清窍,而导致昏厥。

一般气逆于上,多以实证为主。但也有因虚而气逆者,如肺虚而失肃降或肾不纳气,都可导致肺气上逆;胃虚失降也能导致胃气上逆,这都是因虚而气逆的病机。

(三)气陷

气陷是以气的升举无力为主要特征的一种病理状态。多由于素体虚弱,或思虑劳倦损伤所致。气陷的产生常与脾脏有关,故又称"中气下陷"。因脾主升清,将水谷精微上荣头目清窍,并维持机体内脏位置的相对恒定。故气陷常可见头昏眼花或内脏下垂,还可伴见腰腹胀满重坠、便意频频,以及气短乏力、语声低微、脉弱无力等症。

(四)气闭

气闭指气的外出受阻,不能外达,闭郁结聚于内,从而出现突然闭厥的病理状态。多因情志刺激,气郁之极,或痰浊、外邪、秽浊之气阻闭气机所致。临床可见突然昏厥,不省人事;阳气内郁不能外达,则见四肢逆冷、牙关紧闭、四肢拘挛;肺气闭郁,气道阻滞,则见呼吸困难、气急鼻煽、面唇青紫;气闭于内,腑气不通,则见二便不通。

(五)气脱

气脱指气不内守,大量向外逸脱,导致全身严重气虚不足,出现全身突然衰竭的病理状态。多由于正不敌邪,或正气的持续衰弱,以致气不内守而外脱;或因大出血、大汗等气随血脱或气随津泄所致。临床可见面色苍白、汗出不止,目闭口开、手撒肢冷、脉微欲绝等危重证候。

总之,中医的病理观可用图4-9表示如下:

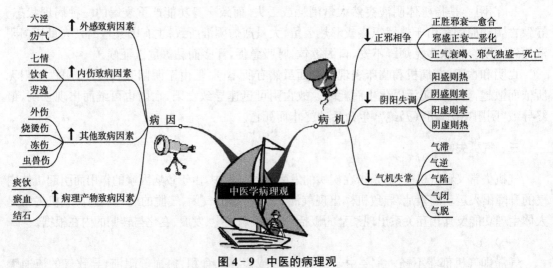

图4-9　中医的病理观

典型习题解析指导

(一) A 型题

1. 湿邪致病,病程长,缠绵难愈,这是由于(　)

　A. 湿邪伤阳　　　B. 湿性黏滞　　　C. 湿性重浊　　　D. 湿性趋下　　　E. 湿性凝滞

答案:B

试题点评:本题的要求是根据表现找出湿邪致病的一个特点,而 ABCDE 大都是湿邪致病的性质和特点,故在审题时要分辨清楚。

2. 以下哪种说法能最准确地反映"六淫"的概念(　)

　A. 六气　　　　　B. 风寒暑湿燥火　　　C. 六元　　　　　D. 不正常之六气　　　E. 情志变化

答案:D

试题点评:本题的要点在"最准确"三字上。答案选择的正确与否,关键在审题,明确题意,切不可望文生义,凭感觉答题,这点务必要牢记。

(二) B 型题

　A. 风性数变　　　B. 风性善行　　　C. 风性主动　　　D. 风性轻扬　　　E. 风为阳邪

1. 风邪伤人,病变部位不固定的是由于(　)

2. 风疹块起病急骤,迅速波及他处,是因为(　)

答案:1. B　2. A

试题点评:本题主要是应掌握风邪致病的性质、特点和表现。由于风邪具有善行数变的特性,因此风邪侵犯人体致病时,其病位常多变而不定且发病急变化快。

　A. 风邪、湿邪　　　B. 寒邪、湿邪　　　C. 暑邪、燥邪　　　D. 风邪、暑邪　　　E. 风邪、热邪

3. 易伤津液的邪气是(　)

4. 易伤阳气的邪气是(　)

答案:3. C　4. B

试题点评:在分析本题要注意的问题是,ABCDE 答案中均有两种邪气,因此要找出他们的共同点,才能作出正确的判断。

　A. 痰饮六淫　　　B. 六淫七情　　　C. 七情饮食　　　D. 痰饮结石　　　E. 六淫疫疠

5. 同是病理产物的是(　)

6. 同是内因致病的是(　)

答案:5. D　6. C

试题点评:本题主要是抓住"同是"二字。在答案中,ABE 都不是同一种致病因素,或是外感与病理产物,或是外感与内伤,故都不能选择。

(三) C 型题

　A. 高热　　　　　B. 汗出　　　　　C. 两者都是　　　　　D. 两者都不是

1. 热邪伤人可见(　)

2. 燥邪伤人可见(　)

答案:1. C　2. D

试题点评:本题主要从热邪和燥邪的性质和致病特点去分析。热邪为阳邪,其性炎热,热邪伤人多见高热、烦渴、汗出等阳热症状,故应选择 C;燥邪性干燥,易伤津液,特别是肺脏津液,燥邪伤人多见津液不足、一派干燥的症状,故应选择 D。

　A. 疼痛　　　　　B. 肿块　　　　　C. 两者都是　　　　　D. 两者都不是

3. 瘀血病证的共同特点(　)

4. 结石的致病特点是(　)

答案:3. C 4. A

试题点评:瘀血和结石都是病理产物和有形之邪,瘀血的致病特点表现为疼痛、出血、肿块,所以正确选择为 C;而结石的致病特点是疼痛,故应选择 A。

(四) X 型题

1. 痰饮和瘀血属于(　　)

　　A. 病理性产物　　　B. 致病因素　　　C. 内伤病因　　　D. 外感病因　　　E. 精神状态

答案:A、B

试题点评:本题主要从痰饮和瘀血在致病因素中的归类来分析。中医学中把致病因素分为外感致病因素、内伤致病因素和其他致病因素,痰饮和瘀血是病理性产物,属于其他致病因素的范畴,因此 A 和 B 的答案符合他们的归属。

2. 过劳包括(　　)

　　A. 劳力过度　　　B. 劳神过度　　　C. 安逸过度　　　D. 饮酒过度　　　E. 房劳过度

答案:A、B、E

试题点评:本题的关键词是"劳"。过劳指过度劳累,主要是劳力过度、劳神过度、房劳过度,所以正确的答案是 A、B、E。

(五) 判断题

1. 根据三因学说,七情属于内因。　　　　　　　　　　　　　　　　　　　　　　　(　　)

答案:√

试题点评:三因学说是指外因(外感致病因素)、内因(内伤致病因素)和不内外因(其他致病因素)。内因(内伤致病因素)又称情志致病因素,是指喜怒郁思悲恐惊七种能造成人体气机紊乱,脏腑阴阳气血失调,产生疾病的情志。所以本题是正确的。

2. 饮食不节包括饮食偏寒偏热和五味偏嗜两方面。　　　　　　　　　　　　　　　(　　)

答案:×

试题点评:本题的分析点是"不节"。不节为饮食的量和次数的不规律,比如过饥或过饱,进食间隔的时间过长或过短。而饮食偏寒偏热和五味偏嗜不属于饮食不节的内容,因此应判错。

(六) 填空题

1. 在六淫中,_____邪致病有明显的季节性。

答案:暑

试题点评:六淫之邪致病常与季节有关,如春天多风病、秋季多燥病,但其他季节也可发生,在风寒暑湿燥火中,只有暑邪有明显的季节性,而其他季节不可能受暑为患。

2. 病理产物形成的病因包括有_____、_____、_____等。

答案:痰饮　瘀血　结石

试题点评:本题应该理解为:哪些病理产物可导致人体产生疾病。痰饮、瘀血、结石是在疾病过程中形成的病理产物,这些病理产物停留在人体内又成为引发新的病证的病因,因此,中医上称之为"继发性致病因素"。

(七) 名词解释

五志化火

答案:指情志刺激,在一定条件下可形成火热证候。

试题点评:本题主要是指情志变化对脏腑功能的影响。长期的情志失调,会使人体气机紊乱,脏腑功能发生障碍而出现烦躁、易怒、失眠、口苦等火热证候。

(八) 问答题

1. 七情内伤与六淫致病有何不同?

答案:六淫是外感致病因素,多从肌表口鼻侵入人体;七情内伤则直接影响相应的内脏,使脏腑气机逆乱,气血失调而致病。

试题点评：本题主要从二者入侵的途径、致病特点去分析。六淫侵犯人体多从口鼻皮毛而入，具有从外感受、明显的季节性、地区性、相兼性的特点；七情是直接作用于有关内脏而发病，具有影响气机、损伤五脏、关系疾病变化的特点。

2. 六气与六淫有何不同？

答案：风、寒、暑、湿、燥、火在正常情况下称为"六气"，是自然界六种正常的气候变化，当气候变化超过了一定的限度，如六气的太过和不及，而出现非其时有其气，以及气候变化过于急剧，使机体不能与之相适应，导致疾病的发生，这种情况下的六气便称为"六淫"。

试题点评：本题的关键词是"气"和"淫"。两者的含义不同，六气是自然界六种正常的气候变化，六淫是指风、寒、暑、湿、燥、火六种足以使人产生疾病的异常气候。即尽管内容一样，但前者是正常的含义，后者是异常的表示。

第五章　中医护理相关的诊法

中医的诊法主要包括望、闻、问、切四个方面的内容，简称为"四诊"。中医在临床上，主要是通过观察外表现象来推测内脏的变化，并以此认识病理本质的，因此望、闻、问、切这四种诊法对于中医诊断来说十分重要，但其各有所长，临诊时必须四诊合参。

第一节　望　诊

中医的望诊类似于现代医学的"视诊"（inspection），望诊内容主要包括全身和局部两部分。中医的望诊与现代医学的"视诊"相比，在很多方面有其特殊性。

一、望神

神的含义有广义和狭义之分。广义的神，是指整个人体生命活动的外在表现，亦可说就是生命；狭义的神，即神志、神明，由心所主，是指人的精神、意识、思维活动。

神的表现范围虽广，而望神的重点主要在目光、表情和动态，其中又突出地表现于目光。

（一）得神

得神亦称有神，是精气充足、神旺的正常表现，虽病而正气未伤，精气未衰，属病轻，预后良好。

得神的临床特征是：面色荣润含蓄，神志清楚，语言清晰，表情丰富自然；目光明亮，灵活有神；动作灵动，体态自如；肌肉不削，呼吸调匀。

心主血脉，其华在面，且心藏神，故神清语明，面色荣润，表情丰富自然，是心的精气充足的表现；肝在体为筋，开窍于目，肾藏精主骨，故目光明亮，灵活有神，动作灵活，体态自如，是肝肾精气充足的表现；肺主气、司呼吸，脾主肌肉、四肢，故肌肉不削，呼吸调匀是脾肺精气充足的表现。

（二）少神

又称"神气不足"。其临床表现一般为精神不振，两目乏神，面色少华，肌肉松软，倦怠乏力，少气懒言，动作迟缓。提示正气不足，精气轻度损伤，机体功能较弱。多见于轻病或恢复期病人，亦可见于体质虚弱者。

（三）失神

失神亦称无神，是精亏气损、神衰的表现，见于正气大伤、脏腑功能衰败之证，属病情严重阶段，预后不良。

失神的临床特征是：面色晦暗，目光无彩，瞳仁呆滞，精神萎靡，呼吸气微或喘促，肌肉瘦削，动作艰难，反应迟钝，甚则神昏谵语，循衣摸床，撮空理线，或卒倒而目闭口张，手撒遗尿等。

（四）假神

假神是久病、重病的患者突然出现精神暂时好转的虚假表现。并非佳兆，为临终前的预兆。

临床特征：精神，患者原来精神萎靡、神志不清，突然出现精神转"佳"，神志清醒，欲见亲人。目光,原来目暗睛迷或目光呆滞,突然目光明亮;面色,原来枯槁晦暗,或苍白无华,突然出现两颧娇艳,红赤如妆。语言,原来语声低微,时断时续,少气懒言,突然出现语言不休,语声清亮。食欲,原本不欲食,而突然饮食增多,甚者暴食。

假神的出现是脏腑精气衰竭已极,阴不敛阳,阴阳即将离绝的危候。古人将这种现象比喻为残灯复明、回光返照,预示病人已处于垂危阶段。

得神、少神、失神、假神鉴别见表5-1。

表5-1　得神、少神、失神、假神鉴别表

观察要点	得　神	少　神	失　神	假　神
形色	形色如常,肌肉不削,面色明润含蓄,体态自然	面色少华,动作迟缓,气短懒言	形赢、色败、大肉消削,面色晦暗、暴露	突然颧赤如妆
眼神	活动灵敏,精彩内含,炯炯有神	反应迟钝	反应迟钝,目无精彩,目暗睛迷,瞳神呆滞	目光突然转亮
神志	不乱,语言清晰,动作如常,表情自然,灵敏	如常	神志不清,语言动作失常,昏迷烦躁或循衣摸床	神志突然转"清",言语不休、语声清亮,想见亲人
呼吸	呼吸调匀	—	呼吸异常	—
饮食	如常	如常		突然能食
临床意义	五脏精气充足,病中则正气未伤,病轻,预后良好	正气已伤,脏腑功能不足,多见于虚证	正气大伤,脏腑功能虚衰,病情严重,预后较差	是阴阳离绝的危候,临终先兆

二、望肤色

望肤色是指望面部、口唇、指甲、皮肤等处颜色。《灵枢·邪气脏腑病形篇》说:"十二经脉,三百六十五络,其血气皆上于面而走空(孔)窍。"这说明面色与内脏具有内在联系,故肤色应以望面色为主,望面部色泽可以了解脏腑气血之盛衰以及邪气之所在。

表5-2　五色主病表

颜色	五　行	五　脏	主病及机理	特　点
青	木	肝	主风	面色青
			主痛	阵发性
			主寒	青黑
			主血瘀,瘀阻血脉	青紫
红	火	心	主实热	皮肤通红
			主虚热	颧部潮红
			戴阳证	面红如妆

续　表

颜色	五行	五脏	主病及机理	特　点
黄	土	脾	湿证,湿邪阻遏,气血受困,发为肤黄	黄而垢
			黄疸,湿郁发黄,发为阳黄	黄如橘子
			主虚,为脾虚,生化之源不足,荣血亏损	淡黄消瘦
			主虚,为脾虚水湿不运聚为痰饮	淡黄浮胖
白	金	肺	主虚,阳虚血虚,荣血亏损,宗气推动无力,气血不充;气虚, 主脱血,血脉空虚	㿠白 淡白 淡白黄瘦 白而无华
黑	水	肾	主虚寒	肤色黧黑
			主水饮,肾虚水泛,气血受困	黑而干焦
			主血瘀,瘀阻经脉	眼眶黑 紫黑

三、望形态

（一）望形体强、弱、胖、瘦

强指身体强壮,弱是身体衰弱。如骨骼粗大、胸廓宽厚、肌肉充实、皮肤润泽等,是强壮的征象;骨骼细小、胸廓狭窄、肌肉瘦削、皮肤枯燥等,是衰弱的征象。

胖是肥胖,并非健壮;瘦指瘦削,亦非正常。胖而能食,为形盛有余;肥而食少,是形盛气虚,多为脾虚有痰。胖人大腹便便,每易聚湿生痰,易患中风暴厥之症。形瘦食多,为中焦有火;形瘦食少,是中气虚弱。瘦人阴虚,血液衰少,相火易亢,故易患劳嗽。

（二）望体型与体质

体质的分类比较复杂,但较为一致的看法是将人的体质分为阳脏人、阴脏人和阴阳平和人三类。阳脏人多为阴虚阳盛之体质,体型特点是偏于瘦长,即头长、颈细长、肩狭窄、胸廓平坦狭长,身体姿势多呈前屈;阴脏人多为阳虚阴盛之体质,体型特点多偏于矮胖,即头方圆、颈短粗、肩宽平、胸廓宽短而圆,身体姿势多呈后仰;阴阳平和人则无偏胜偏衰,气血调匀,得其中正,体型特点也适中。不同体质特点,与疾病发生有一定的关系,如前述"肥人多痰,瘦人多火",它多决定着对某种病因的易感性和发生疾病的倾向性,因而形成人群中的个体差异。

（三）望姿态

阳证、热证、实证者,多以动为主,可见卧时面常向外,时作转侧,喜仰卧伸足,揭衣弃被,不欲近火,坐卧不宁,烦躁不安;阴证、寒证、虚证病人,多以静为主,可见卧时面常向内,蜷缩成团,不欲转侧,喜加衣被,喜卧少坐。坐而喜伏,多为肺虚少气;坐而喜仰,多属肺实气逆;但坐不得卧,卧则气逆,多为咳喘肺胀,或水饮停于胸腹。坐则神疲或昏眩,但卧不得坐,多为气血俱虚,或夺气脱血。坐而欲起,多为水气痰饮所致;坐卧不安,是烦躁之征,或腹满胀痛之故。

四、望斑疹

斑,色红,点大成片,平摊于皮肤下,摸不应手。疹,形如粟粒,色红而高起,摸之碍手。

（一）斑

1. 阳斑　通称发斑，是温病邪入营分、血分所呈现的一种症状。在这个过程中也可以发疹。多由于热郁肺胃，充斥内外，营血热炽，透于肌表。从肌肉而出则为斑，从血络而出则为疹。

斑疹布点稀少，色红、身热，先从胸腹出现，然后延及四肢，同时热退神清，是邪气透泄的佳兆，是轻证、顺证。若布点稠密，色现深红或紫黑，并且斑疹先从四肢出现，而内延胸腹，同时大热不退，神志昏迷，为正不胜邪，邪气内陷，是重证、逆证。斑疹色黑而晦滞焦枯，较危重。

2. 阴斑　多由内伤气血亏虚所致。其斑点大小不一，大者如钱如环，小者如点，隐隐稀少，色多淡红或暗紫，发无定处，出没无常，但头面背上则不见，神志多清醒，同时兼见脉细弱，肢凉等诸虚症状。

（二）麻疹

麻疹是儿童常见的传染病。发作之前见咳嗽喷嚏，鼻流清涕，眼泪汪汪，耳冷，耳后有红丝出现。发热三四日，疹点出现于皮肤，从头面到胸腹四肢，色似桃红，形如麻粒，尖而稀疏，抚之触手，逐渐稠密。

1. 顺证　发热，身有微汗，疹出透彻，色泽红润，依出现的先后逐渐回隐，身热渐退。

2. 逆证　壮热无汗，疹点不能透发，色淡红而暗（风寒外闭），或赤紫暗滞（热毒内盛），或白而不红（正气虚陷）。若疹点突然隐没，神昏喘息，是疹毒内陷。

五、望小儿指纹

望小儿指纹适用于 3 岁以内的小儿，抱小儿向光，医师用左手握小儿食指，以右手大拇指用力适度从命关向气关、风关直推，推数次，络脉愈推愈明显，便于观察。小儿指纹与成人诊寸口脉具有相同的诊断意义。

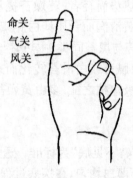

图 5-1　小儿食指三关图

小儿指纹是手太阴肺经的分支，按部位可分为风、气、命三关。食指第一节为风关，第二节为气关，第三节为命关。正常指纹为红黄隐隐于食指风关之内。

其临床意义可概括为：① 纹色辨寒热，即红紫多为热证，青色主惊风或疼痛，淡白多为虚证；淡滞定虚实，即色浅淡者为虚证，色浓滞者为实证。② 浮沉分表里，即指纹浮显者多表证，指纹深沉者多为里证。③ 三关测轻重，即指纹突破风关，显至气关，甚至显于命关，表明病情渐重，若直达指端称为"透关射甲"，为临床危象。

六、望舌

望舌时患者应取正坐位或仰卧位,将舌自然伸出口外,舌体放松,舌面平展,舌尖略向下,充分暴露舌体。若舌体紧张或伸舌时间过长,均会影响舌部气血运行,出现假象。望舌的要领一是光线要充足,二是伸舌要自然,三是要辨别染苔,排除假象。如饮牛奶后可附有白苔,吃乌梅、橄榄可使舌苔变黑,吃蛋黄、橘子、核黄素可使舌苔变黄,刚饮水可使舌苔变湿润,刮苔或饮食摩擦可使舌苔由厚变薄等,都应注意辨别,以免误诊。

舌与脏腑有着密切的关系。一般认为,舌尖属上焦心肺;舌中属中焦脾胃;舌根属下焦肾;舌边属肝胆,左边属肝,右边属胆。

望舌包括望舌苔和舌质两方面。舌苔是舌面上附着的一层苔状物,由胃气所生;舌质亦称舌体,是舌的肌肉、脉络组织。望舌一般先看舌苔,后看舌质,并按照先舌尖,次舌中,后舌边、舌根的顺序进行观察,最后察看舌底络脉的变化。人体的正常舌象为淡红舌、薄白苔,舌苔和舌质的异常变化则构成病理舌象。

(一)舌苔

1. 苔色

(1)白苔:常见于表证、寒证。

薄白苔:是正常舌苔,也可见于外感表证或内伤杂病而无热者。外感病,苔薄白而润,多为风寒表证;薄白而滑,多为风湿表证;薄白而干,舌边尖红,多为风热表证,均因邪在肌表,尚未入里,故苔无明显变化。

白腻苔:多见于湿浊、痰饮及食滞尚未化热者。白厚黏腻苔,多见于湿温病,湿热留恋气分,湿重于热者。白滑腻苔,多见于寒湿、痰饮,由外感寒湿或脾虚湿盛,痰饮内停所致。

(2)黄苔:主里证、热证,由邪热熏蒸所致。

薄黄苔多见于表热证或里热证热势尚轻者;黄燥苔提示里热炽盛,津液大伤;黄腻苔多见于湿热证及痰热、痰火内盛者;但苔黄滑润而舌质淡白胖嫩者,多因阳虚水湿不化所致。

(3)灰黑苔:灰即浅黑色,故灰苔与黑苔同类,主热盛与寒极。

苔灰黑而润为阳虚寒盛,多由白腻苔或白滑苔转化而来,由阳虚寒盛或寒湿、痰饮内停所致。苔灰黑而燥,甚则生芒刺,为热极津枯之征,多由黄燥苔转化而来。但苔灰而干,亦可由阴虚火旺引起。

2. 苔质

(1)厚薄:舌苔的厚薄以"见底"、"不见底"为标准。透过舌苔能隐隐见到舌质者,为薄苔;不能见到舌质者,为厚苔。正常舌苔薄白均匀,在疾病过程中见到,提示病轻邪浅,多见于外感表证或内伤轻证。厚苔由胃气夹湿浊熏蒸,凝于舌面而成,故主邪盛入里,或内有痰饮、湿浊、食积。

(2)润燥:干湿适中,谓之润苔,见于正常人或虽病而津液未伤者。舌苔水分过多,扪及湿滑,伸舌欲滴,谓之滑苔。滑苔主寒、主湿,多由阳虚,气不化津,痰饮、水湿内停所致。舌苔望之干枯,扪之无津,谓之燥苔,多为津液耗伤,或热盛伤津,或阴液亏虚。若颗粒粗糙如砂石,扪及糙手,为糙苔;苔质地板硬,干燥裂纹,为燥裂苔。两者均由高热伤津引起。

(3)腐腻:苔质颗粒疏松,粗大而厚,似豆腐渣堆积舌面,揩之易去,谓之腐苔,多见于食积、痰浊。苔质颗粒细腻致密,紧贴舌面,刮之难去,谓之腻苔,由湿浊内蕴,阳气被遏所致,主湿浊、顽痰、痰饮、食积等病。若苔厚腻色黄,是湿热或痰热;苔滑腻而色白多为寒湿。

（二）舌质

1. 舌形

（1）胖瘦：舌体较正常舌为大，甚至伸舌满口，谓之胖大舌，多因津液停聚所致。舌淡白胖大，伴白腻或白滑苔者，多为阳气亏虚，津液不化，痰饮水湿内停；舌红而胖大，苔黄腻者，多为湿热困脾，脾失健运，津液不布，湿热痰饮上溢。

若舌体胖大，舌边有齿痕者，谓之齿痕舌，其临床意义与胖大舌相同。舌体肿大盈口，甚至不能回缩、闭口，谓之肿胀舌，多见于心脾热盛、酒毒攻心和中毒。舌体比正常舌瘦薄而小者，谓之瘦薄舌，主气血两虚和阴液亏虚。

（2）老嫩：舌质形色坚敛苍老，纹理粗糙，谓之苍老舌，多主实证。舌质浮胖娇嫩，纹理细腻，谓之嫩舌，多主虚证。

（3）裂纹舌：舌面上出现深浅不一、多少不等、各种形态的裂沟，谓之裂纹舌，多由热盛伤阴、血虚不润或脾虚湿浸所致。舌淡白而有裂纹者，多是血虚不润；红绛而有裂纹者，多属热盛伤津或阴虚液涸。但裂纹舌亦可见于正常人，随年龄的增长，出现率越高，应注意和病理性裂纹舌区别。

2. 舌态

（1）痿软舌：舌体软弱，屈伸无力，痿废不灵，谓之痿软舌，由阴亏血虚，筋脉失养所致。新病舌红干而痿，属热盛伤津。久病舌绛而痿，属阴液虚极；舌淡而痿，为气血俱虚。

（2）强硬舌：舌体强直板硬，转动不灵，以致言语謇涩，谓之强硬舌，亦称为舌强，多由风痰阻络或舌失津润所致。舌强而苔厚腻者，由风痰阻络引起，常见于中风先兆、中风及中风后遗症。

（3）颤动舌：舌体不自主地抖动震颤，谓之颤动舌。久病，舌淡白而颤动者，多因气血两虚或阳虚所致。外感热病、高热而舌颤者，为热极生风之兆。

（4）歪斜舌：伸舌时，舌体偏歪于一侧，多由风痰组络或风邪中络所致。

（5）吐弄舌：舌体伸出，久不回缩为吐舌。舌体反复伸出舐唇，旋即缩回为弄舌。舌红吐弄为心脾有热；舌紫绛吐弄为疫毒攻心；小儿弄舌是惊风先兆，或久病危候。先天不足，智能低下者，也可见弄舌。

3. 舌色

（1）淡白舌：舌体颜色较淡红舌浅淡，甚至全无血色，谓之淡白舌。多因血虚，或阳气虚无力行血，或寒凝经脉，血行不畅，不能上荣于舌所致，故主虚证或寒证。

（2）红绛舌：舌色比正常舌红者，谓之红舌；舌色深红者，谓之绛舌，两者均由热盛，迫动血行，舌体脉络充盈所致，故皆主热证。内伤杂病，舌红绛起芒刺，或兼黄燥苔，为实热证；若红绛少苔、无苔，或有裂纹，为虚热证。外感病，舌绛无苔，或伴有芒刺、红点者，为热入营血。

（3）青紫舌：色淡紫无红者为青舌，舌深绛而暗是紫舌，两者常常并见。青舌主阴寒，瘀血；紫舌主气血壅滞，瘀血。

在疾病过程中，舌质和舌苔从两个不同的侧面反映机体的病理变化。一般来说，舌质多反映脏腑气血的情况；舌苔多反映病邪和胃气的盛衰。不同疾病的舌象表现有不同的侧重面。如气虚或血虚患者，一般只有舌质的变化，而无明显的舌苔改变；伤食患者常只有舌苔变化，而无明显的舌质改变。但临床上较常见的是舌质和舌苔都发生变化，而且两者的变化一般是一致的，如实热有时会出现舌质和舌苔变化不一致的情况，但却都是疾病本质的客观反映，如青紫舌黄滑苔，是体内已有瘀血，而又食积化热。因此，观察舌象时应将舌质和舌苔互验合参，而不可偏执一端。

4. 瘀点、瘀斑　瘀点、瘀斑均是舌黏膜下出血的征象。瘀点常出现在细络周围,瘀斑常在舌系带两侧出现。瘀点、瘀斑的出现往往早于皮下出血,是内出血的早期信号。

5. 其他　应注意观察舌腹面黏膜的色泽、质地,有无白斑、溃疡等。

第二节　闻　诊

中医的闻诊包括现代医学的"听诊"(auscultation)和"嗅诊"(olfactory examination)。

一、听声音

病变声音及临床意义见表5-3。

表5-3　病变声音及临床意义

听　声　音	临　床　意　义
高亢洪亮	实证热证
轻低细小	虚证寒证
重浊嘶哑	新病为外感表证,久病为肺肾阴虚或虚劳

（一）语言

语言能力发生变化,可出现各种不同情况:

谵语:神志不清、语无伦次、声音高亢,多为热扰心神之实证。

郑声:神志不清、声音细微、语多重复、时断时续,多为心气大伤、精神散乱之虚证。

独语:喃喃自语、喋喋不休、逢人则止,属心气不足之虚证,或痰气郁结、清窍阻蔽所致。

狂言:精神错乱、语无伦次、不避亲疏,多为痰火扰心。

言謇:舌强语謇,言语不清,多见于中风。

（二）发声

烦躁多言、语音洪亮高亢或重浊而粗,多属实证热证;静默懒言、语声低微细弱,多属虚证寒证;语声重浊或声音嘶哑,多为外感风寒或风热犯肺,或见于形体瘦弱的肺肾阴亏、虚劳之证。小儿惊呼阵发、声尖高亢,多见于惊风;小儿夜啼,多因惊恐、虫积、饥饱不调而致;呻吟不已、哀号啼叫,多为疼痛引起;鼾声重重、手撒尿遗,多见于中风危候。

（三）呼吸

呼吸有力,声高气粗而促,多为实证或热证;呼吸气微声低且慢,多属虚证寒证;呼吸急促而气息微弱,为元气大伤之危重症候;呼吸气粗但呼吸不均匀,或时断时续,乃久病之人肺肾之气欲绝的表现。

呼吸急促,甚则鼻翼煽动、张口抬肩、难以平卧,称之为喘;喘气时喉中有哮鸣声的称之为哮。哮喘有虚实之分,实喘者,发作较急,呼吸喘促,胸满声高气粗,气以呼出为快,多为病邪壅塞肺气;虚喘者,来势较缓,呼吸喘促,气怯声低,吸少呼多,气不得续,吸入为快,动则喘甚,为肾不纳气或肺气虚衰。

上气:气促咳嗽、气逆喉间,多为痰饮内停,或阴虚火旺、气道壅塞而致。

太息:时发长吁短叹,以呼气为主,多为情志抑郁、肝不疏泄所致。

（四）咳嗽

有声无痰为咳，有痰无声为嗽，有痰有声为咳嗽。咳声重浊有力，多属实证；咳声低微无力，多属虚证；痰白而清者，多为外感风寒；痰黄而黏稠，多为肺热；干咳无痰或只有少量稠痰，多属燥邪伤肺或阴虚肺燥；咳即痰出，或吐白色泡沫者，为痰饮。

咳声及临床意义见表5-4。

表 5-4 咳声及临床意义

咳　　声	临床意义
暴咳声哑	肺　实
咳声低弱，久咳声哑	虚　证
咳声重浊	外　感
咳嗽阵发，连声不绝	百日咳
咳如犬吠	白　喉

（五）呕吐

胃气上逆，有声有物从口中吐出为呕吐。有声无物为呕，有物无声为吐。呕吐来势徐缓、呕声低微无力者，多属虚证或寒证；呕吐来势较猛、呕声响亮有力，多属实证或热证。

（六）呃逆

气逆于上，自咽喉出，不能自主，即称呃逆，俗称"打呃"，由胃气上逆所致。呃声高亢而短、响亮有力，多属实证热证；呃声低沉而长、气弱无力，多属虚证寒证。久病呃逆，呃声短促低微，时断时续是胃气衰败的危重征象。

嗳气，俗称"打饱嗝"，也由胃气上逆引起，多见于饱食后，由宿食不化、肝胃不和、胃虚气逆等原因造成。

二、嗅气味

1. 口气　口气酸馊者是胃有宿食；臭秽者，是脾胃有热，或消化不良；腐臭者，可为牙疳或内痈。

2. 汗气　汗有腥膻味为湿热蕴蒸；若单独腋下汗臭者，多为狐臭，是先天性疾病，亦为湿热郁蒸所致。

3. 痰涕气味　咳唾浊痰脓血，味腥臭者为肺痈；鼻流浊涕，黄稠有腥臭为肺热鼻渊。

4. 二便气味　大便酸臭为肠有积热；大便溏薄味腥为肠寒；矢气奇臭为宿食积滞；小便臭秽黄赤多为湿热；小便清长色而无臭为虚寒。

5. 经带恶露之气味　白带气味臭秽，多为湿热；带下清稀腥臊，多为虚寒。

第三节 问 诊

问诊（inquiry）是通过对病人或陪诊者进行有目的地询问，了解疾病的起因、发展及治疗与调护经过、现在症状和其他与疾病有关的情况，以诊察疾病的方法。其在四诊中占有重要的地位，是每个医护人员必须掌握的基本功。问诊的内容一般包括：① 一般情况，如姓名、年龄、性别、婚姻、民族、职业、籍贯、现住地址等；② 主诉；③ 现病史、起病情况、病程情况、治疗与调护情况等,生活习惯、饮食嗜好、劳逸起居、婚姻生育情况等;④ 既往病史;⑤ 个人史:出生地与居留地;⑥ 家族史:即病人直系亲属的健康状况。问病人的现在症状,是问诊的主要内容,是辨证的重要依据。中医学对全面症状的问诊极其重视,所问内容极为详细,对各种症状的临床意义有深刻认识。明代医学家张景岳在总结前人问诊要点的基础上写成《十问歌》,后人又将其略作修改,补充为:"一问寒热二问汗,三问头身四问便,五问饮食六问胸,七聋八渴俱当辨,九问旧病十问因,再兼服药参机变,妇女尤必问经期,迟速闭崩皆可见,再添片语告儿科,天花麻疹全占验。"《十问歌》的内容言简意赅,可作为问诊的参考。但在实际问诊中,还必须围绕主诉重点询问现在证候,根据病人的具体病情灵活地询问。

一、问寒热

寒、热是患者的主观感觉,寒或热的产生主要决定于病邪的性质和机体阴阳盛衰这两个方面。一般来说,邪气致病时,寒邪多致恶寒,热邪多致恶热。机体阴阳失调,阳盛则发热,阴盛则畏寒;阴虚阳亢亦发热,阳虚阴寒则怕冷。

中医有一些独特的寒热概念,如恶寒、畏寒、五心热等。凡患者感觉怕冷,甚则加衣被或近火取暖后,仍觉寒冷的,称为恶寒;虽怕冷,但加衣被或近火取暖后有所缓解的,称为畏寒,又称形寒;患者怕风,遇风难耐,皮毛耸立,但加衣帽或居密室,便无所恶,称为恶风;患者自觉身体某一局部有发热的感觉,双侧手足心及前胸脘交界之心口的五个地方感觉发热,则称为五心烦热。

恶寒、畏寒的鉴别见表5-5。

表 5-5　恶寒与畏寒鉴别表

主　症	兼　症	病　机	证　型
恶寒　寒冷感,虽多覆被加衣近火取暖仍不能解其寒	伴发热	阳气受遏	表寒证
畏寒　经常怕冷感,但加衣被或近火取暖可以缓解	无发热	阳气虚衰	里虚寒证

(一)恶寒发热

疾病初期即有恶寒发热,是表证的特征。若恶寒重、发热轻,为外感风寒的特征;发热重、恶寒轻,为外感风热的特征;发热轻而恶风,多属外感风邪、伤风表证。

(二)但寒不热

患者只觉得畏寒而不发热,属虚寒证,久病畏寒多为阳气虚衰,如是新病畏寒,多为寒邪直中。

(三)但热不寒

患者发热不恶寒但恶热,称为但热不寒。临床上又有以下几种不同情况:

1. 壮热　患者高热不退,不恶寒,反恶热,多因里热炽盛,常伴烦渴、多汗。

2. 潮热　发热如潮,有定时,称潮热。如日晡潮热者,多为阳明腑实证;午后潮热,入夜加重,或骨蒸痨热者,多为阴虚;午后热盛,身热不扬者,多见于湿温病;身热夜盛者,也可见于温热病热入营血。

3. 低热　发热日期较长,但热度仅较正常体温略高,大多在37~38℃,常见于阴虚、气虚、情志不畅所致的发热。

（四）寒热往来

恶寒与发热交替而作,称为寒热往来,乃正邪交争于半表半里,互为进退之象。若寒战与壮热交替,发有定时,每日一次,或每两三日一次,多为疟疾。

二、问汗

汗液是阳气蒸化阴液出于体表(腠理)而成。问汗可以辨邪正盛衰、腠理疏密和气血盈亏。问汗应注意询问汗之有无、时间、部位、性质、多少等方面。

（一）有汗、无汗

在中医表证的辨证论治中,有汗、无汗常可作为一个重要的鉴别要点。出汗与恶寒发热并见,舌苔薄白、脉浮缓,属表虚证;出汗伴有咽痛、舌边尖红、舌苔薄黄、脉浮数,属风热表证;发热恶寒而无汗者,属表寒证,因寒性凝敛,汗孔闭塞而致无汗;风、热为阳邪,其性开泄,使腠理疏松而汗出。

大汗伴壮热烦渴者,属实热里证;若大汗淋漓,但伴有脉微肢冷、神疲气弱,多属阳虚气脱的重证,这种出汗又称"绝汗"。汗热而味咸,脉细数无力,多为亡阴之证;汗凉而味淡,脉微欲绝者,多为亡阳之证。

先恶寒战栗,继而全身大汗者为战汗,多见于急性热病正邪剧烈交争之时,为疾病的转折点。汗出热退,脉静身凉为邪去正复之吉兆;汗出身热、烦躁不安、脉来急促为邪盛正衰之危候。

（二）汗出时间

不因外界环境因素的影响而白昼时时汗出,动辄益甚,称为自汗,多因气虚卫阳不固所致;寐中汗出,醒来自止者,称为盗汗,多属阴虚征象。自汗或盗汗是以汗出过度为主要表现的病证,自汗常伴气虚,盗汗常伴阴虚内热等症状。

（三）汗出部位

出汗仅局限于头部,多由上焦邪热或中焦湿热郁蒸所致。若头汗见于老人气喘时,或在大病之后头额部出汗,多为虚证。半侧身体出汗,多为风痰或风湿阻滞经脉,使营卫不调或气血不和而汗出。若手足心出汗过多,又见口干咽燥、便秘尿黄,则多见于阴经郁热熏蒸所致。

三、问疼痛

应着重询问疼痛的性质、部位及时间等,用以分析引起疼痛的原因和病机。

（一）疼痛的性质

1. 胀痛　由气机运行不畅所致,其特点是痛而且胀,胀重痛轻,部位不定,在嗳气或矢气后能减轻。胀痛可在机体很多部位出现,但以胸腹部最为常见。胀痛是气滞疼痛的一种表现,发生于胸胁部为肝郁气滞;腹部多为胃肠气滞;头部为肝阳上亢或肝火上炎。

2. 刺痛　疼痛如针刺或刀割样,常由瘀血引起。疼痛固定不移、拒按,常在胸胁、小腹、胃脘部出现。

3. 隐痛　疼痛不剧烈,但绵绵不休,多因精血亏虚、阴寒内生,气血运行滞涩所致。常见于头、脘、腹、腰等部位的虚性疼痛。

4. 游走痛和固定痛　痛处走窜,病位游移者为游走痛,多因气滞或风胜所致。痛处固定者,多由血瘀引起,常发于胸胁脘部。

5. 冷痛与灼痛　冷痛常因寒邪阻络或阳虚所致;灼痛多因邪热亢盛而致。

6. 绞痛　疼痛较剧烈，且有阵发性加重及随后的缓解过程，常因有形实邪阻滞气机或阴寒之邪凝滞气机所致。

7. 重痛　一般疼痛不剧烈，但常伴疼痛部位的沉重感。多由湿邪困阻、气机不畅所致。

8. 酸痛　多见于肢体部位，常由湿阻引起，而腰膝酸痛多属肾虚。

（二）疼痛的部位

1. 头痛　头为诸阳之会，脑为髓之海，五脏六腑之气血均上会于头部。痛连项背，病在太阳经；痛在前额或连及眉棱骨，病在阳明经；痛在两颞或太阳穴附近，病在少阴经；头痛而重，腹满自汗，为太阴经病；头痛连及脑齿，指甲微青，为少阴经病；痛在巅顶，牵引头角，气逆冲，甚则作呕，为厥阴经病。由外感邪气、痰浊、瘀血阻滞，或上扰清阳所引起的头痛多为实证；气血津液亏损，不能上荣于头，导致脑海空虚，这种头痛多属于虚证。

2. 胸痛　多为心肺之病。常由热邪壅肺、痰浊阻肺、气滞血瘀、肺阴不足引起，多见于肺痨、肺痈、胸痹等证。

3. 胁痛　多与肝胆疾病有关。常因肝气郁结、瘀血停滞、肝胆湿热、肝阴不足、水饮内停所致。

4. 胃脘痛　多因胃寒、胃热、食滞、肝气犯胃等所致。

5. 腹痛　脐以上为大腹，属脾胃；脐以下为小腹，属肾、膀胱、大小肠及胞宫；小腹两侧为少腹，是肝经经脉所过之处。从疼痛的部位不同，可以推测属于哪个脏腑的病变。

腹痛有虚实寒热之分，一般喜暖为寒，喜凉为热；拒按为实，喜按为虚。由寒凝、热结、气滞、血瘀、食积、虫积引起者多为实证；由气虚、血瘀、阴虚、阳虚所致，多为虚证。

6. 腰痛　多见于肾的病变。由风寒湿邪阻塞或瘀血阻络所致者，多为实证；因肾精不足或阴阳虚损不能温煦、滋养而致者，常为虚证。

7. 四肢痛　痛在关节、经络或肌肉，多见于痹证。风邪偏盛，剧痛喜暖者，为痛痹；湿邪偏盛，重着而痛者，为湿痹；热邪偏盛，红肿疼痛者，为热痹。疼痛独见于足跟，甚则牵及腰背酸痛者，多属肾虚。

8. 周身痛　新病乍起，感受风寒湿邪者，多为实证；久病不愈的周身痛，多为虚证，常由气血亏虚、经气不利所致。

四、问饮食与口味

食欲、食量、口渴、口味、冷热喜恶、呕吐与否等情况，有助于对胃气有无及脏腑虚实寒热的判断。

（一）食欲与食量

食欲减退，食少纳呆者，或为脾胃气虚，或为内伤食滞，或为湿邪困脾；厌食脘胀、嗳腐吞酸，多为食停胃脘；喜热食或食后有饱感，多为脾胃虚寒；厌食油腻、胁胀呕恶，可见于肝胆湿热、横逆犯胃；消谷善饥者，多为胃火炽热伴有多饮多尿者，多见于消渴病；饥不欲食者，常为胃阴不足所致。小儿嗜食异物，如泥土、纸张、生米等，可见于虫积、疳积证；食入即吐，其势较猛，多属胃中实火上逆；朝食暮吐，暮食朝吐，多因脾胃虚寒；吞咽艰涩，哽噎不顺，胸膈阻塞者，可见于噎膈证；久病重病，厌食日久，突然思食、索食、多食，为脾胃之气将绝之"除中"证，属"回光返照"之象。

（二）口渴与饮水

口渴与否可以反映人体津液盛衰及输布状况。口渴见于津液已伤，或水湿内停而不能上承。渴喜冷饮为热盛伤津;喜热饮为寒湿内停、气化受阻;渴不多饮,或水入即吐者,可见于痰饮水湿内停,或湿热内困、水津不能上承;口干欲饮水而不欲咽者,多为瘀血之象;多饮多尿者,可见于消渴。

（三）口味

要询问患者口中有无异常的味觉或气味。口苦常因胃热胃火,或肝胆湿热所致;口甜而腻多见于脾胃湿热;口淡多见于脾胃虚寒,或水湿内停;口酸多见于肝胃不和;口咸多见于肾虚内热;口腻多见于脾胃湿阻;口臭多见于胃火炽盛,或肠胃积滞;口腥多见于肺胃血络损伤、咳血呕血者;口有尿味可见于尿毒攻心。

五、问二便

二便可以反映脾胃、大肠的寒热虚实及肺、肾、膀胱等脏腑的情况,主要从次数、便量、性质、颜色、气味经及便时有无疼痛、出血等方面着手。

（一）问小便

小便由津液所化,与肾阳和膀胱的气化有关。小便色黄赤而短少者,多属热证;尿色白而清长者,多属寒证;尿频量多而色白,为下焦虚寒;尿频尿急而色赤,甚至尿血尿痛,多为膀胱湿热;夜间遗尿或尿失禁,多为肾气不固、膀胱失约。

多尿且多饮而消瘦者,多为消渴;尿频数而不畅,或尿流中断,有砂石排出者,为石淋;老人膀胱胀满、小便不利或癃闭,多因肾气虚弱或血瘀湿热所致;产妇尿闭,常因血瘀或胞宫膨大压迫膀胱所致;重病之中癃闭无尿,或神昏遗尿,为阳气外脱、精气衰败之凶兆。

（二）问大便

便秘有寒热虚实之分。实热者,多为热邪炽盛,腑气不通,伴腹胀满闷,痛而拒按,苔黄而干;实寒者,多为寒邪阻遏阳气而致腑气不通,伴腹痛拒按,身冷苔白;老人、产妇或久病之人,因气虚、阴血亏损,使大便成无水之舟而难以排出,大便燥结,硬如羊粪。

大便次数增多,便质溏薄或呈稀水状,称为泄泻,也有寒热虚实之分。湿热泄泻,见大便黄褐色、臭秽,腹痛肠鸣、肛门灼热;寒湿泄泻,见泻如稀水,便色淡黄而气味腥臭;食滞泄泻,可见吐泻交作,吐物酸臭,泻下臭秽。

六、问睡眠

失眠为阳不入阴、神不守舍之故。其表现有不易入睡,或睡而易醒不能再睡,或睡而不酣,易于惊醒,甚至彻夜不眠。失眠的原因有虚实之分,虚者或心血不足、心神失养,或阴虚火旺、内扰心神;实证可由邪气内扰,或气机失调,或痰热食滞等引起。

嗜睡为睡意很浓,时时欲睡,眠而不醒,精神不振,头沉困倦。实证多由痰湿内盛、困阻清阳所致;虚证多因阳虚阴盛或气血不足造成。

七、问经带

对妇女应了解月经、带下、妊娠、产育等情况。

对于月经,要注意初潮、末次月经年龄或绝经年龄,月经的周期、行经天数、经量、经色、经质,以及有无闭经或经期腹痛等情况也要了解。月经先期或量多,常为脾不统血,或邪热迫血;月经后期或量少,多为血海不充,或气滞血瘀,或寒凝血瘀;痛经者,常由气滞、血瘀、寒凝、阳虚或气血两虚等引起。

带下要注意了解色、量、质、气味等情况。如白带量多质稀如涕,淋漓不绝者,多为脾肾阳虚,寒湿下注;带下色黄,质黏臭秽,多属湿热下注;带下有血,赤白夹杂,多属肝经湿热,或湿热下注。

八、问小儿

小儿应从其父母处了解出生前后的情况,还要注意其预防接种及传染病的接触史。小儿常见的致病因素有感受外邪、受惊吓、饮食不节等。

问诊的方法技巧与获取病史资料的数量和质量有密切的关系,它涉及一般的交流技能、收集资料、医患关系、医学知识、仪表礼节以及提供咨询和教育病人等多方面。在不同的临床情景,也要根据不同的情况采用相应的方法和某些技巧。问诊开始时,医生应主动创造一种宽松和谐的环境以解除患者不安心理。注意保护病人隐私,最好不要当着陌生人开始问诊。一般从礼节性的交谈开始,尽可能让患者充分地陈述和强调他认为重要的情况和感受,切不可生硬地打断患者的叙述,甚至用医生自己主观的推测去取代患者的亲身感受。提问时要注意系统性和目的性,杂乱无章的重复提问会降低患者的信心和期望。要避免使用医学术语,与病人交谈,必须用常人易懂的词语代替难懂的医学术语。

特殊情况下,如有时患者缄默不语,甚至不主动叙述其病史,并不意味着病人没有求医动机和内心体验,这可能是由于疾病使患者对治疗与调护丧失信心或感到绝望所致。对此,医师应注意观察病人的表情、目光和躯体姿势,为可能的诊断提供线索;另一方面,也要以尊重的态度,耐心地向病人表明医师理解其痛苦,并通过言语和恰当的躯体语言给病人以信任感,鼓励其客观的叙述病史。如果病人不停地讲,医生不易插话及提问,一个问题引出一长串回答,由于时间的限制及患者的回答未得到要领,常使采集病史不顺利。对此,应注意以下技巧:① 提问应限定在主要问题上;② 根据初步判断,在病人提供不相关的内容时,巧妙地打断;③ 让患者稍休息,同时仔细观察患者有无思维奔逸或混乱的情况;④ 分次进行问诊,告诉患者问诊的内容及时间限制等,但均应有礼貌、诚恳地表述,切勿表现不耐心而失去患者的信任。重症晚期患者可能因治疗与调护无望而有拒绝、孤独、违拗、懊丧、抑郁等情绪,应特别关心。对听力损害或聋哑人,相互理解常有困难,可用简单明了的手势或其他体语;谈话清楚、大声、态度和蔼、友善;请患者亲属、朋友解释或代述,同时注意患者表情。必要时做书面提问和交流。因体力、视力、听力的减退,部分病人还有反应缓慢或思维障碍,可能对问诊有一定影响,应注意先用简单清楚、通俗易懂的一般性问题提问;减慢问诊进度,使之有足够时间思索、回忆,必要时作适当的重复;注意患者的反应,判断其是否听懂。

第四节　切　诊

切诊包括脉诊和按诊,医生利用手指端的触觉,在患者的一定部位进行触、摸、按、压,通过这些外在体征而来了解病情的变化。

一、脉诊

心主血脉,心脏搏动把血排入血管,形成脉搏。血行于脉中,还须各脏腑的协调和配合,如肺朝百脉,脾统血,肝藏血、主疏泄,调节循环血量,肾藏精、精化血等。因此,根据脉象的变化,可以了解疾病相关的一些信息。

脉诊最好时间是清晨,让病人取坐位或半卧位或正卧位,手臂放平和心脏近于同一水平,直腕,手心向上,并在腕关节背垫上布枕,以便于切脉。

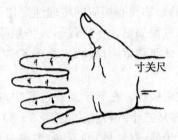

图 5-2　诊脉寸关尺部位图

诊脉下指时,首先用中指按在掌后高骨内侧关脉部位,接着用食指按关前的寸脉部位,无名指按关后的尺脉部位,三指应呈弓形,指头平齐,以指腹按触脉体,用指腹感觉较为灵敏。布指的疏密要和病人的身长相适应,对身高臂长者,布指宜疏;对身矮臂短者,布指宜密。部位取准之后,三指平布,同时用力按脉,称为总按。为了重点地体会某一部脉象,也可用一指单按其中一部脉象,如诊寸脉时,微微提起中指和无名指;诊关脉则微提食指和无名指;诊尺脉,则微提食指和中指。用轻指力按在皮肤上叫举,又叫浮取或轻取;用重指力按在筋骨间,叫按,又叫沉取或重取;指力不轻不重,还可亦轻亦重,以委曲求之叫寻。

一呼一吸叫做一息,诊脉时,医生的呼吸要自然均匀,用一呼一息的时间去计算病人脉搏的至数,每次诊脉必满五十动,即每次按脉时间,每侧脉搏跳动不应少于五十,每次候脉时间以3~5 分钟为宜。

(一) 正常脉象

正常脉象是三部有脉,一息四至(相当于 72~80 次/分),不浮不沉,不大不小,从容和缓,柔和有力,节律一致,尺脉沉取有一定力量,并随生理活动和气候环境的不同而有相应正常变化见附图。正常脉有胃、神、根三个特点。

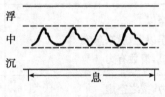

图 5-3　正常脉象图

胃:胃为水谷之海,后天之本,是人体营卫气血之源,人之死生,决定于胃气的有无,所谓"有胃气则生,无胃气则死"。因此,脉亦以胃气为本,如《灵枢·终始篇》所说:"邪气来也紧而疾,谷气来也徐而和"。总的说来,正常脉象不浮不沉,不快不慢,从容和缓,节律一致,是为有胃气。即使是病脉,不论浮沉迟数,但有徐和之象,便是有胃气。诊察胃气的盛衰有无,对判断疾病的进退凶吉有一定的临床意义。

神:脉贵有神,心主血而藏神,脉为血之府,血气充盈,心神便健旺,脉象自然有神。脉神的形态是柔和有力,即使微弱的脉,微弱之中不至于完全无力的为有神;弦实的脉,弦实之中仍带有柔和之象的为有神。总之,脉之有胃、有神,都是具有冲和之象,有胃即有神,所以有胃、有神的脉象形态是一致的。

根:肾为先天之本,是人体脏腑组织功能活动的原动力,肾气足,反映于脉象必有根。沉以候肾,尺以候肾,尺脉沉取应指有力,就是有根的脉象形态。

正常脉象随人体内外因素的影响而有相应的生理性变化。受气候的影响,有春弦夏洪、秋浮冬沉的变化。南方地处低下,气候偏温,空气湿润,人体肌腠缓疏,故脉多细软或略数;北方地热高,空气干燥,气候偏寒,人体肌腠紧缩,故脉多表现沉实。

（二）常见病脉及主病

疾病反映于脉象的变化,就叫病脉。在脉学发展过程中,由于医者切脉的体会不同,所以对脉象的命名也不一致。近代多从二十八种脉论述(表5-6)。如浮沉是脉位深浅的不同,迟数是速率快慢的不同,虚实是力量强弱(气势)的不同,洪细是形态粗细的不同,滑涩是搏动流利度的不同,弦紧濡是脉紧强度的不同,促结代是节律不同。

表 5-6　二十八脉分类比较表

脉纲	脉名	脉　象	主　病
浮脉类	浮脉	轻取即得,重取稍弱而不空	表证,亦主虚证
	洪脉	指下极大如波涛汹涌,来盛去衰	热邪亢盛
	濡脉	浮而细软	主盛,又主湿
	芤脉	浮大中空,如按葱管	失血伤阴
	革脉	弦急中空,如按鼓皮	亡血,失精
沉脉类	沉脉	轻取不应,重按始得	里证
	伏脉	重按推筋著骨始得	邪闭,厥证,痛极
	牢脉	沉按实大弦长	阴寒内实,疝气,癥瘕
	弱脉	柔细而沉	气血不足
迟脉类	迟脉	脉来迟慢,一息不足四至	寒证
	缓脉	一息四至,脉来怠缓	湿证,脾虚
	涩脉	往来艰涩,如轻刀刮竹	气滞血瘀,精伤血少
数脉类	数脉	一息五至以上	热证,亦主虚证
	疾脉	一息七至以上,脉来急疾	阳极阴竭,元气将脱
	动脉	脉短如豆,滑数有力	痛,惊
虚脉类	虚脉	举之无力,按之空虚	虚证,多为气血两虚
	微脉	极细极软,似有似无,至数不明	阴阳气血诸虚,阳虚危候
	细脉	脉细如线,但应指明显	气血两虚,诸虚劳损,主湿
	短脉	首尾俱短,不及本位	有力为气郁,无力为气损
实脉类	实脉	举按均有力	实证
	滑脉	往来流利,应指圆滑,如盘走珠	痰饮,食滞,实热
	紧脉	紧张有力,如转绳索	寒证,痛证,宿食
	长脉	首尾端直,超过本位	阳气有余,热证
	弦脉	端直以长,如按琴弦	肝胆病,痛证,痰饮,疟疾
节律不齐类	促脉	脉来急数,时见一止,止无定数	阳盛实热,气滞血瘀
	结脉	脉来缓慢,时见一止,止无定数	阴盛气结,寒痰血瘀
	代脉	脉来一止,止有定数,良久方来	脏气衰微,跌仆损伤
	散脉	浮散无根至数不齐	元气离散,脏腑之气将绝

（三）诊妇人脉

1. 月经脉　妇女左关尺脉，忽洪大于右手，口不苦，身不热，腹不胀，是月经将至。寸关脉调和而尺脉绝不至的，月经多不利。闭经：妇人闭经有虚实之分。尺脉虚细涩，是血少的虚闭证；尺脉弦涩，是实闭证。

2. 妊娠脉　妇人婚后，月经停止，脉来滑数冲和，兼有饮食异于平常，嗜酸或呕吐等现象者，才是妊娠真候。若午睡初起，脉必滑疾有力，不可误断为胎孕脉象。

（四）诊小儿脉

诊小儿脉与成人有所不同，小儿寸口部位狭小，难分寸关尺。后世医家有一指总候三部方法。

一指三部诊法：用左手握小儿手，对三岁以下的小儿，用右手大拇指按在高骨脉上，分三部以定息数；对四岁以上的小儿，则以高骨中线为关，以一指向两侧滚转寻三部；对七八岁者可以挪动拇指诊三部；对九至十岁以上者可以正常依寸关尺三部诊脉。

小儿脉象主病：三岁以下的，一息七八至为正常脉。五六岁的，六至为平脉，七至以上为数脉，四五至为迟脉。只诊浮沉、迟数、强弱、缓急，以辨别阴阳寒热表里、邪正盛衰，不详求二十八脉。浮数为阳，沉迟为阴，强弱可测虚实，缓急可测邪正。数为热，迟为寒。沉滑为痰湿，浮滑为风痰。紧主寒，缓主湿，大小不齐为滞。

小儿肾气未充，脉气止于中候。不论脉体或浮或沉，重按多不见。如重按乃见，便与成人的牢实脉同论。

二、按诊

（一）按虚里

虚里位于左乳下（4～5 肋间）心尖搏动处，正常情况下，按之应手，动而不紧，缓而不急，是宗气积于胸中的健康之象，或虽病而轻浅。

虚里搏动微弱而不显的，为不足，是宗气内虚；若搏动应衣，为太过，是宗气外泄。

按之弹手，洪大而搏，属于危重的证候。若见于孕妇胎前产后或痨瘵病者，应当提高警惕。小儿虚里搏动急剧，多为先天不足。

（二）按脘腹

主要通过手按来体察凉热、疼痛、胀满、软硬度及肿物等情况，以协助诊断疾病和辨证。

1. 察凉热　借以辨别疾病的寒热虚实。一般来说，腹冷、喜暖手按抚者，属虚寒证；腹部灼热、喜冷物按放者，属实热证。

2. 察疼痛　凡腹痛，喜按者属虚，拒按者属实；按之局部灼热，属实热证。

3. 察胀满　腹部胀满，按之有充实感，有压痛，叩之声音重浊的，为实满，古人称结胸，多因水气实邪结聚所致；腹部胀满，按之柔软，无压痛，叩之空声，为气胀，多属虚满，又称痞满，多因气滞肠胃所致。

（三）按经络腧穴

腧穴是经络气血在体表通过的重点部位，是五脏六腑之气转输的地方。凡某一脏腑有病，可以通过经络的联系而在其相应的腧穴处出现一定的反应，因此，通过按腧穴了解这些穴位的变化与反应，可帮助诊察与判断疾病。

腧穴的变化主要有压痛，或有敏感反应，或有结节、条索状物等。如肺病可在肺俞穴摸到结节或中府穴有压痛，肝病可在肝俞穴和期门穴有压痛，胃病在胃俞和足三里处有压痛，肠痈在上巨虚或阑尾穴处有压痛,胆道蛔虫腹痛,指压双侧胆俞则疼痛可缓解,其他腹痛则无效,故可以此协助鉴别诊断。

望、闻、问、切四个方面的内容,简称"四诊",是中医在几千年的临床诊察疾病的过程中总结出的这些外在信息与人体内在的宏观信息、内部病理之间的直接联系,这种联系往往不被现代医学所重视。中医通过四诊对病人的症状和体征进行全面了解和检查,收集与病人身体状况有关的资料,可为判断病情、辨别证候提供依据(图5-4)。四诊实际上是一个中医收集信息的过程,而且主要收集的是病人表现在外的各种信息。这些外在的信息,是人体内在疾病病理的表现,是客观的、可信的。中医望、闻、问、切"四诊"和现代医学视、触、叩、听"四诊"尽管在部分内容上有相似性,但意义大不同,中西医两种医学体系在诊断方面具有互补性。

学好本章的要点是多联系实际,多观察临床病例或标本、图片、多媒体课件,尽量在脑子里留下"图像"信息,而不仅仅是"文字"信息。同时要注意的是四诊是从不同角度收集病人的资料,不可偏废,要注意"四诊合参",为进一步分析病情、辨析证候做好准备。

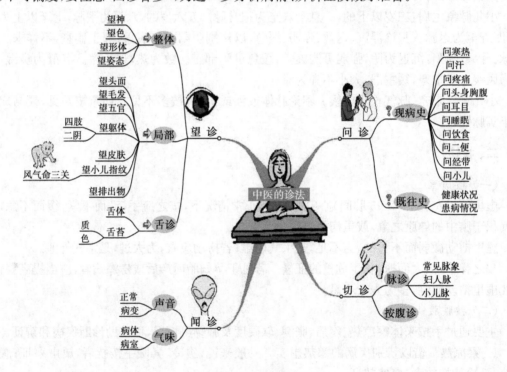

图 5-4　中医的诊法

典型习题解析指导

(一) A 型题

1. 望神重点观察的内容不包括( )

　　A. 眼神　　　　B. 皮肤　　　　C. 语言　　　　D. 气色　　　　E. 体态

答案:B

试题点评:本题在分析时要注意"不"字。望神主要是通过观察病人的精神好坏、反应是否灵敏、动作是否协调来判断病情的轻重,而精神、反应、动作常从人的眼神、气色、语言、体态上反映出来,不包括 B 选项的内容。

2. 下列哪项是观察舌体的内容(　　)

A. 胖瘦　　　　B. 厚薄　　　　C. 腻腐　　　　D. 有根　　　　E. 苔色

答案:A

试题点评:本题要求回答的是观察舌体的内容,而 B、C、D、E 都是舌苔的内容,因此 A 是正确的答案。

3. 在胸胁部按诊的目的是了解(　　)

A. 心肺脾的病变　B. 心肺肝的病变　C. 心肺肾的病变　D. 心肝肾的病变　E. 心肝脾的病变

答案:B

试题点评:本题关键是要明白题目要求的按诊部位及五脏的解剖位置。心肺同居胸部,肝位于右胁,故在胸胁部按诊的目的是了解心肺肝的病变。

(二) B 型题

A. 青色　　　　B. 赤色　　　　C. 黄色　　　　D. 白色　　　　E. 㿠白

1. 里实热证,面色呈现(　　)

2. 湿证之面色多呈现(　　)

答案:1. B　2. C

试题点评:寒证、痛证、瘀血、惊风面见青色,热证及戴阳证面见赤色,湿证面见黄色,虚证面见白色,其中阳虚面见㿠白色。

A. 薄黄苔　　　B. 淡黄苔　　　C. 深黄苔　　　D. 焦黄苔　　　E. 舌苔由白转黄

3. 提示邪已化热入里的是(　　)

4. 提示热极的是(　　)

答案:3. E　4. D

试题点评:黄苔主热证、里证。一般来说,黄色越深反映热邪越重,薄黄、淡黄苔为微热;深黄苔为热重;焦黄苔为热极。同时白苔主表证、寒证,舌苔由白转黄常提示邪由表入里,由寒化热。故本题正确选择为 E、D。

(三) C 型题

A. 滑脉　　　　B. 弦脉　　　　C. 两者均可见　　　D. 两者均不见

1. 主肝郁气滞的脉象是(　　)

2. 主痰饮内停的脉象是(　　)

答案:1. B　2. C

试题点评:本题主要从脉象的主病来分析。滑脉所主病证为痰饮、实热和食滞;弦脉所主病证为肝胆病、诸痛和痰饮。因此,我们不难看出,主肝郁气滞的脉象是弦脉;主痰饮内停的脉象是滑脉和弦脉两者均可见。

(四) X 型题

红舌多见于(　　)

A. 阴虚证　　　B. 心火上炎　　　C. 肝胆有热　　　D. 脾胃虚弱　　　E. 阳虚证

答案:A、B、C

试题点评:本题是从红舌所主的病证来分析。舌色红于正常为红舌,主热证(包括实热和虚热),因此,阴虚证、心火上炎、肝胆有热都可出现红舌。

(五) 判断题

1. 当脏腑有病时,面色可显露出相应的五色异常。　　　　　　　　　　　　(　　)

答案:√

试题点评:面色是指面部的颜色和光泽,正常情况下,它是脏腑气血的外荣,当脏腑发生病变时,面部的颜色就会出现异常,主要的有青、黄、赤、白、黑五色,根据事物属性归类认为,肝病多见青色,心病多见赤色,脾病多见黄色,肺病多见白色,肾病多见黑色。

2. 有痰有声为咳。　　　　　　　　　　　　　　　　　　　　　（　　）

答案：×

试题点评：本题主要从痰和声来判断咳和嗽。中医认为：有声无痰为咳，有痰无声为嗽，有痰有声为咳嗽，故应判其错。

(六) 填空题

1. 舌诊主要观察_____与_____的变化。

答案：舌质　舌苔

试题点评：舌诊主要是观察舌质与舌苔两个部分，观察舌质可了解人体正气的虚实，观察舌苔可辨别邪气的性质和病情的轻重。

2. 手足热者，属热证，多为_____或_____。

答案：阴虚　阳盛

试题点评：本题可从引起热证的原因去思考，即哪些原因会造成热证。最常见的是阳邪致病使阳偏盛产生的热证，或阴虚不能制阳出现的虚热证。

(七) 名词解释

盗汗

答案：睡时汗出，醒则汗止为盗汗。

试题点评：本题主要从"盗"上去分析。即这种汗是在人入睡后才出，醒后则不出，常常是阴虚内热的表现。

(八) 问答题

灰苔与黑苔各主何证？

答案：灰苔多主痰湿，里证；舌苔灰而润滑为寒湿内阻，或痰饮内停；灰而干燥，舌质红绛，为热盛伤津，或阴虚火旺。黑苔主里证，多见于病情较重者，苔黑干焦而红，多为实热内炽；苔黑燥裂，舌绛芒刺，为热极津枯；苔薄黑滑润，多为阳虚或寒盛；苔黑生刺，望之虽燥，但渴不多饮，舌质淡白，而嫩多为假热真寒；舌中黑燥或黑刺，可见于阳明腑实证；黑苔坚敛而起刺者，多为津枯液涸。

试题点评：本题主要从灰苔、黑苔所主的病证去思考，灰、黑苔主里证，多见于疾病的严重阶段，两者所主病证的性质相同，只是程度上有轻重，同时还必须结合舌质的变化来判断，如苔灰黑、舌质淡而湿润，多主寒极；苔灰黑、舌质红而干燥，多主热极。

第六章 中医辨证与护理评估

第一节 辨证概述

一、"证"的基本概念

辨证,具体是指将望、闻、问、切"四诊"所收集的临床资料运用中医学理论,进行综合、分析、判断,作出正确诊断的过程,并为治疗与调护用药与护理提供依据。在介绍辨证之前,首先要对"症"、"证"、"病"这三个既相关又不同的概念有一些了解。

证:即"证候",是指疾病发展过程中所表现出的一组综合征,是所有症状、体征的概括,也是病因、疾病性质、邪正情况等多方面病理特性的总体现。这些证候特点可反映出疾病某一阶段的病理变化本质,证比单纯的症状或病名都更全面、深刻、确切地揭示某阶段疾病变化的本质。

症:主要是指单一的症状,是疾病发展过程中出现的某一个临床表现,是病人众多主诉之一,如头痛即是症状,可出现在不同的疾病中,也可以由多种病因引起,其病机和疾病的性质可完全不同。

中医学中的病,是对在病史及临床表现上具有一定共同特征,不因患者个人和地域差异而改变的一组临床表现的定义。它通常是从总的方面反映人体功能、形质的异常变化或病理状态的诊断学概念,是对某种疾病矛盾运动全过程的综合概括;而证则是对疾病过程中某一时间段主要矛盾的概括,这就是病与证的主要联系与区别。过去由于无统一标准,故有些病以症状命名,如血证、黄疸、消渴等;有些病以病位命名,如胃痛、肝痛等;还有一些病以病因命名,如中暑、伤食等。

同一种病有时在不同人身上可以出现完全不同的临床表现,其证候不同,辨证治法也不同,称作"同病异治"。不同的疾病,在某些条件下也可以表现出类似的证候,此时病虽不同,但在某一阶段,辨证治法可以相同,称作"异病同治"。

中医辨证的关键是"辨",即辨别、分析;而"证"是各种症状、体征的综合。中医把对临床的证候进行认真分析、仔细辨别、去粗取精、去伪存真的诊断过程,称辨证。辨证是根据疾病不同阶段所表现的不同证候,进行分析、辨认,以确定疾病的部位深浅、病邪的性质、邪正的情况、具体病变的部位所在,以及疾病发展的不同阶段,为治疗与调护提供依据。辨病是根据对临床证候表现的分析作出判断,具体诊断疾病,以进一步了解疾病的不同病因及治疗与调护原则和方法。论治,是依据辨证的结果,选择和确定相应的治疗与调护原则和治疗与调护方法,它是论证和实施治疗与调护的过程。辨证是确定治则、治法的前提和依据;论治则是实施辨证的结果。治疗与调护效果又可检验辨证的正确与否。因此,辨证和论治是不可分割的两个环节,是理论和实际的有机结合,是理、法、方、药在临床上的融会运用。

中医诊断治疗与调护疾病,是既辨病又辨证,辨病与辨证相结合。辨证就是要辨识某一疾病的具体证候,只有首先着眼于证的分辨,才能有针对性地正确施治。而辨病则更有利于把握疾病的全过程，可以更有预见性地治疗与调护。所以，若把病名看成是前人用来编织疾病诊断模式的经线，证候就是罗织此模式的纬线，两者的准确结合和纵横交织便构成一幅清晰而完整的中医疾病诊断模式图，这就是辨病与辨证之间十分自然的相互关系。这种病证结合的诊断模式，显示了中医学的一个重要特点，其在世界医学领域中也是独具一格的。

辨证论治还十分强调因人、因病、因证而异，在众多因素中，人是最重要的环节，因为证候的产生是机体对各种病理因素的反映。"证"是因人而异的，中医辨证论治从证着手，正是强调了个体差异，因为我们面临的主要对象是患病的人，而不仅是所患的疾病。

中医认识疾病，虽然从症状和病着眼，注重病证的观察，但更强调对证候的辨析，而且把重点放在辨证上，辨证的关键在于抓住疾病的本质，以便更准确地治疗与调护疾病。中医的辨证方法很多，主要有八纲辨证、脏腑辨证、卫气营血辨证、六经辨证等。

二、辨证与中医护理评估

中医诊断体系对于中医护理评估有重要意义。所谓评估是通过对护理对象和相关事物进行全面的了解，作出准确的推断，为护理活动提供可靠的依据。中医护理的评估方法须在掌握中医基本理论的基础上，通过"望、闻、问、切"的手段，收集与病因、病位、病性有关的资料，为辨证施护提供依据。例如，患者烦躁、面色红赤、恶热喜冷、口渴欲饮、手足烦热、小便短赤、大便燥结、舌尖红、苔黄、脉数，则性质属热证，病位在心；表现纳呆腹胀、面色苍白、恶寒喜热、口淡不渴、手足厥冷、小便清长、大便溏薄、舌淡苔白、脉沉迟，则性质属虚寒证，病位在脾胃。在评估病性和病位的同时，还要了解发病原因是与感受"风、寒、暑、湿、燥、火"之邪有关，还是因"喜、怒、忧、思、悲、恐、惊"过度，损伤相关脏腑，或由于饮食、劳倦、外伤所致等。这样在得出正确的中医评估的基础上，才能为"寒者热之"、"热者寒之"、"虚则补之"、"实则泻之"的护理法则提供可靠的依据。护理人员对患者的临床表现应能运用中医理论正确判断，临床实践中须在熟练掌握中医基本理论的基础上，加强与患者的沟通，提高观察能力，不断积累经验，才能真正掌握具有中医特色的评估技能。

三、各种辨证体系简介

辨证的方法很多，如八纲辨证、病因辨证、气血津液辨证、脏腑辨证、经络辨证、六经辨证、卫气营血辨证与三焦辨证等，其中八纲辨证是各种辨证的总纲；病因辨证着重从病因角度去辨别证候，可以看成是外感病辨证的基础；六经辨证是《伤寒论》辨证论治的纲领；卫气营血辨证和三焦辨证是外感病中"温病"的辨证法；经络辨证、气血津液辨证及脏腑辨证适用于杂病各科辨证。各种辨证方法从不同的角度和层次对疾病的本质进行剖析，不同的疾病需选用不同的辨证方法，才能得到最佳、最能指导临床治疗与调护的诊断结论。本书只介绍最常用的八纲辨证、脏腑辨证和体质辨证。

第二节　辨证施护的特性

一、辨证是施护的基础

辨证施护是中医护理的基本特点,是中医学对疾病的一种特殊的研究和护理方法。临床上,有时可见到一种病包括几种不同的证,也可见到不同的病在其发展过程中可以出现同一种证,在护理时可以在辨证施护原则的指导下,采用"同病异护"和"异病同护"的方法护理。

(一)同病异护

所谓同病异护是指一种病,由于发病的时间、地区以及病人机体反应性不同,或处在不同的发展阶段,所表现的证不同,施护的方法亦各异。以感冒为例,由于发病和季节不同,施护方法也不同。如果夏季感冒,由于感受暑湿之邪(暑多夹湿),护理应采用一些祛暑化湿的方法,如室内注意通风凉爽,饮食可给清热利湿之品,如西瓜、绿豆汤、番茄、苦瓜等,忌生冷、油腻和辛辣等助湿化热之物;如果是冬令时节感冒,宜采用中药温热服,给生姜红糖葱白汤等热饮以助药力,服药后覆盖衣被,使其周身微微汗出,而达汗出表解之功效。可见,同属感冒病,由于其发病季节不同,而施护的方法也不一样。又如风温,在发病的不同阶段而施护方法也各异。如风温初起,邪在卫分,病位在表,宜用发汗解表的护理原则。若邪热进入肺胃的气分证时,由于病邪由表入里,护理上应用"清"的护理方法,从室温、饮食、服药等方面应用清凉的措施,对高热不退者可采用物理降温法;当热入营血证时,护理上应防变,预防并发病的发生;当热病后期、余热未尽时,护理上重在"调"字上,通过调养使疾病得到痊愈。

(二)异病同护

所谓异病同护是指不同的病,在其发展过程中,由于出现了相同的病机,因而也可采用同一方法护理。比如,久痢脱肛、子宫下垂是不同的病,但如果均表现为中气下陷证,都可采用同样的升提中气的护理方法,如用黄芪、党参炖母鸡,薏苡仁粥,茯苓粥等益气健脾之品;注意休息,避免过劳,以培育中气;采用针刺百会、关元、足三里、长强穴,以补中益气;保持会阴部清洁,用五倍子、白矾煎水熏洗以促使回纳等。由此可见,中医护理主要的不是着眼于"病"的异同,而是着眼于病机的区别和"证"的不同。相同的病机和证可采用基本相同的护理方法;不同的病机和证要采用不同的施护措施。所谓"证同护亦同,证异护亦异",实质是由于"证"的概念中包含着病机在内的缘故。这种针对疾病发展过程中不同质的矛盾用不同的方法去解决的护理方法,就是辨证施护的精神实质。

二、强调个体特异性

辨证论治十分重视人、病、证三者之间的辨证关系,强调因人、因病、因证而异,从中医学的整体观念出发,辨证的内容是多方面的,除了发病原因、发病经过、当前临床表现外,发病的时间、地点以及患者的性别、年龄、体质和地方风土、季节、气候等都包括在内,证就是综合上述各个方面而作出的关于疾病本质的判断,因此辨证论治的重点是因人而异的"证"。中医辨证论治从证入手正是强调了个体差异,由于中医辨证论治所面临的主要对象是患病的人,而不仅仅是所患的疾病,病同而人异故可见病同而证异。所以"天下有同此一病,而治此则效,治彼则不效,且不唯无效,……则以病同而人异也。夫七情六淫之感不殊,而受感之人各殊,或气体有强弱,质性有阴阳,生长有南北,性情有刚柔,筋骨有坚脆,肢体有劳逸,年力有老少,奉养有膏粱藜藿之殊,心境有忧劳和乐之别,更加天时有寒暖之不同,受病深浅之各异。一概施治,则病情虽中,而于人之体,迥乎相反,则利害亦相反矣。故医者必细审其人之种种不同,而后轻重缓急,大小先后之法,因之而定"(徐大椿《病同人异论》)。

三、强调恒动观念

恒动观念要求人们在临床护理时不断把握患者出现的新情况、新变化,随时调整处方用药与护理,以期药证相合,取得良好疗效。张仲景在《伤寒论》中就太阳病证这一类情况,列出相关处方 75 首,许多方下还列有加减法,这就是在治疗与调护用药与护理上贯彻恒动观念,以变应变的典范。因此,要求医者治疗与调护时,应根据不断出现的新情况、新变化,随时调整治则、治法,修正处方,以期药与证合,取得良好效果。

综上所述,辨证论治既是指导临床工作的基本法则,又是诊断治疗与调护疾病的具体方法。辨证论治的过程就是中医理论与实践相结合的过程,他是中医学术体系的精华,努力学习并掌握辨证论治,是中医医学生的基本功。

第三节　八纲辨证施护体系

八纲,就是表、里、寒、热、虚、实、阴、阳八个辨证的纲领。医生对通过诊法所获得的各种病情资料,运用八纲进行分析综合,从而辨别病变位置的浅深、病情性质的寒热、邪正斗争的盛衰和病证类别的阴阳,以作为辨证纲领的方法,称为八纲辨证。

八纲是从各种具体证候的个性中抽象出来的带有普遍规律的共性,即任何一种疾病,从大体病位来说,总离不开表或里;从基本性质来说,一般可区分为寒或热;从邪正斗争的关系来说,主要反映为实和虚;从病证类别来说,都可归属于阳或阴两大类。因此,疾病的病理变化及其临床表现尽管极为复杂,但运用八纲对病情进行辨别归类,则可起到执简驭繁的作用,所以八纲是辨证的纲领。

一、表里辨证

表里是辨别病位外内浅深的一对纲领。从病位上看,身体的皮毛、腠理、经络相对为外,脏腑、骨髓相对为内。外有病属表,病较轻浅;内有病属里,病较深重。

（一）表证

表证是六淫等邪气经皮毛、口鼻侵入机体,正气(卫气)抗邪所表现的病位浅在肌肤的证候。表证主要见于外感疾病初期,具有起病急、病情较轻、病程较短的特点,以恶寒(或恶风)发热、头身疼痛、脉浮、苔薄白为主要表现,或见鼻塞、流清涕、喷嚏、咽喉痒痛、微咳等症。

（二）里证

里证是指病变部位在脏腑所致的证候。里证的成因有三种情况:一是表证不解,病邪内传,形成里证;二是外邪直接入里,侵犯脏腑等部位;三是情志内伤、饮食劳倦等因素,直接损伤脏腑。里证与表证相对而言,范围非常广泛,可以说凡不是表证的特定证候,一般都可属于里证的范畴,即所谓"非表即里"。里证多见于外感病的中、后期阶段或内伤疾病之中。

二、寒热辨证

寒热是辨别疾病性质的纲领。寒热是阴阳偏盛偏衰的具体表现。

（一）寒证

阴盛可表现为寒的证候，阳虚亦可表现为寒的证候，故寒证有实寒证、虚寒证之分。感受外界寒邪，或过服生冷寒凉所致，起病急骤，体质壮实者，多为实寒证；因内伤久病，阳气耗伤而阴寒偏胜者，多为虚寒证，即阳虚证。主要临床表现有恶寒、畏冷、喜暖，口淡不渴，肢冷蜷卧，痰、涎、涕清稀，小便清长，大便稀溏，面色白，舌淡苔白而润，脉紧或迟等。

（二）热证

阳盛可表现为热的证候，阴虚亦可表现为热的证候，故热证有实热证、虚热证之分。火热阳邪侵袭，或过服辛辣温热之品，或体内阳热之气过盛所致，病势急而形体壮者，多为实证；因内伤久病，阴液耗损而虚阳偏胜者，多为虚热证，即阴虚证。主要临床表现有发热，恶热喜冷，口渴欲饮，面赤，烦躁不宁，痰涕黄稠，小便短黄，大便干结，舌红苔黄、干燥少津，脉数等。

（三）寒热证鉴别要点

辨别寒证与热证应对疾病的全部表现进行综合观察，包括恶寒发热及对寒热的喜恶，口渴与否，面色的赤白，四肢的温凉，二便、舌象、脉象等方面，其中舌质的淡白或红是辨别寒证与热证的最重要依据（表6-1）。

表6-1 寒证、热证鉴别表

证型	面色	四肢	寒热	口渴	大便	小便	舌 象	脉象
寒证	苍白	清凉	怕冷	不渴	稀溏	清长	舌淡苔白润	迟
热证	红赤	燥热	发热	口渴饮冷	秘结	短赤	舌红苔黄干	数

三、虚实辨证

实与虚是用以概括和辨别邪正盛衰的两个纲领。实主要指邪气盛实，虚主要指正气不足。实证宜攻邪，虚证宜补正，虚实辨证是治法上确定补正或者祛邪的依据。

（一）实证

实证是对人体感受外邪，或疾病过程中阴阳气血失调，体内病理产物蓄积所形成的各种临床证候的概括。因此，风邪、寒邪、暑邪、湿邪、热邪、疫毒为病，痰、饮、水气、食积、虫积、气滞、血瘀、脓等病理改变，一般都属实证的范畴。实证为主的病证以邪气充盛、停积为主，但正气尚未虚衰，有充分的抗邪能力，故邪正斗争一般较为剧烈，而表现为有余、强烈、停聚的特点。

（二）虚证

虚证是对人体正气不足，脏腑功能衰退所产生的各种虚弱证候的概括。人体正气包括阳气、阴液、精、血、津液、营、卫等，故阳虚、阴虚、气虚、血虚、津液亏虚、精髓亏虚、营卫气虚等，都属于虚证的范畴。根据正气虚损的程度不同，临床又有不足、亏虚、虚弱、虚衰、亡脱之类模糊定量描述。

虚证的形成可以由先天禀赋不足导致，但主要是由后天失调和疾病耗损所产生，如饮食失调，营血生化之源不足；思虑太过，悲哀卒恐，过度劳倦等，耗伤气血营阴；房室不节，耗损肾精元气；久病失治、误治，损伤正气；大吐、大泻、大汗、出血、失精等致阴液气血耗损等。

（三）虚证与实证的鉴别要点

辨别虚证与实证也应对疾病的全部表现进行综合观察，包括病程的长短，体质的壮弱，各种形态，二便、舌象、脉象等方面，其中舌脉是辨别虚证与实证的最重要的客观依据（表6-2）。

表 6-2　虚证、实证鉴别表

证型	病程	体质	形　态	二　便	舌　象	脉象
虚证	久病	虚弱	倦怠乏力、气弱懒言	大便稀溏,小便清长	舌嫩苔少	无力
实证	新病	壮实	精神兴奋,声高气粗	大便秘结,小便短赤	舌老苔厚	有力

四、阴阳辨证

阴阳学说在辨证诊断上的应用,主要有两个方面。

（一）阴阳是类证的纲领

由于阴、阳分别代表事物相互对立的两个方面,故疾病的性质、临床的证候,一般都可归纳入阴或阳的范畴,因而阴阳辨证是基本的辨证大法。根据阴阳学说中阴与阳的基本属性,临床上凡见兴奋、躁动、亢进、明亮等表现的表证、热证、实证,以及症状表现于外的、向上的、容易发现的,病邪性质为阳邪致病、病情变化较快等,一般都可归属为阳证。凡见抑制、沉静、衰退、晦暗等表现的里证、寒、虚证,以及症状表现于在内的、向下的、不易发现的,病邪性质为阴邪致病、病情变化较慢等,可归属为阴证。

由于阴阳是对各种病情从整体上作出最基本的概括,八纲中的阴阳两纲又可以概括其余六纲,所以说阴阳是证候分类的总纲,阴阳是辨证归类的最基本纲领。

（二）阴阳有具体的辨证内容

阴阳辨证又包含有具体的辨证内容,其主要者有阳虚证、阴虚证、阴盛证、阳盛证以及亡阳证、亡阴证等。此外,阳亢证、虚阳浮越证等,亦可是阴阳失调的病理变化。

（三）阳虚证

阳虚证是指体内阳气亏损,机体失却温煦,推动、蒸腾、气化等作用减退所表现的虚寒证候,属虚证、寒证的性质。阳虚证的临床表现,以经常畏冷,四肢不温,口淡不渴,或渴喜热饮,可有自汗,小便清长或尿少浮肿,大便溏薄,面色白,舌淡胖,苔白滑,脉沉迟(或为细数)无力为常见证候,并可兼有神疲、乏力、气短等气虚的证候。阳虚证多见于病久体弱者,病势一般较缓。

（四）阴虚证

阴虚证是指体内津液精血等阴液亏少而无以制阳,滋润、濡养等作用减退所表现的虚热证候,属虚证、热证的性质。阴虚证的临床表现,以形体消瘦,口燥咽干,潮热颧红,五心烦热,盗汗,小便短黄,大便干结,舌红少津少苔,脉细数等为证候特征,并具有病程长、病势缓等虚证的特点。

（五）亡阳证

亡阳证是指体内阳气极度衰微而表现出阳气欲脱的危重证候。亡阳证的表现,以冷汗淋漓、汗质稀淡、神情淡漠、肌肤不温,手足厥冷,呼吸气微,面色苍白,舌淡而润,脉微欲绝等为证候特点。

（六）亡阴证

亡阴证是指体液大量耗损,阴液严重亏乏而欲竭所表现出的危重证候。亡阴证的表现,以汗热味咸而黏、如珠如油,身灼肢温,虚烦躁扰,恶热,口渴欲饮,皮肤皱瘪,小便极少,面色赤,唇舌干燥,脉细数疾等为证候特点。

第四节　脏腑辨证施护体系

脏腑辨证是在认识脏腑生理功能和病理特点的基础上,将四诊所收集的症状、体征及有关病情资料,进行综合分析,从而判断疾病所在的部位,病因、病性等,为临床治疗与调护提供依据的辨证归类方法。简而言之,即以脏腑为纲,对疾病进行辨证。

一、心与小肠病辨证

心病的证候有虚实之分。虚证多由思虑劳神太过,或先天不足,脏气虚弱,久病伤心,导致心血虚、心阴虚、心气虚、心阳虚、心阳暴脱;实证多由痰阻、火扰、寒凝、气郁、瘀血等原因,导致心火亢盛、心脉痹阻、痰蒙心神及痰火扰神证。临床以惊悸、怔忡、心痛、心烦、失眠、多梦、健忘、神昏、神志错乱、脉结代或促、舌痛、舌疮等为心病的常见症。心火下移小肠见小便赤涩、灼痛。

（一）心血虚证

心血虚证是指由于心血亏虚,不能濡养心脏所表现的证候。

【临床表现】　心悸,头晕,失眠多梦,健忘,面色淡白或萎黄,唇、舌色淡,脉细弱。

【机理分析】　本证多因脾虚生血之源亏乏,或失血过多,或久病失养,或劳心耗血所致。

心血不足,心失所养,心动失常,故见心悸;血不养心,心神不安,则见失眠、多梦。血虚不上荣于头、面,故见头晕、健忘、面色淡白或萎黄,唇舌色淡。血少脉道失充,故脉细无力。本证以心悸、失眠及血虚证为审证要点。

（二）心阴虚证

心阴虚证是指由于心阴亏损,虚热内扰所表现的证候。

【临床表现】　心烦心悸,失眠,多梦,或见五心烦热,午后潮热,盗汗,两颧发红,舌红少津,脉象细数。

【机理分析】　本证多因思虑太过,暗耗心阴,或因热病后期,耗伤阴液,或肝肾等脏阴亏累及于心所致。

心阴亏少,心失所养,心动失常,故见心悸;心失濡养,且虚热扰心,心神不宁,则心烦、失眠、多梦;阴不制阳,虚热内生,故五心烦热,午后潮热、盗汗、颧红,舌红少津;脉细数,为阴虚内热之象。本证以悸烦不宁,失眠多梦及阴虚证为审证要点。

（三）心气虚证

心气虚证是指由于心气不足,鼓动无力,表现以心悸为主症的虚弱证候。

【临床表现】　心悸,气短,精神疲惫,活动后加重,面色淡白,或有自汗,舌质淡,脉虚。

【机理分析】　本证多由于素体久虚,或久病失养,或因年高脏气衰弱等原因所致。

心气虚,鼓动无力,故见心悸;气虚卫外不固,故自汗;功能活动衰减,故气短、神疲;动则气耗,故活动劳累后诸症加剧;气虚运血无力,气血不充,故面色淡白、舌淡、脉虚。本证以心悸及气虚证为审证要点。

（四）心阳虚证

心阳虚证是指由于心阳虚衰,鼓动无力,虚寒内生所表现的证候。

【临床表现】　心悸怔忡,心胸憋闷或痛,气短,自汗,形寒畏冷,面色㿠白,或面唇青紫,舌质淡胖或紫暗,苔白滑,脉弱或结代。

【机理分析】　本证常由心气虚进一步发展而来。

心阳虚衰,鼓动无力,心动失常,故轻则心悸,重则怔忡;胸阳不展,故心胸憋闷,气短;温运血行无力,心脉闭阻不通,则见心痛;阳虚温煦失职,故见形寒肢冷;卫外不固则自汗;运血无力,血行不畅,故见面色㿠白或面唇青紫,脉或结或代或弱;舌质淡胖或紫暗,苔白滑,为阳虚寒盛之象。本证以心悸怔忡、胸闷和阳虚证为审证要点。

（五）心阳虚脱证

心阳虚脱证是指心阳衰极,阳气暴脱所表现的危重证候。

【临床表现】　在心阳虚证表现的基础上,更见突然冷汗淋漓,四肢厥冷,呼吸微弱,面色苍白,或心痛剧烈,口唇青紫,脉微欲绝,甚或神志模糊,昏迷不醒。

【机理分析】　本证常是心阳虚证进一步发展的结果,亦有因寒邪暴伤心阳或痰瘀阻塞心窍所致者。

阳气衰亡,不能卫外则冷汗淋漓;不能温煦肢体,故四肢厥冷。心阳衰,宗气泄,不能助肺以利呼吸,故呼吸微弱;阳气不足,温运血行无力,脉道失充,故面色苍白;若血行不畅,瘀阻心脉,则见心痛剧烈,口唇青紫。阳衰,心失温养,神散不收,致神志模糊,甚则昏迷;脉微欲绝,为阳气外亡之征。本证以心阳虚和亡阳的临床表现为审证要点。

（六）心火亢盛证

心火亢盛证是指由于心火内炽所表现的实热证候。

【临床表现】　心烦失眠,面赤口渴,身热,便秘溲黄,舌尖红绛,苔黄,脉数。或见口舌赤烂疼痛,或见小溲赤、涩、灼、痛,或见吐血、鼻衄,甚或狂躁谵语,神志不清等。

【机理分析】　本证多因情志抑郁,气郁化火,或火热之邪内侵,或过食辛热、温补之品,久蕴化火,内炽于心所致。

心火内炽,侵扰心神,故见心烦失眠;火邪伤津,故口渴,便秘,尿黄;火热炎上则面赤,舌尖红绛;血行加速,则脉数。若以口舌生疮、赤烂疼痛为主症者,也称为"心火上炎证";若兼小便赤、涩、灼、痛者,则为心热下移小肠;若吐血、鼻衄表现突出者,则又为心火迫血妄行;若出现狂躁谵语,神志不清者,则为热邪蒙闭侵扰心神之重症。总之,本证以神志症状及舌、脉出现火热炽盛之象为审证要点。

（七）心脉痹阻证

心脉痹阻证是指由于瘀血、痰浊、阴寒、气滞等因素阻痹心脉,而出现以心悸怔忡,胸闷,心痛为主症的一类证候。

【临床表现】　心悸怔忡,心胸憋闷作痛,痛引肩背内臂,时作时止;或见痛如针刺,舌暗或有青紫斑点,脉细涩或结代;或为心胸闷痛,体胖痰多,身重困倦,舌苔白腻,脉沉滑;或遇寒痛剧,得温痛减,形寒肢冷,舌淡苔白,脉沉迟或沉紧;或疼痛而胀,胁,常喜太息,舌淡红,脉弦。

【机理分析】　本证多因正气先虚,心阳不振,有形之邪阻滞心脉所致。因其成因之不同,又有瘀阻心脉证、痰阻心脉证、寒凝心脉证、气滞心脉证等名。

心阳不振,失于温养,心动失常,故见心悸怔忡;阳气不宣,血行无力,心脉痹阻,故心胸憋闷疼痛;手少阴心经之脉直行上肺出腋下,循内臂,故痛引肩背内臂。

瘀阻心脉的疼痛以刺痛为特点,伴见舌暗,或有青紫色瘀斑瘀点,脉细涩或结代等瘀血内阻的症状;痰阻心脉的疼痛以闷痛为特点,患者多见体胖痰多,身重困倦,苔白腻,脉沉滑等痰浊内盛的症状;寒凝心脉的疼痛以痛势剧烈、突然发作、得温痛减为特点,伴见畏寒喜温、肢冷、舌淡苔白、脉沉迟或沉紧等寒邪内盛等症状;气滞心脉的疼痛以胀痛为特点,其发作往往与精神因素有关,常伴见胁胀、善叹息、脉弦等气机郁滞的症状。

本证以心悸怔忡、心胸憋闷作痛为审证要点,但因致痛之因有别,故应分辨疼痛特点及兼症以审证求因。

（八）痰蒙心神

痰蒙心神是指由于痰浊蒙蔽心神,表现以神志异常为主症的证候,又称痰迷心窍证,痰迷心包证。

【临床表现】 意识模糊,甚则昏不知人,或精神抑郁,表情淡漠,神志痴呆,喃喃独语,举止失常,或突然昏仆,不省人事,口吐涎沫,喉有痰声,并见面色晦滞,胸闷呕恶,舌苔白腻,脉滑。

【机理分析】 本证多由感受湿浊之邪,阻遏气机,或因情志不遂,气机郁滞,气不行津,津聚为痰,或痰浊挟肝风内扰,致痰浊蒙蔽心神所致。

痰浊蒙蔽心窍,神明失司,故见意识模糊,甚至昏不知人;气郁痰凝,痰气搏结,阻蔽神明,则见神志痴呆,精神抑郁,表情淡漠,喃喃独语,举止失常;若痰浊夹肝风闭阻心神,故突然昏仆,不省人事,口吐涎沫,喉中痰鸣;痰浊内阻,清阳不升,浊气上泛,故面色晦暗;胃失和降,胃气上逆,则胸闷作呕;舌苔白腻,脉滑,均为痰浊内盛之征。本证是以神志异常和痰浊内盛见症为审证要点。

（九）痰火扰神证

痰火扰神证是指由于火热痰浊侵扰心神,表现以神志异常为主的证候。

【临床表现】 发热烦躁,面赤口渴,气粗,便秘尿黄,或喉间痰鸣,胸闷,心烦不寐,甚则狂越妄动,打人毁物,胡言乱语,哭笑无常,或见神昏谵语,舌质红,苔黄腻,脉滑数。

【机理分析】 本证多因情志刺激,气机郁滞化火,煎熬津液为痰,或外感湿热之邪,蕴成痰火,或外感热邪,灼津为痰,致痰浊内扰引起。

痰火扰神有外感和内伤之分。外感热病中,痰火扰乱心神,见神昏谵语,躁扰发狂。里热蒸腾上炎,则面红目赤,呼吸气粗;热灼津伤,便秘尿黄;痰火内盛,吐痰黄稠,或喉间痰鸣,痰阻气机则胸闷;舌红,苔黄腻,脉滑数,均为痰火内盛之象。内伤杂病中,痰火内盛,闭扰心神,轻则心烦失眠,重则发狂,胡言乱语,哭笑无常,狂越妄动,打人毁物。本证以神志异常和痰火内盛的见症为审证要点。

（十）小肠实热证

小肠实热证是指小肠里热炽盛所表现的证候。

【临床表现】 心烦口渴,口舌生疮,小便赤涩,尿道灼痛,尿血,舌红苔黄,脉数。

【机理分析】 本证多由心热下移小肠所致。

心与小肠相表里,心火移热于小肠,故小便赤涩,尿道灼痛;热盛灼伤血络,故见血尿;舌红苔黄,脉数均为里热之象。本证以心烦,口舌生疮,小便赤涩疼痛为审证要点。

二、肺与大肠病辨证

肺病的证候主要有虚、实两类。虚证多因久病咳喘,或被他脏病变所累,导致肺气虚和肺阴虚。实证多因风、寒、燥、热等外邪侵袭和痰饮停聚于肺而成,其症状表现以咳嗽、喘促、咯痰、胸痛、喉疼及声音变异、鼻塞流涕,或水肿等为常见。大肠的病变,主要反映在传导功能失常,因而其主要表现一是大便的异常,如泄泻、便秘、下痢脓血等;二是腹胀、腹痛、肠鸣等腹部的症状。

（一）肺气虚证

肺气虚证是指由于肺功能减弱,其主气、卫外功能失职所表现的虚弱证候。

【临床表现】 咳喘无力,少气短息,动则益甚,咳痰清稀,语声低怯,或有自汗、畏风,易于感冒,神疲体倦,面色淡白,舌淡苔白,脉弱。

【机理分析】 本证多由久病咳喘,耗伤肺气,或因脾虚水谷精气化生不足,肺失充养所致。

肺气亏虚,宣肃失权,气逆于上,故咳喘无力;动则耗气,则咳喘益甚;津液不布,聚而为痰,随肺气上逆,则吐痰清稀。肺气虚,呼吸功能衰退,故少气短息,语声低怯;面色淡白,神疲体倦,舌淡苔白,脉弱,均为气虚功能衰减之象。若肺气虚,不能宣发卫气于肌表,腠理不密,表卫不固,故见自汗、畏风,且易受外邪侵袭而患感冒。本证以咳喘无力,吐痰清稀及气虚见症为审证要点。

(二)肺阴虚证

肺阴虚证是指由于肺阴不足,失于清肃,虚热内生所表现的证候。若虚热内扰之症不明显,则称为津伤肺燥证。

【临床表现】 干咳少痰,或痰少而黏,不易咯出,口燥咽干,形体消瘦,五心烦热,午后潮热,盗汗,颧红,或痰中带血,声音嘶哑,舌红少津,脉细数。

【机理分析】 本证多因燥热伤肺,或痨虫蚀肺,耗伤肺阴,或汗出伤津,阴津耗泄,或久咳不愈,耗损肺阴,渐致肺阴亏虚而成。

肺为娇脏,性喜清润,职司清肃,肺阴不足,虚热内生灼肺,以致肺热叶焦,失于清肃,气逆于上,故干咳无痰,或痰少而黏,难以咯出,甚则虚火灼伤肺络,络伤血溢,则痰中带血;肺阴不足,咽喉失润,且为虚火所蒸,以致声音嘶哑;阴虚不能制阳,虚热内生,故午后潮热,五心烦热;热扰营阴则盗汗;虚火上炎,故两颧发红;阴液不足,失于滋养,则口燥咽干,形体消瘦;舌红少津,脉细数,为阴虚内热之象。本证以干咳或痰少而黏和阴虚内热见症为审证要点。

(三)风寒犯肺证

风寒犯肺证是指由于风寒之邪,侵袭肺表,肺卫失宣所表现的证候。

【临床表现】 咳嗽,咳痰清稀,微有恶寒发热,鼻塞,流清涕,喉痒,或见身痛无汗,舌苔薄白,脉浮紧。

【机理分析】 本证多由外感风寒之邪,侵袭肺卫,致使肺气失宣而成。

肺合皮毛,且为娇脏,外感风寒,袭表犯肺,肺气被束,失于宣降,故咳嗽;肺津不布,聚成痰饮,随肺气逆于上,故咳吐痰液清稀;鼻为肺窍,肺气失宣,则鼻塞流涕;肺主气属卫,风寒束表,卫气不能外达,肌表失于温煦,故见微恶风寒,卫阳被遏则发热;寒邪凝滞经络,经气不利,故头身疼痛;寒性收引,腠理闭塞,故见无汗;舌苔薄白,脉浮紧,为感受风寒之征。本证以咳嗽,痰液清稀和风寒表证并见为审证要点。

(四)风热犯肺证

风热犯肺证是指风热邪气侵袭肺系,肺卫受病所表现的证候。

【临床表现】 咳嗽,痰稠色黄,鼻塞,流浊涕,发热微恶风寒,口微渴,或咽喉疼痛,舌尖红,苔薄黄,脉浮数。

【机理分析】 本证是因外感风热之邪,侵犯肺卫所致。

风热袭肺,宣发失司,故咳嗽;肺气失宣,鼻窍不利,津液为热邪所熏,故鼻塞、流浊涕;风热上扰,咽喉不利,故咽痛;肺主气属卫,肺卫受邪,卫气抗邪则发热;卫气郁遏,肌表失于温煦,故恶寒。热伤津液则口微渴;舌尖红,苔薄黄,脉浮数,为风热袭表犯肺之征。本证以咳嗽和风热表证并见为审证要点。

(五)燥邪犯肺证

燥邪犯肺证是指外感燥邪侵犯肺卫,肺系津液耗伤所表现的证候。又称燥气伤肺证,亦称肺燥(外燥)证。据其偏寒、偏热之不同,又有温燥、凉燥之分。

【临床表现】 干咳少痰,或痰黏难咯,甚则胸痛,痰中带血,口、唇、鼻、咽干燥,或见鼻衄,咯血,便干溲少,苔薄而干燥少津,发热,微恶风寒,无汗或少汗,脉浮数或浮紧。

【机理分析】 本证多因秋令之季,感受燥邪,耗伤肺津,肺卫失和,或因风温之邪化燥伤津所致。初秋感燥,燥偏热,多病温燥;深秋感燥,燥偏寒,多病凉燥。

肺喜润恶燥,职司清肃,燥邪犯肺,易伤肺津,肺失滋润,清肃失职,故干咳无痰,或痰少而黏,难以咯出,甚则咳伤肺络,而见胸痛咯血;"燥胜则干",燥邪伤津,失于滋润,则见口、唇、鼻、咽干燥;肠道失润,故大便干燥;尿源不足则溲少;燥邪袭卫,卫气不能外达,肌表失于温煦,故见微恶风寒,卫阳被遏则发热。若燥与寒并,寒主收引,腠理闭塞,故见无汗,脉浮紧;燥与热合,腠理开泄,则见少汗,脉浮数。苔薄而干燥少津,为燥邪袭表犯肺之象。本证以肺系症状及干燥少津为审证要点,若舌质红多属温燥;舌质淡多属凉燥。

（六）肺热炽盛证

肺热炽盛证是指邪热内盛于肺,肺失清肃而出现的肺实热证候。简称肺热证或肺火证。

【临床表现】 发热,口渴,咳嗽,气喘,鼻煽气灼,胸痛,咽喉红肿疼痛,小便短赤,大便秘结,舌红苔黄,脉数。

【机理分析】 本证多因外感风热入里,或风寒之邪入里化热,蕴结于肺所致。

热邪犯肺,肺失清肃,气逆于上,故见咳嗽,气喘;肺热上熏咽喉,气血壅滞,故咽喉红肿疼痛;肺开窍于鼻,邪热迫肺,肺气不利,故见鼻煽气灼;里热蒸腾则发热,伤津则口渴,便秘,小便短赤;舌红苔黄,脉数,为邪热内盛之证。本证以肺系症状和里实热证并见为审证要点。

（七）寒痰阻肺证

寒痰阻肺证是指寒邪与痰浊交并,壅阻于肺,肺失宣降所表现的证候。

【临床表现】 咳嗽痰多,痰质黏稠,或清稀色白,量多,易咯,胸闷,或见喘哮痰鸣,形寒肢冷,舌质淡,苔白腻或白滑,脉濡缓或滑。

【机理分析】 本证多因素有痰疾,外感寒邪内客于肺,或因寒湿外邪侵袭于肺,或因中阳不足,寒从内生,聚湿成痰,上干于肺所致。

寒痰阻肺,肺失宣降,肺气上逆,故咳嗽,气喘,痰多色白;痰气搏结,上涌气道,故喉中痰鸣而发哮;寒痰凝闭于肺,肺气不利,故胸膈满闷;寒性阴凝,阳气被郁而不达,肌肤失于温煦,故形寒肢冷;舌淡,苔白腻或白滑,脉濡缓或滑,均为寒痰内盛之象。本证以咳喘并见寒痰内盛的表现为审证要点。

（八）饮停胸胁证

饮停胸胁证是指水饮停于胸胁,气机受阻,表现为胸胁饱胀,咳唾引痛为主症的证候,又称为"悬饮"。

【临床表现】 胸胁胀闷疼痛,咳唾痛甚,气息短促,或眩晕,身体转侧或呼吸时胸胁部牵引作痛,舌苔白滑,脉沉弦。

【机理分析】 本证多因中阳素虚,气不化水,水停为饮,或因外邪侵袭,肺失通调,水液运行输布障碍,停聚为饮,流注胁间而成。

胸胁为气机升降之道,饮停胸胁,气道受阻,络脉不利,故胸胁胀闷疼痛;水饮上迫于肺,肺气不利,故咳时疼痛加剧,气短息促;饮邪遏阻,清阳不升,故见眩晕;沉脉主里,脉弦主饮、主痛,饮邪结聚,胸胁疼痛,故脉沉弦;苔白滑,亦为水饮内停之征。本证以胸胁胀闷疼痛,咳唾引痛为审证要点。

（九）风水相搏证

风水相搏证是指风邪侵袭，肺失宣降，不能通调水道，水湿泛溢肌肤所表现的证候，属阳水范畴。

【临床表现】　眼睑头面先肿，继而遍及全身，小便短少，来势迅猛，皮肤薄而亮，并兼有恶寒，发热，无汗，舌苔薄白，脉象浮紧；或兼见咽喉肿痛，舌红，脉象浮数。

【机理分析】　本证多由外感风邪，肺卫受病，肺为水之上源，风邪阻肺令肺之宣降失常，以致津液停聚为饮，风邪与水饮相搏，泛溢肌肤而成。

风为阳邪，上先受之，风水相搏，故水肿起于眼睑头面，继而遍及全身。上焦不宣，气化失司，则小便短少。若伴见恶寒发热，无汗，苔薄白，脉浮紧，为风水偏寒之征；若兼有咽喉肿痛，舌红，脉浮数，为风水偏热之象。本证以骤起眼睑头面先肿，并兼卫表症状为审证要点。

（十）肠燥津亏证

肠燥津亏证是由于大肠阴津亏虚，传导不利，表现以大便燥结，排便困难为主症的证候。

【临床表现】　大便秘结，干燥难下，数日一行，口干，或口臭，或伴见头晕，舌红少津，苔黄燥，脉细涩。

【机理分析】　本证多因素体阴亏，或年老而阴血不足，吐泻、久病、温热病后期等耗伤阴液，或因失血、妇女产后出血过多，以致阴血津液亏虚，大肠失于濡润所致。

肠道阴津亏虚，失于滋润，传导失职，故大便燥结秘结，难以排出，甚或数日一行；大肠腑气不通，秽浊之气逆于上，故口臭；清阳被扰，故头晕。阴津亏损，不能上承，故口干咽燥；燥热内生，则舌红少津，苔黄燥；脉道失充，故脉象细涩。本证以大便燥结，难以排出及津亏失润见症为审证要点。

（十一）肠热腑实证

肠热腑实证是指由于邪热入里，与肠中糟粕相搏，燥屎内结所表现的里实热证候。

【临床表现】　高热，或日晡潮热，脐腹部硬满疼痛，拒按，大便秘结，或热结旁流，气味恶臭，汗出口渴，甚则神昏谵语、狂乱，小便短黄，舌质红，苔黄厚而燥，或焦黑起刺，脉沉数有力，或沉实有力。

【机理分析】　本证多因邪热炽盛，汗出过多，或误用发汗，津液外泄，致使肠中干燥，里热更甚，燥屎内结而成。

热结大肠，灼伤津液，肠道失润，肠中燥屎内结，腑气不通，故脐腹部硬满疼痛拒按，大便秘结；大肠属阳明经，其经气旺于日晡，故日晡潮热。若燥屎内踞而邪热又迫津下泄，所下稀水恶臭不甚，称为"热结旁流"；邪热与燥屎相结而热愈炽，上熏侵扰心神，可见神昏谵语；里热蒸达，迫津外泄，故见高热，汗出口渴，小便短黄；实热内结，故舌质红，苔黄厚而干燥，或焦黑起刺，脉沉数有力，或沉实有力。本证以腹满硬痛，便秘及里热炽盛见症为审证要点。

（十二）肠道湿热证

肠道湿热证是指由于湿热侵扰肠道，传导失职，表现为以泄泻下痢为主的证候。亦称大肠湿热证。

【临床表现】　腹痛，下痢脓血，里急后重，或暴注下泻，色黄而秽臭，肛门灼热，小便短黄，身热口渴，舌质红，苔黄腻，脉数。

【机理分析】　本证多因夏秋之季，感受暑湿热邪，侵犯肠道，或饮食不洁，致使湿热秽浊之邪蕴结肠道而成。

湿热之邪犯及肠道，壅阻气机，故腹中疼痛；熏灼肠道，脉络受损，故见下痢脓血；火热之性急迫,热蒸肠道,时欲排便,故有腹中急迫感及肛门灼热;湿阻肠道,气滞不畅,大便不得畅通,故腹痛里急而肛门滞重;若热迫肠道,水液下注,则见暴注下泻,便色黄而秽臭;热邪伤津,则口渴,尿少黄;蒸达于外,故身热;湿热内蕴,故舌质红,苔黄腻,脉数。本证以下痢或泄泻及湿热征象为审证要点。

三、脾与胃病辨证

脾病的证候主要有虚实之分。虚证多因饮食、劳倦、思虑过度所伤,或病后失调所致的脾气虚、脾阳虚、脾气下陷、脾不统血等证;实证多由饮食不节,或外感湿热或寒湿之邪内侵,或失治、误治所致的湿热蕴脾、寒湿困脾等证。临床以腹胀或痛,纳少,便溏,浮肿,困重,内脏下垂,出血等为脾病的常见症状。胃病以受纳、腐熟功能障碍,及胃失和降、胃气上逆为主要病理改变,临床以食少、脘腹胀闷或疼痛、呕恶、呃逆、嗳气等为常见症状。

（一）脾气虚证

脾气虚证是指脾气不足,运化失职所表现的虚弱证候。

【临床表现】　腹胀纳少,食后胀甚,大便溏薄,肢体倦怠,神疲乏力,少气懒言,形体消瘦,头晕目眩,面白无华,舌淡苔白,脉缓弱等。

【机理分析】　本证多由饮食不节,或劳倦过度,或忧思日久等原因损伤脾气,或禀赋不足,素体虚弱,或年老体弱,或大病初愈,调养失慎所造成。

脾主运化,脾气虚弱,运化无力,气滞湿停故见腹胀纳少;食后脾气愈困,故腹胀愈甚;食入不消,清浊不分,注入肠道,故见大便溏薄;脾为气血生化之源,脾虚化源不足,不能充养肢体、肌肉,故肢体倦怠,神疲乏力,形体消瘦;面部失养故面色无华;清窍失养故头晕目眩;宗气不足故少气懒言;舌淡苔白,脉缓弱均为脾虚气血不足之象。本证以食少腹胀、便溏和气虚证为审证要点。

（二）脾虚气陷证

脾虚气陷证是指脾气亏虚,升举无力而反下陷所表现的证候。又称脾气下陷证、中气下陷证。

【临床表现】　脘腹重坠作胀,食后益甚,或便意频数,肛门重坠,或久泄不止,甚或脱肛,或子宫下垂,或小便浑浊如米泔;常伴见气短乏力,倦怠懒言,头晕目眩,面白无华,食少便溏,舌淡苔白,脉缓弱等。

【机理分析】　本证多由脾气虚进一步发展,或久泄久痢,或劳累太过,或妇女孕产过多,产后失于调护等原因损伤脾气所造成。

脾气主升,能升发清阳,举托内脏。脾气虚衰,升举无力,内脏失于举托,故脘腹重坠作胀,食后益甚;中气下陷,故便意频数,肛门重坠,或久泄不止,甚或脱肛,或子宫下垂;脾主散精,精微不能正常输布,清浊不分,反注膀胱,故小便浑浊如米泔;清阳不升,头目失养,故头晕目眩;脾气虚弱,健运失职,故食少,便溏;化源亏乏,机能活动衰退,故见气短乏力,倦怠懒言,面白无华,舌淡苔白,脉缓弱等。本证以脾气虚证和内脏下垂等症并见为审证要点。

（三）脾阳虚证

脾阳虚证是指脾阳虚衰,失于温运,阴寒内生所表现的虚寒证候。又称脾虚寒证。

【临床表现】　纳少腹胀,腹痛绵绵,喜温喜按,形寒气怯,四肢不温,面白不华或虚浮,口淡不渴,大便稀溏,或见肢体浮肿,小便短少,或见带下量多而清稀色白,舌质淡胖或有齿痕,苔白滑,脉沉迟无力。

【机理分析】　本证多因脾气虚衰进一步发展而成,也可因饮食失调,过食生冷,或因种寒凉药物太过,损伤脾阳,或肾阳不足,命门火衰,火不生土而致。

脾阳虚衰,运化失权,故纳少腹胀,大便稀溏;阳虚阴盛,寒从内生,寒凝气滞,故腹痛喜温喜按;若脾阳虚,水湿不运,泛溢肌肤,则见肢体浮肿;水湿下注,损伤带脉,带脉失约,则见女子白带清稀量多;阳虚温煦失职,故形寒肢冷,面白无华或虚浮;舌质淡胖或有齿痕,苔白滑,脉沉迟无力,均为阳虚、水寒之气内盛之征。本证以脾虚失运,消化功能减弱与虚寒之象并见为辨证要点。

（四）脾不统血证

脾不统血证是指由于脾气虚弱,不能统摄血液,而致血溢脉外为主要表现的证候,又称气不摄血证。

【临床表现】　面色萎黄或苍白无华,食少便溏,神疲乏力,气短懒言,并见出血,或便血、溺血,或皮下出血、鼻衄,或妇女月经过多、崩漏,舌淡,脉细无力。

【机理分析】　本证多由久病气虚,或劳倦过度,损伤脾气,以致气虚统血失权所致。

脾气亏虚,统血无权,血溢脉外而见出血诸症:溢于胃肠,则见便血,溢于膀胱,则见溺血;溢于肌肤,则见皮下出血(亦称阴斑);冲任不固,则妇女月经过多,甚或崩漏。脾气虚弱,运化失职,故食少便溏;化源亏少,失于滋养,功能衰减,故见面色萎黄或苍白无华,神疲乏力,短气懒言。舌淡苔白,脉细无力,为脾气虚弱,化源不足之象。本证以脾气虚证和出血表现为审证要点。

（五）寒湿困脾证

寒湿困脾证是指由于寒湿内盛,中阳受困所表现的证候。又称湿困脾阳证、寒湿中阻证。

【临床表现】　脘腹痞闷或痛,口腻纳呆,泛恶欲吐,口淡不渴,腹痛便溏,头身困重,或肢体浮肿,小便短少,或身目发黄,其色晦暗不泽,或妇女白带量多,舌体胖,苔白腻或白滑,脉缓弱或沉细。

【机理分析】　本证多因饮食失节,过食生冷,以致寒湿停滞中焦;或因冒雨涉水,久居潮湿,气候阴雨,寒湿内侵伤中;或因嗜食肥甘,湿浊内生,困阻中阳所致。

脾喜燥恶湿,与胃相表里,寒湿内盛,中阳受困,脾胃升降失常,脾气被遏,运化失司,则脘腹痞闷或痛,纳少,便溏;胃失和降,胃气上逆,故泛恶欲呕;若阳气被寒湿所遏,不能温化水湿,泛溢肌肤,可见肢体浮肿,小便短少;湿为阴邪,其性重浊,流注肢体,阻遏清阳,故头身困重;寒湿困阻中阳,肝胆疏泄失职,胆汁外溢,则见面目肌肤发黄,其色晦暗不泽;若寒湿下注,损伤带脉,带脉失约,可见妇女白带量多;口淡不渴,舌体胖,苔白滑或白腻,脉缓弱或沉细,均为寒湿内盛之象。本证以脾胃纳运功能障碍及寒湿内盛的表现为审证要点。

（六）湿热蕴脾证

湿热蕴脾证是指由于湿热内蕴中焦,脾胃纳运功能失职所表现的证候。又称中焦湿热证、脾胃湿热证。

【临床表现】　脘腹痞闷,纳呆呕恶,大便溏泄而不爽,肢体困重,渴不多饮,身热不扬,汗出不解,或见身目鲜黄,或皮肤发痒,舌质红,苔黄腻,脉濡数。

【机理分析】　本证多因感受湿热之邪,或因过食辛热肥甘,或嗜酒无度,酿成湿热,内蕴脾胃所致。

脾主运化,其气主升,胃主受纳,以和降为顺。湿热蕴结中焦,纳运失司,升降失常,故脘腹痞闷,纳呆呕恶;湿热困阻肠道气机,故便溏而不爽。脾主肌肉四肢,湿性重着,脾为湿困,流注肢体,故肢体困重;湿遏热伏,郁蒸中焦,肝胆疏泄失权,胆汁不循常道而外溢肌肤,则见身目鲜黄,皮肤发痒;舌质红,苔黄腻,脉濡数,为湿热内蕴之证。本证以脾胃运化功能障碍及湿热内蕴的表现为审证要点。

（七）胃阴虚证

胃阴虚证是指由于胃阴不足，胃失濡润及和降所表现的证候。虚热证不明显者，常称胃燥津亏证。

【临床表现】 胃脘隐隐灼痛，饥不欲食，或胃脘嘈杂，或脘痞不舒，或干呕呃逆，口燥咽干，大便干结，小便短少，舌红少津，脉细而数。

【机理分析】 本证多因温热病后期，胃阴耗伤，或情志郁结，气郁化火，灼伤胃阴，或因吐泻太过，伤津耗液，或过食辛辣香燥之品，或用温燥药物太过，耗伤胃阴所致。

胃喜润恶燥，以和降为顺。胃阴不足，虚热内生，热郁于胃，胃气失和，故胃脘隐隐灼痛，脘痞嘈杂不适；胃失滋润，胃纳失权，则饥不欲食；胃失和降，胃气上逆，故见干呕呃逆；胃阴亏虚，阴不上承，则口燥咽干，下不能滋润肠道，故大便干结；小便短少，舌红少津，脉细数，皆为阴液亏少之征。本证以胃失和降与阴亏失润的症状表现为审证要点。

（八）胃热炽盛证

胃热炽盛证是指由于胃中火热炽盛，胃失和降所表现的实热证候。又简称胃热证、胃火证，或胃实热证。

【临床表现】 胃脘灼痛，拒按，渴喜冷饮，或消谷善饥，或见口臭，或牙龈肿痛溃烂，牙齿出血，大便秘结，小便短黄，舌红苔黄，脉滑数。

【机理分析】 本证多因过食辛辣温燥之品，化热生火，或情志不遂，气郁化火犯胃，或邪热犯胃，以致胃火过旺而造成。

火热之邪，郁扰于胃，胃气失和，故胃脘灼痛而拒按；胃火炽盛，功能亢进，故消谷善饥；胃络于龈，胃火循经上炎，气血壅滞，故牙龈红肿疼痛，甚则化脓、溃烂；血络受损，血热妄行，可见牙齿出血；胃中浊气上逆则口臭；热邪伤津故渴喜冷饮，肠道失润则大便秘结，津伤尿源不充，故小便短黄；舌红苔黄，脉滑数，为火热内盛之象，本证以胃脘灼热及实火内炽见症为审证要点。

（九）食滞胃肠证

食滞胃肠证是指由于饮食停滞胃肠，以脘腹胀满疼痛，呕泻酸馊腐臭为主症的证候，亦称食滞胃脘证。

【临床表现】 脘腹胀满疼痛、拒按，嗳腐食物，吐后胀痛得减，或肠鸣腹痛，泻下不爽，便臭如败卵，或大便秘结，舌苔厚腻，脉滑或沉实。

【机理分析】 本证多因饮食不节，暴饮暴食，或因素体胃气虚弱，稍有饮食不慎即可成滞。

胃主受纳，以和降为顺。饮食停滞胃脘，胃失和降，气机不畅，则胃脘胀满而拒按；食积于内，胃拒受纳，故厌食；胃气上逆，故呕吐；吐后胃气暂时舒通，故胀满得减；胃中腐败谷物挟腐浊之气随胃气上逆，则见嗳腐吞酸，或吐酸腐食物；食滞肠腑，阻塞气机，则腹痛矢气频频，泻下之物秽臭如败卵，或大便秘结；胃中浊气上腾，则舌苔厚腻；脉滑或沉实，为食积之象。本证以脘腹胀满疼痛，呕吐酸腐食臭为审证要点。此外，注意询问有无伤食病史，对诊断本证亦有重要意义。

四、肝与胆病辨证

肝病的证候可以概括为虚实两类，而以实证为多见。实证多由情志所伤，致肝失疏泄，气机郁结，气郁化火，气火上逆；火劫肝阴，阴不制阳，肝阳上亢；阳亢失制，肝阳化风，或寒邪、火邪、湿热之邪内犯而致。虚证多因久病失养，或他脏病变所累，或失血，致使肝阴、肝血不足。胆的病变多表现为胆郁痰扰证及肝胆并见的肝胆湿热证。根据肝、胆的生理功能及特性，肝病常见精神抑郁，急躁易怒，胸胁少腹胀痛，眩晕，肢体震颤，手足抽搐，以及目疾，月经不调，睾丸疼痛等症状；

胆病多表现为口苦,黄疸,惊悸,胆怯及消化异常等。

(一)肝血虚证

肝血虚证是指由于肝血不足,所系组织器官失养所表现的证候。

【临床表现】 头晕目眩,面白无华,爪甲不荣,视物模糊或夜盲,或见肢体麻木,关节拘急不利,手足震颤,肌肉抽动,或见妇女月经量少,色淡,甚则闭经,舌淡,脉细。

【机理分析】 本证多因脾胃虚弱,化源不足,或因失血、久病,营血亏虚所致。

肝开窍于目,在体为筋,其华在爪。肝血不足,目失所养,故目眩,视物模糊或夜盲,筋失其养,则肢体麻木,关节拘急不利,手足震颤,肌肉抽动;肝血不足,血海空虚,故月经量少,色淡,甚则闭经;血虚不能上荣头面,故面白无华,头晕;舌淡,脉细,为血虚之象。本证以筋脉、爪甲失于濡养的见症及血虚表现为审证要点。

(二)肝阴虚证

肝阴虚证是指由于肝之阴液亏损,阴不制阳,虚热内扰所表现的证候。

【临床表现】 头晕眼花,两目干涩,视力减退,面部烘热或颧红,口咽干燥,五心烦热,潮热盗汗,或见手足蠕动,或胁肋隐隐灼痛,舌红少津,脉弦而数。

【机理分析】 本证多由情志不遂,气郁化火,火灼肝阴,或温热病后期,耗伤肝阴,或肾阴不足,水不涵木,致使肝阴不足而成。

肝阴不足,不能上滋头目,故头晕眼花,两目干涩,视力减退;肝络失养,且为虚火所灼,疏泄失职,故胁肋隐隐灼痛;筋脉失养,则见手足蠕动。阴虚不能制阳,虚热内蒸,故五心烦热,午后潮热;虚火内灼营阴,则为盗汗;虚火上炎,故面部烘热或颧红;阴液不能上承,则口干咽燥;舌红少津,脉弦细数,为肝阴不足,虚热内炽之征。本证以头目、筋脉、肝络失于滋润的见症及阴虚内热的表现为审证要点。

(三)肝郁气滞证

肝郁气滞证是指由于肝的疏泄功能异常,疏泄不及而致气机郁滞所表现的证候。又称肝气郁结证,简称肝郁证。

【临床表现】 情志抑郁,胸胁或少腹胀满窜痛,善太息,或见咽部异物感,或见瘿瘤、瘰疬,或见胁下癥块。妇女可见乳房作胀疼痛,痛经,月经不调,甚则闭经。舌苔薄白黏,脉弦或涩。病情轻重与情志变化关系密切。

【机理分析】 本证多因情志不遂,或突然受到精神刺激,或因病邪侵扰,阻遏肝脉,致使肝气失于疏泄、条达所致。

肝性喜条达恶抑郁,肝失疏泄,气机郁滞,经脉不利,故胸胁或小腹胀满窜痛,情志抑郁寡欢,善太息;女子以血为本,冲任隶属于肝,肝郁气滞,血行不畅,气血失和,损伤冲任,故见乳房作胀疼痛,痛经,月经不调,甚则闭经;若肝气郁结,气不行津,津聚为痰,或气郁化火,灼津为痰,肝气夹痰循经上行,搏结于咽部有异物感,吞之不下,吐之不出(称为梅核气);痰气搏结于颈部,则为瘿瘤;若气滞日久,血行瘀滞,肝络瘀阻,日久可形成癥块结于胁下;苔薄白黏,脉弦,为肝气郁滞之象。本证以情志抑郁,胸胁或少腹胀痛、窜痛,或妇女月经失调等表现为审证要点。

(四)肝火炽盛证

肝火炽盛证是指由于肝经火盛,气火上逆,而表现以火热炽盛于上为特征的证候。又称肝火上炎征,简称肝火证。

【临床表现】 头晕胀痛,痛势若劈,面红目赤,口苦口干,急躁易怒,耳鸣如潮,甚或突发耳聋,不寐或噩梦纷纷,或胁肋灼痛,或吐血、鼻衄,大便秘结,小便黄短,舌质红,苔黄厚,脉弦数。

【机理分析】　本证多因情志不遂，肝郁化火，或因火热之邪内侵，或他脏火热累及于肝，以致肝胆气火上逆所致。

火热之邪内扰肝胆，循经上攻头目，气血涌盛脉络，故头晕胀痛，面红目赤；肝失条达柔和之性，肝经热盛气滞，则胁下灼痛，急躁易怒；肝藏魂，心藏神，热扰神魂，则见不寐或噩梦纷纷；胆经循行耳中，肝热移胆，胆热循经上冲，故见耳鸣如潮，甚则突发耳聋。热迫胆气上溢，则口苦。火邪灼津，故口渴，大便秘结，小便短黄；迫血妄行，则见吐血、鼻衄；舌红苔黄厚，脉弦数，均为肝经实火内炽之象。本证以肝经循行部位表现的实火炽盛症状为审证要点。

（五）肝阳上亢证

肝阳上亢证是指由于肝肾阴亏，肝阳上扰所表现的上实下虚证候。

【临床表现】　眩晕耳鸣，头目胀痛，面红目赤，急躁易怒，失眠多梦，腰膝酸软，头重脚轻，舌红苔少干燥，脉弦或弦细数。

【机理分析】　本证多因恼怒所伤，气郁化火，火热耗伤肝肾之阴，或因房劳所伤、年老肾阴亏虚，水不涵木，肝木失养，致使肝阳偏亢所致。

肝为刚脏，体阴用阳，肝肾之阴不足，阴不制阳，肝阳升发太过，血随气逆，亢扰于上，故见眩晕耳鸣，头目胀痛，面红目赤，失眠多梦；肝性失柔，则急躁易怒。肝主筋，肾主骨，腰为肾之府，肝肾阴亏，筋骨失养，故见腰膝酸软无力；阴亏于下，阳亢于上，上实下虚，故头重脚轻，行走飘忽；舌红少津，脉弦或弦细数，为肝肾阴亏，肝阳亢盛之征。本证以头目眩晕、胀痛、头重脚轻，腰膝酸软等为审证要点。

肝火炽盛证与肝阳上亢证应予鉴别，两者在证候与病机上有近似之处，因火性炎上，阳气亦亢于上，故均以头面部的症状突出。其区别在于：肝火上炎以目赤头痛，胁肋灼痛，口苦口渴，便秘尿黄，舌红苔黄厚等火热证为主，病程较短，病势较急，故病情纯属实证；肝阳上亢以头目胀痛，眩晕，头重脚轻等上亢症状为主，病程较长，病势略缓，且见腰膝酸软，耳鸣，舌红苔少干燥等下虚症状、阴虚证候明显，故病情属上实下虚，虚实夹杂，系由气血逆乱所致。

（六）肝胆湿热证

肝胆湿热证是指由于湿热蕴结肝胆，疏泄功能失职所表现的证候。由于肝胆位居中焦，故在三焦辨证中属中焦病证范畴。

【临床表现】　胁肋灼热胀痛，厌食腹胀，口苦，泛呕，大便不调，小便短赤，或见寒热往来，身目发黄，或阴部瘙痒，或带下色黄秽臭，舌红苔黄腻，脉弦数或滑数。

【机理分析】　本证多因感受湿热之邪，或嗜食肥甘，湿热内生，或由脾胃纳运失常，湿浊内生，土壅侮木，致使湿热蕴阻肝胆所致。

湿热内阻肝胆，疏泄失职，气机不畅，故胁肋灼热胀痛；湿热郁蒸，胆气上溢，则口苦；胆汁不循常道而外溢，则见身目发黄；邪居少阳胆经，枢机不利，正邪相争，故见寒热往来；湿热郁阻，脾胃升降、纳运功能失司，故见厌食腹胀，泛呕，大便不调；足厥阴肝经绕阴器，若湿热之邪循经下注，可见阴部瘙痒，女子带下色黄秽臭，小便短赤；舌红苔黄腻，脉弦数或滑数，均为湿热内蕴之象。本证以胁肋胀痛，厌食腹胀，身目发黄，阴部瘙痒及湿热内蕴征象为审证要点。

（七）寒滞肝脉证

寒滞肝脉证是由于寒邪侵袭，凝滞肝经，表现以肝经循行部位冷痛为主症的证候，又称寒凝肝经证，简称肝寒证。

【临床表现】　少腹冷痛，阴部坠胀作痛，或阴囊收缩引痛，得温则减，遇寒加甚，或见巅顶冷痛，形寒肢冷，舌淡苔白润，脉象沉紧或弦紧。

【机理分析】　足厥阴肝经绕阴器，循少腹，上巅顶。寒性收引凝滞，寒袭肝经，阳气被遏，气血运行不畅，经脉挛急，故见少腹冷痛牵引睾丸坠胀冷痛，或见巅顶冷痛；寒为阴邪，阻遏阳气而不节，故见形寒肢冷；寒则气血凝涩，故疼痛遇寒加剧，得热痛减；舌淡苔白润，脉沉紧或弦紧，均为寒盛之象。本证以少腹、阴部、巅顶冷痛，脉弦紧或沉紧等为审证要点。

（八）胆郁痰扰证

胆郁痰扰证是指由于痰热内扰，胆失疏泄所表现的证候。

【临床表现】　胆怯易惊，惊悸不宁，失眠多梦，烦躁不安，胸胁闷胀，善太息，头晕目眩，口苦，呕恶，舌红，苔黄腻，脉弦数。

【机理分析】　本证多因情志忧郁，气郁化火，灼津为痰，痰热互结，内扰心胆，致胆气不宁，心神不安所致。

胆为清净之府，主决断，痰热内扰，胆气不宁，故见胆怯易惊，胆失疏泄，气机不利，故胸胁闷胀，善太息；痰热内扰心神，则烦躁不安，惊悸不宁，失眠多梦；胆气夹痰热循经上逆，故见头晕目眩；胆热犯胃，胃失和降，胃气上逆，则见呕恶；热迫胆气上溢，则口苦。舌红，苔黄腻，脉弦数，为痰热内蕴之征。本证以惊悸失眠，眩晕，苔黄腻为审证要点。

（九）肝风内动证

肝风内动证是对内生之风的病机、症状的概括。肝风内动则是泛指患者出现眩晕欲仆、抽搐、震颤等具有"动摇"特点为主的一类证候。根据病因病性的不同，临床常见有肝阳化风、热极生风、阴虚动风和血虚生风等不同证候。

1. 肝阳化风　肝阳化风证是指由于肝阳升发，亢逆无制所导致的一类动风证候。

【临床表现】　眩晕欲仆，头摇，头痛，肢体震颤，项强，言语謇涩，手足麻木，步履不正，舌红，苔白或腻，脉弦细有力。甚或突然昏倒，不省人事，口眼歪斜，半身不遂，舌强不语，喉中痰鸣。

【机理分析】　本证多由情志不遂，气郁化火伤阴，或素有肝肾阴亏，阴不制阳，阳亢日久，亢极化风，从而形成本虚标实、上实下虚的动风之证。

肝阳亢逆化风，风阳上扰，则目眩欲仆，头摇；气血随风上逆，壅滞络脉，故见头痛；肝主筋，风动筋脉挛急，则项强，肢体震颤；足厥阴肝经络舌本，风阳窜扰络脉，则语言謇涩。肝肾阴亏，筋脉失养，故手足麻木；阴亏于下，阳亢于上，上实下虚，故行走飘浮，步履不正；舌红，脉弦细有力，为肝肾阴亏阳亢之征。若风阳暴升，气机逆乱，肝风挟痰蒙蔽清窍，则见突然昏倒，不省人事，喉中痰鸣；风痰窜扰经络，经气不利，则口眼歪斜，半身不遂，语言謇涩，舌强不语。本证以平素即有头晕目眩等肝阳上亢之状，而又突见动风之象，甚或猝然昏倒，半身不遂为辨证依据。

2. 热极生风　热极生风证是指由于邪热炽盛，伤津耗液，筋脉失养所表现的动风证候。

【临床表现】　高热烦躁，躁扰如狂，手足抽搐，颈项强直，两目上视，甚则角弓反张，牙关紧闭，神志不清，舌质红绛，苔黄燥，脉弦数。

【机理分析】　本证多见于外感温热病中，因邪热亢盛，燔灼肝经，伤津耗液，筋脉拘急迫急，故见四肢抽搐，颈项强直，两目上视，角弓反张，牙关紧闭；热邪蒸腾，则呈高热；热传心包，心神被扰，轻则躁扰不安如狂，重则神志不清；舌红绛，苔黄燥，脉弦数，为肝经热盛之征。本证以高热兼见动风之象为审证要点。

3. 阴虚动风　阴虚动风证是指由于阴液亏虚，筋脉失养所表现的动风证候。

【临床表现】　手足蠕动，眩晕耳鸣，潮热颧红，口燥咽干，形体消瘦，舌红少津，脉细数。

【机理分析】　本证多因外感热性病后期，阴液耗损，或内伤久病，阴液亏虚，致使筋脉失养而成。具体分析参见肝阴虚证。本证以动风兼有阴虚之表现为审证要点。

4. 血虚生风　血虚生风证是指由于血液亏虚,筋脉失养所表现的动风证候。

【临床表现】　手足震颤,肌肉抽动,肢体麻木,眩晕耳鸣,面色无华,爪甲不荣,舌质淡白,脉细弱。

【机理分析】　本证多见于内伤杂病,因久病血虚,或因急性、慢性失血,而致营血亏虚,筋脉失养。具体分析参见肝血虚证。本证以动风兼见血虚的表现为审证要点。

肝风内动有肝阳化风、热极生风、阴虚动风和血虚生风之不同,应从病因病机及临床表现加以鉴别。凡肝病出现动风的征象,多为急病、重病。其中热极生风因热邪伤津耗液,筋脉失养所致,故以高热伴见手足抽搐有力、颈项强直为诊断要点,属实热证;肝阳化风系由肝肾阴虚,肝阳亢逆失制而成,以眩晕欲仆,项强肢颤,手足麻木或猝然昏倒,口眼歪斜,半身不遂,舌强不语为主症,属阴虚阳亢(或上实下虚)之重证;血虚生风与阴虚动风均由阴血亏虚,筋脉失养而成,以手足麻木,震颤或蠕动无力为其风动的特点,均属虚证。

五、肾与膀胱病辨证

肾病多虚证,其证多因禀赋不足,或幼年精气未充,或老年精气亏损,或房事不节等导致以阴、阳、精、气亏损为常见。以人体生长、发育和生殖功能障碍,水液代谢失常,呼吸功能减退和脑、髓、骨、发、耳及二便异常为主要病理变化。临床以腰膝酸软或痛,耳鸣耳聋,齿摇发脱,男子阳痿遗精、精少,女子经少、经闭不孕,以及水肿,呼多吸少,二便异常等为肾病的常见症状。膀胱病多见湿热证,以排尿异常为主要病理变化,临床常见尿频、尿急、尿痛、尿闭等症。由于肾与膀胱相表里,因而肾病也影响膀胱气化失常而发生小便异常,如遗尿、小便失禁等。

（一）肾阳虚证

肾阳虚证是指由于肾阳虚衰,温煦失职,气化失权所表现的一类虚寒证候。

【临床表现】　面色㿠白或黧黑,腰膝酸冷,形寒肢冷,尤以下肢为甚,神疲乏力,男子阳痿、早泄、精冷,女子宫寒不孕,性欲减退,或见便泻稀溏,五更泄泻,或小便频数、清长,夜尿多,舌淡,苔白,脉沉细无力,尺部尤甚。

【机理分析】　本证多因素体阳虚,或年高命门火衰,或久病伤阳,他脏累及于肾,或因房事太过,日久损及肾阳所致。

肾主骨,腰为肾之府,肾阳虚衰,腰膝失于温养,故见腰膝酸冷;肾居下焦,阳气不足,温煦失职,故形寒肢冷,且以下肢发冷尤甚;阳虚气血温运无力,面失所荣,故面色㿠白;若肾阳虚甚,阴寒内盛,则呈本脏之色而黧黑;阳虚不能鼓舞精神,则神疲乏力;肾主生殖,肾阳不足,命门火衰,生殖功能减退,男子则见阳痿、早泄、精冷,女子则宫寒不孕;肾司二便,肾阳不足,温化无力,故见小便频多,夜尿,大便稀溏或五更泄泻;舌淡苔白,脉沉细无力,尺脉尤甚,为肾阳不足之象。本证以性与生殖功能减退,并伴见形寒肢冷等虚寒之象为审证要点。

（二）肾虚水泛证

肾虚水泛证是指由于肾阳亏虚,气化失权,水湿泛溢所表现的证候。

【临床表现】　身体浮肿,腰以下尤甚,按之没指,畏寒肢冷,腰膝酸冷,腹部胀满,或见心悸气短,或咳喘痰鸣,小便短少,舌质淡胖,苔白滑,脉沉迟无力。

【机理分析】　本证多由久病失调,或素体虚弱,肾阳亏耗所致。

肾主水,肾阳不足,气化失权,水湿内停,泛溢肌肤,故身体浮肿;肾居下焦,且水湿趋下,故腰以下肿甚,按之没指;水势泛溢,阻滞气机,则腹部胀满,膀胱气化失职,故小便短少;若水气凌心,抑遏心阳,则见心悸气短;水泛为痰,上逆犯肺,肺失宣降,则见咳喘,喉中痰声漉漉。阳虚温煦失职,故畏寒肢冷,腰膝酸冷;舌质淡胖,苔白滑,脉沉迟而弱,为肾阳亏虚,水湿内停之征。本证以水肿,腰以下为甚,并伴见腰膝酸冷,畏寒肢冷等虚寒之象为审证要点。

（三）肾阴虚证

肾阴虚证是由于肾阴亏损,失于滋养,虚热内生所表现的证候。

【临床表现】　腰膝酸软而痛,眩晕耳鸣,齿松发脱,男子遗精、早泄,女子经少或经闭,或见崩漏,失眠,健忘,口咽干燥,五心烦热,潮热盗汗,或骨蒸潮热,午后颧红,形体消瘦,小便黄且少,舌红少津,少苔或无苔,脉细数。

【机理分析】　本证多因虚劳久病,耗损肾阴,或温热病后期,消灼肾阴,或房事不节,情欲妄动,阴精内损,皆可导致肾阴虚损。

肾阴为人身阴液之根本,具有滋养、濡润各脏腑,充养脑髓、骨骼,及制约阳亢之功。肾阴亏虚,脑髓、官窍、骨骼失养,则见腰膝酸痛,眩晕耳鸣,健忘,齿松发脱;阴亏则月经来源不充,故女子月经量少,或经闭;若阴不制阳,虚火亢旺,迫血妄动,则见崩漏;若扰动精室,精关不固,男子则见遗精、早泄;虚火上扰心神,故烦热少寐;肾阴不足,失于滋润,虚火蕴蒸,故见口燥咽干,形体消瘦,潮热盗汗,或骨蒸潮热,颧红,尿黄少;舌红少苔或无苔,脉细数,为阴虚内热之象。本证以腰膝酸痛,眩晕耳鸣,男子遗精,女子月经失调,并伴见虚热之象为审证要点。

（四）肾气不固证

肾气不固证是指由于肾气亏虚,封藏固摄功能失职所表现的证候。

【临床表现】　腰膝酸软,神疲乏力,耳鸣失聪,小便频数而清,或尿后余沥不尽,或遗尿,或夜尿频多,或小便失禁,男子滑精、早泄,女子月经淋漓不尽,或带下清稀而量多,或胎动易滑,舌淡,苔白,脉弱。

【机理分析】　本证多因年老体弱,肾气亏虚,或先天禀赋不足,肾气不充,或久病劳损,耗伤肾气所致。

肾为封藏之本,肾气有固摄下元之功。肾气亏虚,膀胱失约,故见小便频数清长,或尿后余沥不尽,或夜尿频多,或遗尿,甚或小便失禁;精关不固则精易外泄,故男子可见滑精、早泄;女子带脉失固,则见带下清稀量多。冲任之本在肾,肾气不足,冲任失约,则见月经淋漓不尽;任脉失养,胎元不固,则见胎动不安,以致滑胎。腰膝酸软,耳鸣失聪,神疲乏力,舌淡,脉弱,均因肾气亏虚,失于充养所致。此证以膀胱或肾不能固摄的临床表现为审证要点。

（五）膀胱湿热证

膀胱湿热证是指由于湿热蕴结膀胱,气化不利所表现的以小便异常为主症的一类证候。

【临床表现】　尿频尿急,小腹胀痛,尿道灼痛,小便黄赤短少,或混浊,或尿血,或有砂石,可伴有发热、腰部胀痛,舌红,苔黄腻,脉滑数。

【机理分析】　本证多因外感湿热之邪,侵及膀胱,或饮食不节,滋生湿热,下注膀胱,致使膀胱气化功能失常所致。湿热留滞膀胱,气化不利,下迫尿道,故尿频尿急,排尿灼痛,尿色黄赤;湿热内蕴,津液被灼,故小便短少;湿热伤及阴络,则尿血;湿热久恋,煎熬津液成石,故尿中可见砂石;湿热郁蒸,则可发热;下焦湿热波及肾府,故见腰痛;舌红,苔黄腻,脉滑数,为湿热内蕴之征。本证以尿频尿急,排尿灼痛,并伴见湿热之象为审证要点。

六、脏腑相兼病的辨证

人体是一个有机联系的整体,各脏腑生理上联系密切,病理上互相影响,因此经常出现两个脏腑同时发病。现将这类主要的病证分述如下：

（一）心肾不交证

心肾不交证是指由于心肾水火既济失调所表现的心肾阴虚阳亢证候。

【临床表现】　心烦少寐，惊悸多梦，头晕耳鸣，健忘，腰膝酸软，或遗精，五心烦热，或潮热盗汗，口咽干燥，舌红少苔或无苔，脉细数。

【机理分析】　本证多因思虑劳神太过，或情志忧郁，郁而化火，耗伤心肾之阴，或因虚劳久病，房事不节等导致肾阴亏耗，虚阳亢动，上扰心神所致。

心肾阴虚，虚阳偏亢，上扰心神，故见心烦少寐，惊悸多梦；肾阴亏虚，骨髓不充，脑髓失养，则见头晕耳鸣，健忘；腰膝失养则见腰膝酸软；虚火内炽，扰动精室，故见遗精；五心烦热，潮热盗汗，口咽干燥，为阴虚失润，虚热蕴蒸所致；舌红少苔或无苔，脉细数，亦为阴虚火旺之征。本证以惊悸失眠，多梦遗精，腰膝酸软，伴见阴虚之象为审证要点。

（二）心肾阳虚证

心肾阳虚证是指由于心肾阳气虚衰，温运无力，致血行瘀滞，水湿内停所表现的虚寒证候。

【临床表现】　心悸怔忡，形寒肢冷，肢体浮肿，小便不利，神疲乏力，甚则唇甲青紫。舌质淡暗青紫，苔白滑，脉沉细微。

【机理分析】　本证多因心阳虚衰，病久及肾，或因肾阳亏虚，气化失权，水气上犯凌心所致。

心为阳脏，属火，能温运、推动血行；肾中阳气，为人一身阳气之根本，能气化水液。心肾阳虚，心失温养、鼓动，故见心悸怔忡；运血无力，血行不畅而瘀滞，则唇甲青紫，舌质淡紫；肾阳不振，膀胱气化失司，水湿内停，泛溢肌肤，则见肢体浮肿，小便不利；阳虚形神失于温养，故形寒肢冷，神疲乏力；苔白滑，脉沉细微，为心肾阳虚，阴寒内盛之象。本证以心悸怔忡，肢体浮肿，并伴见虚寒之象为审证要点。

（三）心肺气虚证

心肺气虚证是指由于心肺两脏气虚，表现以心悸、咳喘为主症的证候。

【临床表现】　胸闷心悸，咳喘气短，动则尤甚，吐痰清稀，头晕神疲，语声低怯，自汗乏力，面色淡白，舌淡苔白，或唇舌淡紫，脉沉弱或代。

【机理分析】　本证多因久病咳喘，耗伤肺气，波及于心或因年老体虚，劳倦太过等生气之源亏乏所致。

心气虚，鼓动无力，则见心悸，肺气虚弱，主气功能减弱，肃降无权，气机上逆，而为咳喘。气虚则气短乏力，动则耗气则活动后诸症加剧；肺气虚，气机不畅，则常感胸闷；不能输布津液，水液停聚为痰，故痰液清稀；气虚全身功能活动减弱，血行无力，则面色淡白，头晕神疲，语声低怯，自汗，舌淡苔白，脉沉弱或结代。本证以咳喘、心悸，并伴见气虚的表现为审证要点。

（四）心脾气血虚证

心脾气血虚证是指由于心血不足、脾虚气弱而表现的心神失养，脾失健运、统血的虚弱证候，简称心脾两虚证。

【临床表现】　心悸怔忡，失眠多梦，头晕健忘，食欲不振，腹胀便溏，倦怠乏力，面色萎黄，或见皮下出血，女子月经量少色淡，淋漓不尽，舌质淡嫩，脉细弱。

【机理分析】　本证多因久病失调，或思虑过度，或因饮食不节，损伤脾胃，或因慢性失血，血亏气耗，渐而导致心脾气血两虚。

心血不足，心失所养，心神不宁，则心悸、失眠、多梦；头目失养，则眩晕；脾虚气弱，运化失健，故食欲不振，腹胀便溏；脾虚不能摄血，可见皮下出血，女子月经量少色淡，淋漓不尽；面色萎黄，倦怠乏力,舌质淡嫩,脉细弱,均为气血亏虚之征。本证以心悸失眠,食少腹胀,慢性出血,并伴见气血亏虚的表现为审证要点。

(五)心肝血虚证

心肝血虚证是指由于心肝两脏血亏,表现出心神及所主官窍组织失养为主的血虚证候。

【临床表现】　心悸健忘,失眠多梦,头晕目眩,两目干涩,视物模糊,或肢体麻木,震颤拘挛,或女子月经量少色淡,甚则经闭,面白无华,爪甲不荣,舌质淡白,脉细。

【机理分析】　本证多因思虑过度,暗耗心血,或失血过多,或脾虚化源不足所致。

心血不足,心失所养,心神不宁,故见心悸健忘,失眠多梦;肝血不足,目失所养,则两目干涩,视物模糊;爪甲、筋脉失于濡养,则爪甲不荣,肢体麻木,震颤拘挛;女子以血为本,心肝血虚,冲任失养,则月经量少色淡,甚则经闭;血虚头目失养,则头晕目眩,面色无华;舌、脉失充,则舌淡白,脉细。本证以神志、目、筋、爪甲失养之状,并伴见血虚之象为审证要点。

(六)脾肺气虚证

脾肺气虚证是指由于脾肺两脏气虚,出现脾失健运,肺失宣降的虚弱证候。

【临床表现】　食欲不振,腹胀便溏,久咳不止,气短而喘,声低懒言,乏力少气,或吐痰清稀而多,或见面浮肢肿,面色无华,舌质淡,苔白滑,脉细弱。

【机理分析】　本证多因久病咳喘,耗伤肺气,子病及母,或饮食不节,脾胃受损,累及于肺所致。

肺气虚,宣降失职,气逆于上,则咳喘日久不止,气短;气虚水津不布,聚湿生痰,故痰多而清稀。脾气虚,运化失健,则见食欲不振,腹胀便溏;气虚则全身功能活动减退,故声低懒言,乏力少气;气虚运血无力,面失所荣,故面色无华。若脾虚水湿不运,泛溢肌肤,可见面浮肢肿,舌质淡,苔白滑,脉细弱,为气虚之征。本证以食少便溏,咳喘短气,伴见气虚之象为审证要点。

(七)肺肾气虚证

肺肾气虚证是指肺肾两脏气虚,降纳无权,表现以短气喘息为主的证候,又称肾不纳气证。

【临床表现】　喘息短气,呼多吸少,动则喘息尤甚,语声低怯,自汗乏力,腰膝酸软,舌淡脉弱,或喘息加剧,冷汗淋漓,肢冷面青,脉大无根。

【机理分析】　本证多因久病咳喘,耗伤肺气,病久及肾,或劳伤太过,或先天元气不足成年老肾气虚,致使肾气不足,纳气无权而成。

肺为气之主,司肃降;肾为气之根,主摄纳。肺肾气虚,降纳无权,气不归元,故喘息短气,呼多吸少;动则气耗,则喘息加剧;肺气虚则宗气亦微,表卫不固,故语声低怯,自汗乏力;肾气虚,骨骼失养,则见腰膝酸软;舌淡,脉弱,为气虚之征。若肾气不足,日久伤及肾阳,肾阳衰微欲脱,则喘息加剧,冷汗淋漓,面青肢厥;虚阳外浮,则脉大无根。本证以久病咳喘,呼多吸少,动则益甚和肺肾气虚表现为审证要点。

(八)肺肾阴虚证

肺肾阴虚证是指肺肾两脏阴液亏虚,虚火内扰,肺失清肃而表现的虚热证候。

【临床表现】　咳嗽痰少,或痰中带血,口燥咽干,或声音嘶哑,腰膝酸软,或见骨蒸潮热,盗汗颧红,形体消瘦,男子遗精,女子月经不调,舌红少苔,脉细数。

【机理分析】　本证多因燥热,痨虫耗伤肺阴,病久及肾,或久病咳喘,肺阴亏损,累及于肾,或房劳太过,肾阴耗伤,不能上滋肺金所致。

肺肾两脏阴液相互滋生,此谓之"金水相生"。若肺肾阴液亏损,在肺则清肃失职,而呈咳嗽痰少,在肾则腰膝失于滋养,故见腰膝酸软;阴虚火旺,灼伤肺络,络伤血溢,则见痰中带血;虚火熏灼会厌,则声音嘶哑;虚火扰动精室,精关不固,故见遗精;阴精不足,精不化血,冲任空虚,可见月经量少;若虚火迫血妄行,又可见女子崩漏;阴液既亏,内热必生,故呈形体消瘦、口燥咽干、骨蒸潮热、盗汗颧红、舌红少苔、脉细数等阴虚内热之象。本证以咳嗽少痰,腰膝酸软,遗精,并伴见虚热之象为审证要点。

（九）肝火犯肺证

肝火犯肺证是指由于肝经气火上逆犯肺,而使肺失清肃所表现的证候。按五行理论又称为"木火刑金"证。

【临床表现】 胸胁灼痛,急躁易怒,头胀头晕,面红目赤,烦热口苦,咳嗽阵作,甚则咳血,痰黄稠黏,舌质红,苔薄黄,脉象弦数。

【机理分析】 本证多因郁怒伤肝,气郁化火,或邪热蕴结肝经,上犯于肺所致。

肺主肃降,肝主升发,升降相因,则气机条畅;肝经气火上逆犯肺,肺失清肃,气机上逆,则咳嗽阵作;津为火灼,炼液成痰,故痰黄稠黏;火灼肺络,络损血溢,则为咳血;肝经气火内郁,失于柔顺,则见胸胁灼痛,急躁易怒;火邪上扰,则头晕头胀,面红目赤;热蒸胆气上逆,则口苦;苔薄黄,脉弦数,为肝经实火内炽之征。本证以咳嗽,或咳血,胸胁灼痛,易怒,并伴见实火内炽之象为审证要点。

（十）肝胃不和证

肝胃不和证是指由于肝气郁滞,横逆犯胃,胃失和降而表现以脘胁胀痛为主的证候,又称肝气犯胃证、肝胃气滞证。

【临床表现】 胃脘、胁肋胀满疼痛,或为窜痛,呃逆嗳气,吞酸嘈杂,情绪抑郁,或烦躁易怒,善太息,食纳减少。苔薄白或薄黄,脉弦或带数。

【机理分析】 本证多因情志不舒,肝气郁结,横逆犯胃所致。

肝主疏泄,胃主受纳,肝气条达则胃气和降。肝气郁滞,疏泄失职,横逆犯胃,胃失和降,则见胃脘、胸胁胀满疼痛,或窜痛;胃气上逆,则呃逆嗳气;肝失条达,气机郁滞,则精神抑郁;若气郁化火,肝性失柔,则见急躁易怒,善太息;气火内郁犯胃,可见吞酸嘈杂;肝气犯胃,胃纳失司,故见食纳减少;苔薄白,脉弦为肝气郁结之象;若气郁化火,则见苔薄黄,脉弦带数。本证以胸胁、胃脘胀痛或窜痛,呃逆嗳气为审证要点。

（十一）肝郁脾虚证

肝郁脾虚证是指肝失疏泄,脾失健运而表现以胸胁胀痛、腹胀、便溏等为主症的证候,又称肝脾不和证。

【临床表现】 胸胁胀满窜痛,善太息,情绪抑郁,或急躁易怒,纳呆腹胀,便溏不爽,肠鸣矢气,或腹痛欲泻,泻后痛减,或大便溏结不调,舌苔白,脉左弦右缓弱。

【机理分析】 本证多因情志不遂,郁怒伤肝,肝失条达而横乘脾土,或饮食、劳倦伤脾,脾失健运而反侮于肝,肝失疏泄而成。

肝失疏泄,经气郁滞,故胸胁胀痛窜痛;太息则气郁得达,胀闷得舒,故喜太息;气机郁结不畅,则精神抑郁;肝失柔顺之性则急躁易怒;肝气横逆犯脾,脾失健运,则纳呆腹胀;气滞湿阻,则便溏不利,肠鸣矢气;气滞于腹则痛,便后气机得畅,故泻后疼痛得以缓解。苔白,脉左弦右缓弱为肝郁脾虚之征。本证以胸胁胀满,腹痛肠鸣,纳呆便溏为审证要点。

（十二）肝肾阴虚证

肝肾阴虚证是指由于肝肾阴液亏虚,阴不制阳,虚热内扰所表现的证候。

【临床表现】 头晕目眩,耳鸣健忘,口燥咽干,失眠多梦,胁痛,腰膝酸软,五心烦热,盗汗颧红,男子遗精,女子月经量少,舌红少苔,脉细而数。

【机理分析】　本证多因久病失调,阴液亏虚,或因情志内伤,阳亢耗阴,或因房事不节,肾之阴精耗损,或温热病日久,肝肾阴液被劫所致。

肝肾阴亏,水不涵木,肝阳上扰,则见头晕目眩;肾之阴精不足,耳失充养则耳鸣;髓海不足则健忘;腰膝失于滋养则腰膝酸软;阴虚失润,虚火内炽,故见五心烦热,口燥咽干,盗汗颧红,舌红少苔,脉细数。此外,肝肾阴虚,肝络失养,则见胁部隐痛。虚火上扰,心神不安,故失眠多梦;虚火扰动精室,精关不固,则见遗精。阴亏不足,冲任失充,则见女子月经量少。本证以腰膝酸软,胁痛,耳鸣遗精,眩晕,并伴见虚热之象为审证要点。

（十三）脾肾阳虚证

脾肾阳虚证是指由脾肾阳气亏虚,温化失权,表现以泄泻或水肿为主症的虚寒证候。

【临床表现】　面色㿠白,形寒肢冷,腰膝或下腹冷痛,久泄久痢不止,或五更泄泻,完谷不化,粪质清冷,或面浮身肿,小便不利,甚则腹胀如鼓,舌质淡胖,舌苔白滑,脉沉迟无力。

【机理分析】　本证多由脾、肾久病耗气伤阳,或久泄久痢,或水邪久踞,以致肾阳虚衰不能温养脾阳,或脾阳久虚不能充养肾阳,终则脾肾阳气俱伤而成。

脾主运化,肾司二便。脾肾阳虚,运化、吸收水谷精微及排泄二便功能失职,则见久泄久痢不止;寅卯之交,阴气极盛,阳气未复,故黎明前泄泻,此称"五更泄",甚则泻下清冷水液,中夹未消化谷物。肾阳虚,无以温化水液,泛溢肌肤,则见面浮身肿;膀胱气化失职,故小便短少;土不制水,反受其克,则腹胀如鼓;腰膝失于温养,故腰膝冷痛;阳虚阴寒内盛,气机凝滞,故下腹冷痛;面色㿠白,形寒肢冷,舌质淡胖苔白滑,脉沉迟无力,均为阳虚失于温运,水寒之气内停之征。本证以泄泻浮肿,腰腹冷痛,并伴见虚寒之象为审证要点。

第五节　体质辨证施护体系

一、体质的基本概念

体质是指人体禀赋于先天,受后天多种因素影响,在其生长发育和衰老过程中,所形成的形态上和心理,生理功能上相对稳定的特征,这种特性往往决定着机体对某些致病因素的易感性和病变过程的倾向性。现代生物学研究认为。人具有根本的区别于其他动物的共性,同时在人类群体中也普遍存在着个体差异,这种个体差异的研究完全支持了中医的体质学说。

中医的体质概念与人们常说的气质不同。所谓气质,是指人体在先后天因素影响下形成的精神面貌、性格、行为等心理功能的,即神的特征,而体质是形与神的综合反映。因此,二者有着不可分割的内在联系,但体质可以包括气质,气质不等于体质。

二、体质学说与养生的关系

人们对体质的研究由来已久。到目前为止,国外已有三十多种体质类型学说。古罗马医生盖伦(30-200 年)在希波克拉底的体液学说的基础上,把气质分为四种类型,即性情急躁,动作迅猛的胆汁质;性情活跃,动作灵敏的多血质;性情沉静、动作迟缓的黏液质;性情脆弱、动作迟钝的抑郁质。在 17 世纪以前,盖伦的气质学说一直被西方医学界奉为信条。近代著名科学家巴甫洛夫则认为气质是高级神经活动类型特点在行为中的表现,把人分为兴奋型、活泼型、安静型、弱型等四种类型,分别相当于胆汁质、多血质、黏液质、抑郁质,在西方医学界颇有影响。但是迄今为止，国外医学对体质的各种分类学说，都无法直接指导临床治疗与养生康复实践，唯有中医体质学说与医疗实践、养生康复是密切结合的。

祖国医学一贯重视对体质的研究，早在 2 000 多年以前成书的《内经》里，就对体质学说进行了多方面的探讨。可以说，《内经》是中医体质学说的理论渊源。《内经》不仅注意到个体的差异性，并从不同的角度对人的体质作了若干分类。如《灵枢》中的《阴阳二十五人》和《通天》，就提出了两种体质分类方法。在《素问·异法方宜论》里还指出，东南西北中五方由于地域环境气候不同，居民生活习惯不同，所以形成不同的体质，易患不同的病症，因此治法也要随之而异。后世医学家在《内经》有关体质学说的基础上续有发挥，例如朱丹溪《格致余论》说：“凡人之形，长不及短，大不及小，肥不及瘦，人之色，白不及黑，嫩不及苍，薄不及厚。而况肥人多湿，瘦人多火，白者肺气虚，黑者肾不足。形色既殊，脏腑亦异，外证虽同，治法迥别也”。又如叶天士研究了体质与发病的关系，在《外感湿热篇》中说：“吾吴湿邪害人最广，如面色白者，须到顾其阳气……面色苍者，须要顾其津液……”，强调了治法须顾及体质。再如吴德汉在《医理辑要·锦囊觉后篇》中说：“要知易风为病者，表气素虚；易寒为病者，阳气素弱；易热为病者，阴气素衰；易伤食者，脾胃必亏，易劳伤者，中气必损”。说明了不良体质是发病的内因，体质决定着对某些致病因素的易感性。这就为因人摄生提供了重要的理论根据。

人们在实践中认识到，体质不是固定不变的，外界环境和发育条件，生活条件的影响，都有可能使体质发生改变。因此，对于不良体质，可以通过有计划的改变周围环境，改善劳动，生活条件和饮食营养，以及加强体格锻炼等积极的养生措施，提高其对疾病的抵抗力，纠正其体质上的偏颇，从而达到防病延年之目的。

三、体质差异形成的原因

（一）先天因素

先天因素即“禀赋”。包括遗传和胎儿在母体里的发育营养状况。父母的体质特征通过遗传，使后代具有类似父母的个体特点，是先天因素的一个方面，而胎儿的发育营养状况、对体质特点的形成也起着重要的作用。

（二）性别因素

人类由于先天遗传的作用，男女性别不仅形成各自不同的解剖结构和体质类型，而且在生理特性方面，也会显示出各自不同的特点。一般说，男子性多刚悍，女子性多柔弱，男子以气为重，女子以血为先。《灵枢·五音五味》提出：“妇人之生，有余于气，不足于血”的论点，正是对妇女的体质特点作了概括说明。

（三）年龄因素

俗话说：“一岁年纪，一岁人”，说明人体的结构、功能与代谢的变化同年龄有关，从而形成体质的差异。《灵枢·营卫生会》指出：“老壮不同气”，即是说年龄不同对体质有一定影响。

（四）精神因素

人的精神状态，由于能影响脏腑气血的功能活动，所以也可以改变体质。《素问·阴阳应象大论》里说：“怒伤肝”、“喜伤心”、“思伤脾”、“忧伤肺”、“恐伤肾”，即指情志异常变化伤及内在脏腑。

（五）地理环境因素

人类和其他生物一样，其形态结构，气化功能在适应客观环境的过程中会逐渐发生变异。故而《素问·五常政大论》早就指出：“必明天道地理”，对于了解“人之寿夭，生化之期”

以及"人之形气"有着极其重要的意义。地理环境不同,则气候、物产、饮食、生活习惯等,亦多有不同,所以《素问·异法方宜论》在论证不同区域有不同的体质,不同的多发病和不同的治疗方法的时候,特别强调了不同地区的水土、气候,以及饮食、居住等生活习惯,对体质形成的重大影响,说明地理环境对体质的变异,既是一个十分重要的因素,又是极其复杂的因素。

四、体质的分类方法

祖国医学对人体体质所作的分类方法,在《内经》时代,主要有以下几种:

（一）阴阳五行分类法

《灵枢·阴阳二十五人》根据人的体形、肤色、认识能力、情感反应、意志强弱、性格静躁,以及对季节气候的适应能力等方面的差异,将体质分为木、火、土、金、水五大类型。然后又根据五行的太少,以及左右手足三阳经,气血多少反映在头面四肢的生理特征,将每一类型再分为五类,共为五五二十五型,统称"阴阳二十五人",本法强调对季节的适应能力为体质的分类依据,具有实际意义。

（二）阴阳太少分类法

《灵枢·通天》把人分为太阴之人、少阴之人、太阳之人、少阳之人,阴阳和平之人五种类型,这是根据人体先天禀赋的阴阳之气的多少,来说明人的心理和行为特征,即气质方面的差别的分类方法。

（三）禀性勇怯分类法

《灵枢·论勇》根据人体脏气有强弱之分,禀性有勇怯之异,再结合体态、生理特征,把体质分为二类。其中,心胆肝功能旺盛,形体健壮者,为勇敢之人;而心肝胆功能衰减,体质孱弱者,多系怯弱之人。

（四）体型肥瘦分类法

《灵枢·逆顺肥瘦》将人分为肥人、瘦人、肥瘦适中人三类。《灵枢·卫气失常》又将肥人分为膏型、脂型、肉型三种,并对每一类型人生理上的差别,气血多少、体质强弱皆作了比较细致的描述。由于人到老年形体肥胖者较多,所以本法可以说是最早的关于老年人体质的分型方法。

（五）实用体质分类法

随着中医临床医学的发展,为了更好地与临床辨证用药相结合,现代中医常用的体质分类法着眼于阴阳气血津液的虚实盛衰,把人体分为正常体质和不良体质两大类。凡体力强壮、面色润泽、眠食均佳、二便通调,脉象正常,无明显阴阳气血偏盛偏衰倾向者,为正常体质。反之,有明显的阴虚、阳虚、气虚、血虚、痰湿、阳盛、血瘀等倾向(倾向与证候有微甚轻重之别)的属于不良体质,这种分类方法,可称之为实用体质分类法。

五、常见体质分类类型

本章着重介绍阴虚、阳虚、气虚、血虚、阳盛、痰湿、气郁、血瘀等不良体质。

（一）阴虚体质特点

形体消瘦,面色潮红,口燥咽干,心中时烦,手足心热,少眠,便干、尿黄,不耐春夏,多喜冷饮,脉细数,舌红少苔。

（二）阳虚体质特点

形体白胖，或面色淡白，平素怕寒喜暖、手足欠温，小便清长，大便时稀，唇淡口和，常自汗出，脉沉乏力，舌淡胖。

（三）气虚体质特点

形体消瘦或偏胖，面色㿠白，语声低怯，常自汗出，动则尤甚，体倦健忘，舌淡苔白，脉虚弱。

（四）血虚体质特点

面色苍白无华或萎黄、唇色淡白，头晕眼花，心悸失眠，手足发麻，舌质淡，脉细无力。

（五）阳盛体质特点

形体壮实，面赤，声高气粗，喜凉怕热，喜冷饮，小便热赤、大便熏臭。

（六）血瘀体质特点

面色晦滞，口唇色暗，眼眶暗黑，肌肤干燥，舌紫黯或有瘀点，脉细涩。

（七）痰湿体质特点

形体肥胖，肌肉松弛，嗜食肥甘，神倦身重，懒动，嗜睡，口中黏腻，或便溏，脉濡而滑，舌体胖，苔滑腻。

（八）气郁体质特点

形体消瘦或偏胖，面色苍暗或萎黄，时或性情急躁易怒，易于激动，时或忧郁寡欢，胸闷不舒，时欲太息，舌淡红、苔白、脉弦。

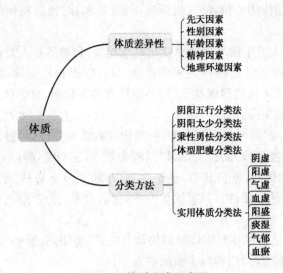

图 6-1　体质分类示意图

第六节　中医调护防治原则

在护理实践中要制定护理计划，应包括护理诊断的陈述、预期达到的目标、准备实施的措施和健康教育。制定一份具有中医特色的护理计划，首先要了解中医调护防治疾病的总的原则，在此基础上还应遵循以下原则：在中医理论指导下，对护理对象及相关因素进行全面、细致的评估的基础上制定，因而必须加强与患者及家属的沟通，掌握关键的信息。对收集到的临床资料、症状、体征应进行最基本的辨证分析，在确立其病因、病性、病位的前提下，才能提出更有针对性的护理措施。在制定护理措施及健康教育计划时,应充分发挥中医护理的优势,开展辨证施护,应用中医传统技术,才能使护理对象获得真正具有中医特色的优质护理。中医护理计划除以上介绍的护理诊断外,中医特色主要应体现在护理措施和健康教育中。本节重点介绍中医调护防治原则。

一、治未病

所谓治未病,就是在疾病未发生之前,采取各种措施,以防止疾病的发生。早在《素问·四气调神大论》就有:"圣人不治已病治未病,不治已乱治未乱"之说,明确地提出了"治未病"的预防思想,治未病包括未病先防与既病防变两方面的内容。

（一）未病先防

未病先防是指在发病之前做好各种预防工作,以防止疾病的发生。疾病的发生关系到正邪两个方面,正气虚弱是疾病发生的内在因素,邪气侵袭是发病的重要条件。所以,未病先防就必须从增加人体正气和防止疾病入侵两方面入手。

1. 养生　养生也称"摄生",是通过各种方法来增强人体正气,从而达到预防疾病,延年益寿的目的,包括以下五个方面的内容:

① 调养精神情志:祖国医学认为,精神情志活动是人体脏腑功能活动的体现,与人体生理、病理密切相关,突然强烈或反复持久的精神刺激可使脏腑气机逆乱,阴阳失调,气血不和而发生疾病,而且在疾病的发展过程中,不良的精神刺激和过度的情志波动又可加重病情。所以,保持乐观的精神和愉快的心情,使气机调畅,气血平和,对预防疾病的发生、发展以及康复都有着十分重要的意义。

② 适应自然环境:人类生活与自然界变化息息相关,自然界是人类赖以生存的重要条件,自然界的运动变化必然影响人体的生理病理活动,只有掌握自然规律,适应自然界的变化,才能避免外邪的侵袭,保持人体的健康状态,如冬季注意防寒保暖、夏季注意防暑降温等。反之,则会引发疾病,甚至危及生命。

③ 调摄饮食起居:《素问·上古天真论》中指出:"食饮有节,起居有常,不妄作劳"才能"形与神俱,而尽终其天年,度百岁乃去"。如果"以酒为浆,以妄为常,醉以入房,以欲竭其精,以耗散其真,不知持满,不知御神,务快其心,逆于生乐,起居无节",必然"半百而衰也",强调了饮食、起居、劳逸等对健康的重要性。只有饮食有节,起居有常,劳逸结合,生活规律,才能预防疾病,保持健康。

④ 加强身体锻炼:适当的体育锻炼可以协调气机,平衡阴阳,通畅气血,疏通经络,从而增强体质,提高机体抗病能力,预防和减少疾病的发生。

⑤ 药物预防和人工免疫:我国很早就开始了药物的预防工作。如《素问遗篇·刺法论》中就有服用"小金丹"等方法预防传染病的记载。早在 16 世纪中叶古人就发明了"人痘接种法"用来预防天花,成为世界医学"人工免疫法"的先驱。此外,还有用苍术、雄黄等烟熏以消毒、用核桃树叶投厕杀灭蚊蝇等。新中国成立后,运用中草药防治疾病有了很大发展,如用贯众消毒饮水,用板蓝根、大青叶等预防感冒,用大蒜预防肠道疾病,用茵陈、山栀预防肝炎等。

2. 防止病邪侵害　病邪入侵是导致疾病发生的重要因素。防止病邪侵袭是指平时要讲究卫生,保护环境,防止空气、水源和食物的污染,注意四时气候的变化,提倡"虚邪贼风,避之有时",注意对病人的消毒与隔离,以防其传染等。

（二）既病防变

既病防变是指早发现、早治疗与调护和防止疾病的发展与传变。

1. 早发现、早治疗与调护　在预防疾病的发展方面，要做到对疾病的早发现、早治疗与调护，以控制疾病的发展变化和流行。疾病初期，病情较轻，正气未衰，较易治愈，应积极治疗与调护。如治疗与调护不及时，病邪就会由表入里，疾病也会由轻而重。因此，既病之后就应及早诊治。《素问·阴阳应象大论》指出："故善治者治皮毛，其次治肌肤，其次治筋脉，其次治六腑，其次治五脏。治五脏者，半死半生也。"说明了病邪侵入机体，不及时治疗与调护，病邪就可能由表及里，步步深入，以至侵犯内脏，使病情深重，治疗与调护也就愈加困难，强调了早期诊治的重要性。

2. 防止疾病的发展与传变　疾病的发生发展和传变是有一定规律的，控制疾病的发展与传变是指应根据不同疾病的传变途径与发展规律，先安未受邪之地，作好预防。掌握疾病的传变规律，在治疗与调护时就可以采取有效的措施，将疾病控制在早期阶段。《金匮要略》指出："上工治未病，见肝之病，知肝传脾，当先实脾"，就是说，临床上治疗与调护肝病时，常须配合健脾和胃之法，首先调理脾胃，使脾气旺盛而不受邪侵，以防肝病传脾，从而控制肝病的传变。这就是运用五行相克规律预防疾病传变的具体应用。

二、治病求本

《素问·阴阳应象大论》说："治病必求于本"。所谓"本"就是疾病的本质、根本。治病求本，就是通过辨证过程综合分析，找出疾病发生的根本原因，认清疾病的本质，并针对其根本原因进行治疗与调护。这是辨证论治的一个根本原则，对于疾病的治疗与调护具有重要的指导意义。那么如何治本呢？这就要求我们将四诊收集到的有关疾病的资料，加以总结、归纳和分析，透过现象抓住疾病的本质，针对其根本原因进行治疗与调护，不要被假象所迷惑，《景岳全书》云："见痰休治痰，见血休治血，无汗不发汗，有热莫攻热，喘重休耗气，精遗不涩泄，明得个中趣，方是医中杰"。如头痛有外感、内伤之不同，外感头痛有风寒、风热、风湿之不同，内伤头痛又有气虚、血虚、血瘀、痰湿、肝阳之不同。治疗与调护时不能见痛止痛，而要根据头痛的具体临床表现，审证求因，找出疾病的本质，分别采取解表、益气、养血、活血化瘀、燥湿化痰、平肝潜阳等不同方法，针对疾病的根本原因进行治疗与调护，这就是"治病必求于本"的意义所在，只有治病求本，才能获得最佳疗效。临床运用治病求本这一法则时，必须正确遵循"治标与治本"、"正治与反治"及"病治异同"等原则，才能分清主次，正确处理原则性和灵活性的关系。

（一）治标与治本

本与标是一个相对的概念，具有多种含义。以正邪而言，正气为本，邪气为标；以本质和现象而言，本质为本，现象为标；以病因和症状而言，病因为本，症状为标；以疾病新旧而言，旧病、原发病为本，新病、继发病为标。由于疾病变化的复杂性，标本与矛盾双方的主次关系往往在不停地运动变化，因而在治疗与调护时就要有先后缓急的区别。临床运用标本治则时，须遵循"急则治其标"、"缓则治其本"和"标本同治"的原则。

1. 急则治其标　是在"标"病危急的情况下，如不及时治疗与调护其标病，就会危及患者生命或影响对"本"病治疗与调护，因而所采取的一种暂时的治疗与调护措施。如大出血病人，出血是标，引起出血的原因是本，首先应该止血以治其标，血止之后再针对出血原因进行治疗与调护以求其本。治标是在应急情况下的权宜之计，而治本才是治病的根本目的，治标是为治本创造条件,以便更好的治本。

2. 缓则治其本　是在病情缓和的情况下,针对疾病本质进行治疗与调护,是一般情况下的常规治疗与调护原则。凡标病不急,均应治本,本既除,则标自愈。如脾虚泄泻,脾虚为本,泄泻为标,采用健脾益气治本的方法,使脾气健运后,泄泻就自然停止。

3. 标本同治　是在标本俱重时,标本兼治的方法。如临床表现为身热、腹满硬痛、大便燥结、口干渴、舌燥苔焦黄,此属胃肠实热内结为本,所致阴液受伤为标。在这种正虚邪实的情况下,若单用泻下,有津枯液涸之弊;纯用滋阴,则里热难除,只有用增液承气汤泻下存阴,增水行舟,标本兼顾治之,泻其实热可以存阴,滋阴润燥有利于通下,而达到标本同治的目的。必须指出,"急则治其标,缓则治其本"这一原则不能绝对化,急时也未尝不可治本,如亡阳虚脱时,急用回阳救逆的方法,就是治本;大失血后,气随血脱,急用独参汤益气固脱也是治本。同样,缓时也未尝不可治标,如脾虚气滞的病人,在用人参、茯苓、白术、甘草治本的同时,兼用木香、砂仁、陈皮等理气治标,更有利于补脾。总之,治标与治本,既有原则性又有灵活性,临床应用时须根据具体情况,具体分析,或先治本,或先治标,或标本兼治。

(二) 正治与反治

1. 正治　是当疾病的临床表现和其本质相一致时,逆其病势进行治疗与调护的一种治则,又称"逆治法"。常用的正治法有:

① 寒者热之:是指寒性疾病在出现寒象时,采用温热的药物进行治疗与调护,即以热治寒。

② 热者寒之:是指热性疾病在出现热象时,采用寒凉的药物进行治疗与调护,即以寒治热。

③ 虚者补之:是指虚弱性疾病在出现虚象时,采用相应的补益药物进行治疗与调护,即气虚补气、血虚补血、阴虚补阴、阳虚补阳。

④ 实者泻之:是指邪气实的疾病在出现实象时,采用泻法,泻其实邪。如消导法、逐水法、活血化瘀法、驱虫法等。

2. 反治　是当疾病的临床表现和其本质不一致,表现出一些假象时,采用服从其假象进行治疗与调护的一种治则,又称"从治法"。常用的反治法有:

① 寒因寒用:是指用寒性的药物治疗与调护具有假寒症状的病证。适用于真热假寒证,因内热炽盛格阴于外,反见四肢厥冷的假寒象,此时必须用清热解毒药针对疾病本质进行治疗与调护。对于其假寒的现象来说,应用以寒治寒的反治法。

② 热因热用:是指用温热性的药物治疗与调护具有假热症状的病证。适用于真寒假热证,因阴寒盛于内,格阳气于外,在出现四肢厥冷、脉微欲绝等真寒症状的同时,又见烦躁、面赤、身热等假热症状,此时须回阳救逆,用热性药顺从其假热之现象,治疗与调护其真寒的本质。这对于其假热的现象来说,应用以热治热的反治法。

假寒证用寒药,假热证用热药,其实质是抛开假象,针对本质进行治疗与调护,仍是正治而非反治,是治病求本的具体体现。

③ 塞因塞用:是指用补益的药物来治疗与调护具有闭塞不通症状的病证,即"以补开塞"。适用于"真虚假实"证,亦适用于脾虚便秘、血枯经闭证等。塞是闭塞不通之意,一般对塞证,当以通利的方法治疗与调护,但是如脾虚而致腹胀、无痰、湿、食滞、瘀血等实邪致塞,若用通利之法,则脾气更虚,胀满益甚,必须用补脾益气的方药治疗以调护虚胀虚满,脾气一健,运化正常,则胀满自消。"塞因塞用"是针对虚证虚损不足的本质进行治疗与调护。

④ 通因通用：指采用具有通利作用的药物，治疗与调护具有实性通泄症状的病证。对一般的通利症状，当以固塞的方法治疗与调护，但对于实热停滞（热结旁流）或食积引起的腹泻，下焦湿热所致的尿频、尿急、尿痛、带下，瘀血所致的崩漏等，在治疗与调护上且不可用塞止之法，而应分别采取攻下、消导、清利湿热、活血化瘀等方法治疗与调护。"通因通用"是针对实证邪实有余的本质进行治疗与调护。

反治法是正治法在特殊情况下的一种变法，其实质仍是针对疾病本质进行治疗与调护的方法，是治病求本的具体体现。

三、调整阴阳

疾病的发生，究其本质是机体阴阳相对平衡遭到破坏，出现阴阳偏盛偏衰，即阴阳失调的结果。对于其治疗与调护，《素问·至真要大论》中说："谨察阴阳所在而调之，以平为期"，因此调整阴阳，补偏救弊，恢复阴阳的相对平衡，是治疗与调护疾病的根本原则之一。从广义来说，适用于一切疾病。在具体应用上，有"损其有余"、"补其不足"两个原则。

1. 损其有余　主要适用于因病邪侵入人体而引起阴阳偏盛的实寒证和实热证。如阴邪（主要指寒邪）偏盛，出现"阴胜则寒"的实寒证时，应用阳药（温热药）纠正其阴偏盛，即以"治寒以热"、"寒者热之"的方法，损其寒邪之有余；阳邪（主要指热邪）偏盛，出现"阳胜则热"的实热证时，应用阴药（寒凉药）纠正其阳偏盛，即以"治热以寒"、"热者寒之"的方法，来损其热邪之有余。

2. 补其不足　主要适用于人体脏腑、组织等功能失调而引起阴阳偏衰的虚证，即阴虚者补阴，阳虚者补阳，纠正阴阳之偏衰，以达阴阳平衡。对阴虚而热者，须以补阴药"壮水之主，以制阳光"，补阴即所以制阳；对阳虚而寒者，须用补阳药"益火之源，以消阴翳"，补阳即所以制阴；若阴阳两虚，又当阴阳双补。根据阴阳互根的理论，在以滋阴药治疗与调护阴虚证时，应适当配伍补阳药，以求"阳中求阴"，因"无阳则阴无以生"；同样，在以补阳药治疗与调护阳虚证时，应适当配伍养阴药，以求"阴中求阳"，因"无阴则阳无以化"。所以，"善补阳者，必于阴中求阳，则阳得阴助而生化无穷；善补阴者必于阳中求阴，则阴得阳升而源泉不竭"。然而，无论"阴中求阳"，还是"阳中求阴"，都必须分清主次，抓住主要矛盾，绝不能将两者等同起来。此外，由于阴阳概念的广泛性，诸如解表攻里、补虚泻实、升清降浊、调和营卫等治疗与调护方法，都属于调整阴阳的范畴。

四、扶正祛邪

正与邪是一切疾病过程中自始至终存在着的一对基本矛盾，由于邪正矛盾双方斗争力量的消长决定了疾病的发生发展及其表现形式，因此，祛邪和扶正是解决正邪矛盾的基本方法。

祛邪，就是用各种方法祛除病邪，消除致病因素及其作用，达到邪祛扶正、恢复健康的目的。祛邪用攻法，适用于实证。临床常用的发表、清热、利尿、行气、活血、消导、汗法、吐法、下法等治法均属祛邪范畴。祛邪在于抑制或消除病因，抑制或消除致病因素对机体的损害，减轻或消除各种损伤及障碍现象，加速毒物的排泄。

扶正，就是用扶助正气的药物，或针灸、营养、锻炼等其他方法，以增强体质，提高机体的抗病能力和自然修复能力，从而达到祛除邪气、恢复健康的目的。扶正用补法适用于虚证。临床常用的益气、养血、滋阴、补阳等方法均属扶正范畴。扶正在于改善和恢复机体的正气，支持提高机体的抗病能力和对疾病创伤的修复能力。

　　扶正与祛邪的基本原则是"扶正不留邪,祛邪不伤正"。临床上应根据正与邪的辩证关系和具体情况,分别采用"扶正"、"祛邪"或"正邪兼顾"的方法。

　　1. 祛邪　适用于邪气亢盛,正气未衰的实证,新病者多属此类情况。治疗与调护时应以祛邪为主,邪气退则病自愈,即所谓"邪去正自安",如果先扶正,反而会助长邪气,加重病情。

　　2. 扶正　适用于正气已虚,邪气不实,正不胜邪的虚证,久病者多属此类情况。这时应以扶正为主,正气旺盛,邪气自除,即所谓"扶正以除邪"。如不扶正,妄施攻药,则会更伤正气,加重病情。

　　3. 攻补兼施　适用于正气已虚,邪气亢盛的病证。如单纯去邪,则更伤正,单纯扶正,又会助邪,故应根据病情先攻后补,先补后攻或攻补兼施。

五、三因制宜

　　三因制宜是指治疗与调护疾病要根据季节、地域以及个体差异(年龄、体质、嗜好、性别)的不同而制定适宜的治疗与调护方法,即应因时、因地、因人制宜。

　　1. 因时制宜　根据不同季节的气候特点来制定治疗与调护用药与护理的原则,就是"因时制宜"。《灵枢·岁露论》指出:"人与天地相参也,与日月相应也",即人与自然界密切相关,自然界气候的变化必然影响到人体的生理及病理,因此在治疗与调护疾病时,以人和自然界的密切联系为基本出发点,以四时大气为中心,把气候、天气对人类健康的关系,具体贯穿到人的生理、病理、诊断、预防、治疗与调护等各方面,形成一整套较为完整的医学气象理论。一般而言,春夏季节,气候温热,阳气升发,人体腠理开泄,即使患了外感风寒,也不宜过用辛温发散的药物,以免开泄太过,耗伤阴液;而秋冬季节,气候寒冷,阴盛阳衰,人体腠理固密,阳气积藏于内,此时如非大热,应慎用寒凉之药,以防苦寒伤阳。故《素问·六元正纪大论》曰:"用温远温,用热远热,用凉远凉,用寒远寒",但又不能墨守成规,对于夏季应热反凉,冬季应寒反温等气候的反常变化,治疗与调护时应根据具体情况,灵活掌握用药与护理原则。

　　2. 因地制宜　根据不同的地域环境特点来制定治疗与调护用药与护理的原则,就是"因地制宜"。我国幅员辽阔,不同的地域环境,由于气候特点及生活习惯的差异,人们的生理活动和病理特点也不尽相同,而且还会出现某些地方病。祖国医学中关于地理、气候特点及生活习惯与好发疾病关系的论述,与现代气候区划理论颇为相似,这正是医学地理学观点的体现。如我国西北地区地势高而寒冷少雨,故其病多燥寒,治宜辛润;东南地区地势低而温热多雨,故其病多湿热,治宜清化。又如辛温解表药治疗与调护风寒表证,在东北严寒地区药量可稍重,常选用麻黄、桂枝;而在南方温热地区则药量宜轻,且常选用荆芥、防风等。可见相同的病证,由于地理条件不同,用药与护理也应有差别。

　　3. 因人制宜　根据病人年龄、性别、职业、体质、生活习惯等不同特点,来确定治疗与调护原则就是"因人制宜"。在性别方面,女性有经、带、胎、产等生理特点,与男性不同,治疗与调护用药与护理时应有所区别,如妊娠期应慎用或禁用破血、峻下、滑利、有毒或走窜伤胎等药物。在年龄方面,小儿生理功能旺盛,但气血未充,脏腑娇嫩,易于寒温失调,饥饱不均,病情变化较快,故治疗与调护忌投峻攻,少用补益,药量宜轻;老年人生理机能衰退,气血亏虚,治宜偏于补益,实证攻之宜慎,免伤正气。在体质方面,体质与治疗与调护的关系尤为密切,治疗与调护用药与护理必须根据体质状态而定,这是中医治疗与调护学的特色之一,《灵枢·卫气失常篇》强调治病"必先别其形,血之多少,气之清浊",即治疗与调护前,必须先审知病人的体质属何类型,然后投以适合的药物。此外,对"肥人多痰"、"瘦人多火"或素有慢性病、职业病等不同情况,治疗与调护时均应加以考虑。

总之,因时、因地、因人制宜,是要求在诊治疾病时,不能孤立地看待病证,必须看到人的整体和不同特点以及自然环境对人体的影响。因时、因地、因人制宜的治疗与调护法则,充分体现了中医学整体观念和辨证论治在实际应用中的原则性和灵活性。

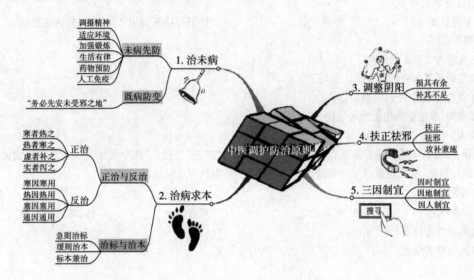

图 6 - 2　中医调护防治原则简图

典型习题解析指导

(一) A 型题

1. 以下属于反治之法的是(　　)

　　A. 寒者热之　　　B. 热者寒之　　　C. 虚则补之　　　D. 实则泻之　　　E. 通因通用

答案:E

试题点评:正治是逆其证候性质而治的一种常用治疗法则,反治是顺从疾病假象而治的一种治疗法则。通因通用是指用通利药治疗具有实性通泄症状的病证,故通因通用为反治之法。

2. 中医诊察疾病的基本方法是:(　　)

　　A. 阴阳、五行　　　B. 望、触、叩、听　　　C. 望、闻、问、切　　　D. 寒热、虚实　　　E. 升降、浮沉

答案:C

试题点评:中医诊察疾病的基本方法是望、闻、问、切,习惯上简称"四诊",而 ABDE 分别是中医的基础、辨证和方药的内容,故只能选 C。

3. 关于寒证辨证要点的错误说法是(　　)

　　A. 恶寒畏寒　　　B. 溲清便溏　　　C. 舌淡苔白　　　D. 脉迟或紧　　　E. 面红耳赤

答案:E

试题点评:本题要求回答的是"错误说法",而 A、B、C、D 都是寒证的辨证要点,只有 E 不符合寒证的特点,是热证的表现,所以应选 E。

(二) B 型题

　　A. 辨病治疗与调护　　　　　　　　　　　B. 辨证施治

C. 八纲辨证和脏腑辨证　　　　　　　　　D. 中西医结合治疗与调护

1. 中医理论体系的基本特点之一是(　　)

2. 中医诊断疾病采用的是(　　)

答案:1. B　2. C

试题点评:本题主要是分清其要求,一是要回答中医理论体系的基本特点,一是要回答中医诊断疾病采用的方法,故应分别选择 B、C。

A. 单纯扶正　　　　　　B. 单纯祛邪　　　　　C. 扶正与祛邪同用　　　D. 先扶正后祛邪

E. 都不适用

3. 以正气虚为主要矛盾适用于(　　)

4. 以邪实而正气未衰的实性病证适用于(　　)

5. 正虚邪实病证适用于(　　)

6. 正虚邪实,以正虚为主的病人适用于(　　)

答案:3. A　4. B　5. C　6. D

试题点评:在分析本题时主要是应弄明白“正虚”、“邪实”、“扶正”、“祛邪”几个概念,正虚、邪实是病证,扶正、祛邪是治疗原则,根据正虚、邪实所表现的主次,而分别采取扶正或祛邪的治疗。

(三) C 型题

A. 虚者补之　　　　　　B. 损者益之　　　　　C. 两者都是　　　　　D. 两者都不是

1. 实证的治疗方法是(　　)

2. 虚证的治疗方法是(　　)

答案:1. D　2. C

试题点评:本题主要是根据证型来选择治疗方法。实证是邪气实,治疗方法应损其有余;虚证是正气虚,治疗方法应补其不足,而 A 和 B 都是补其不足的治法,故是虚证的治疗方法,不是实证的治疗方法。

A. 同病异治与异病同治

B. 强调个体特异性和恒动变化的观点

C. 两者都是

D. 两者都不是

3. 辨证论治的特点可归纳为(　　)

4. 中医学的特点可归纳为(　　)

答案:3. C　4. D

试题点评:本题主要是分清两个不同的概念,一个是要归纳辨证论治的特点,一个是要归纳中医学的特点,由于 A、B 的内容是辨证论治的特点,不是中医学的特点。

(四) X 型题

1. 整体观念的主要内容包括(　　)

A. 功能活动的统一性　　　　　　　　　　B. 人是一个有机的整体

C. 人与自然界的统一性　　　　　　　　　D. 人与社会环境的统一性

E. 形体结构和生命基本物质的统一性

答案:B、C、D

试题点评:本题主要是理解整体观念的含义,B、C、D 项构成了中医学整体观念的主要内容,而 AE 是 B 中的一部分内容。

2. 所谓三因制宜是指(　　)

A. 因病　　　　　　　B. 因地　　　　　　　C. 因时　　　　　　　D. 因人

E. 因证

答案:B、C、D

试题点评:三因治宜为防治原则之一,要求我们在治疗疾病时要因人、因时、因地制宜。

3. 损其偏盛的方法是(　)

　　A. 寒者热之　　　　　　B. 寒因寒用　　　　　　C. 培土生金　　　　　　D. 泻南补北

　　E. 滋水涵木

答案:A、B

试题点评:本题应从"损其偏盛"上去分析。盛为邪气盛,故要损其偏盛,比如阴邪偏盛引起的寒证要用"寒者热之"的方法;热邪盛极而出现的真热假寒证要用"寒因寒用"的方法,他们都是损邪偏盛的具体方法,而 C、D、E 却是补其不足的方法,故不应选择。

(五) 判断题

1. 辨证论治是中医诊断疾病和治疗与调护疾病的基本原则。　　　　　　　　　　　　　(　)

答案:√

试题点评:辨证论治是中医学的一大特点,也是中医诊断疾病和治疗与调护疾病的基本方法和基本原则。它包含着相互联系的两个内容,即"辨证"和"论治"。辨证是决定治疗与调护的前提和依据,论治是解决疾病的手段和方法。

2. 同一种疾病应该用同一种方法进行治疗。(　)

答案:×

试题点评:同一种疾病,由于病情的发展和病机的变化,以及邪正消长的差异,机体的反应性不同,治疗上应根据其具体情况,运用不同的治法加以治疗。故本题的提法是错误的。

3. 正治和反治是治病求本这一治疗原则的具体运用。(　)

答案:√

试题点评:正治和反治虽然提法不同,但都是针对疾病的根本证候进行治疗的,为治病求本这一治疗原则的具体运用。

(六) 填空题

1. 整体是指_____、_____和_____。

答案:统一性完整性相互关联性

试题点评:整体观念是中医学理论体系的基本特点,理解整体观念,首先应了解整体的概念,哲学意义上的整体是指统一性、完整性和相互关联性。

2. 治病求本,就是要寻找出疾病的_____,并针对_____进行治疗。

答案:根本原因　根本原因

试题点评:本题主要从"求本"上去思考,所谓"本"就是根本,发病的原因,治病求本就是研究和找出疾病的本质进行治疗。

3. 既病防变是指疾病已经发生,应_____、_____,以防止疾病的发展与传变。

答案:早期诊断　早期治疗

试题点评:中医防治疾病应以预防为主,做到未病先防和既病防变,其中既病防变,应注意早期诊断和早期治疗。

(七) 名词解释

1. 证

答案:即证候,是在中医理论指导下,对四诊收集来的症状资料进行全面综合而得出来的诊断性结论。

试题点评:中医治疗与调护疾病最大的特点是辨证论治,这里的证是对疾病处于某个阶段的病因、病位、疾病的性质和正邪斗争等方面情况的病理概括,更能反映疾病的实质。

2. 里热证

答案:是指邪热在里所表现出的证候。

试题点评:本题主要从两个方面来解释,一是指病变的部位,邪在里,不在表;一是指邪气的性质,是热不是寒,因此,里热证应解释为热邪在里所表现出的证候。

3. 未病先防

答案:是指在疾病未发生之前,做好预防工作,以防止疾病的发生。

试题点评:本题的着眼点在"未"和"防",未病先防是中医防治疾病的内容之一,早在 2000 多年前,中医就指出了"治未病"的重要性,包括了未病先防和既病防变两个内容。

(八) 问答题

1. 中医症和证的主要区别什么?

答案:症状是疾病的外在表现,是辨证的主要依据;证候是疾病的本质反映,是机体在疾病过程中的某一阶段出现的各种症状所反映的病理机制的概括,是辨证所得出的结论。证比症更深刻、更全面、更正确地反映了疾病的本质。

试题点评:本题主要从症和证的内涵去分析。症是症状,是疾病的具体表现,如头痛、发热、咳嗽等;证是证候,是疾病的本质反映,两者有着严格的区别,不可混淆。

2. 表寒证中的有汗与无汗有何意义?

答案:表实寒证者正气旺盛,寒邪外束,腠理闭塞,故无汗;表虚寒者卫阳不固,营卫失和,腠理不固,故汗出。其意义在于辨别表寒证的虚实。

试题点评:本题的关键词是"有何意义"。在外感风寒证中,有汗无汗常是辨别虚实的要点,也是决定治疗与调护用药与护理的依据。

3. 试述正治和反治的区别和联系。

答案:正治,是当疾病的临床表现和其本质相一致时,采取逆其病势进行治疗的一种法则,又称"逆治法"。常用的正治法有:寒者热之、热者寒之、虚者补之、实者泻之。反治,是当疾病的临床表现和其本质不一致,表现出一些假象时,采用顺从其假象进行治疗的一种法则,又称"从治法"。常用的反治法有:寒因寒用、热因热用、塞因塞用、通因通用。反治法是正治法在特殊情况下的一种变法,其实质仍是针对疾病本质进行治疗的方法,是治病求本的具体体现。

试题点评:本题应从正治和反治的含义及其适用条件去分析,从"治病必求于本"这一根本原则出发,认识正治法和反治法的实质,即反治法是正治法在特殊情况下的一种变法,其实质仍是针对疾病本质进行治疗的方法,是治病求本的具体体现。

第七章 中药方剂概述

第一节 中药学基本知识

一、中药的性能

中药的性能又称为药性,是对中药各种性质和功能的一种概括,主要包括四气、五味、归经、升降浮沉、毒性等。药性理论是以阴阳、脏腑、经络学说为基础,根据药物的各种性质及所表现出来的治疗与调护作用而总结出来的用药与护理规律,是中药学理论的核心和指导临床用药与护理的纲领。

(一)四气五味

四气五味是中药药性基本理论之一。气与味从不同层面描述了中药的基本性质和特征,对于认识中药的共性和个性,以及指导临床运用都有实际意义。

1. 四气 四气即寒、热、温、凉四种药性,也称"四性"。药物的寒热温凉属性是根据药物作用于人体所产生的不同反应和不同疗效而归纳、总结出来的。因为寒与凉、温与热只是程度上的不同,并无本质上的区别,所以简单而言,可以归纳为寒凉与温热两类。寒凉药多具有清热、泻火、解毒作用,寒凉属阴,主要用于热性病证;温热药多具有温里、散寒、助阳等作用,温热属阳,主要适用于寒性病证。

此外,尚有一些药物的寒热之性不太明显,其药性平和,介于温与凉之间,称为平性。但实际上仍有偏温、偏凉的区别,所以习惯上仍以四气描述药物属性。

2. 五味 五味本意是指药物具有的酸、苦、甘、辛、咸五种不同的味道,此外还有一类淡味的药物,所以实际上用于描述中药功效的应该是六味。古人通过长期的临床观察,从不同味道药物作用于人体所产生的不同反应,归纳、总结而形成了五味药性理论。因而五味不仅是药物味道的反映,更重要的是对药物作用的概括。临床实践证明,药物的味与功效有着一定的内在联系,味同的药物其作用也有相近或相同之处。一般来说,五味的作用是:

(1) 酸味:具有收敛、固涩的作用。凡止汗、止泻、止带药多具有酸味,如山茱萸、五味子能涩精敛汗;五倍子能涩肠止泻等。

(2) 苦味:具有燥湿和清泻的作用。凡祛湿、清热、泻火药多具有苦味,如黄连、黄柏能燥湿而泻火;大黄能泻下通便等。

(3) 甘味:具有补益、和中、缓急的作用。凡补虚药多具有甘味,如人参、黄芪能补虚;饴糖、甘草能和中、缓急等。

(4) 辛味:具有发散、行气、行血的作用。凡解表、活血、理气等类药物多具有辛味,如生姜、薄荷能发散表邪;橘皮、木香能行气健脾;当归、川芎能行血祛瘀等。

(5) 咸味:具有软坚、润下的作用。如昆布、海藻能软坚化痰治痰核、瘰疬;芒硝可润燥软坚泻下等。

(6) 淡味:能渗、能利,有渗湿利水作用,多用于治疗与调护水肿,小便不利等证,如猪苓、茯苓、薏苡仁、通草等。

（二）升降浮沉

升降浮沉是指药物在体内不同的作用趋向，它是与疾病所表现出的趋势相对而言的。升有上升、升提之意；降有下降、降逆之意；浮有轻浮、发散之意；沉有沉降、下行之意。

一般而言，升降浮沉与药物的气味厚薄、质地轻重有关。凡味属辛、甘、淡，气属温热，质地为花、叶、皮、枝的药物，多具升浮之性；凡味属苦、酸、咸，气属寒凉，质地为种子、果实、矿物、贝壳的药物，多具沉降之性。炮制与配伍可以改变药物的升降浮沉，如酒炒则升、姜炒则散、醋炒则收敛、盐炒则下行等。

凡升浮的药物都能上行、向外，具有发汗、祛风、透疹、催吐、升阳、止泻等作用，多用于治疗与调护病势下陷或病位在表之证；沉降的药物都能下行、向里，具有清热、泻下、利水、收敛、平喘、止呕、重镇、消导等作用，多用于治疗与调护病势上逆或病位在里之证。

（三）归经

归经是指药物对机体某部位的选择性作用，即对某些脏腑、经络的病变产生明显作用，而对其他脏腑、经络的病变作用较小甚至没有作用。归经是对药效作用部位的说明，药物归经不同其治疗与调护作用也就不同。掌握药物的归经，能使临床用药与护理更具有针对性。如对咳嗽、胸痛、咽喉肿痛等肺经病变可选择桔梗、杏仁等归肺经的药物；对胁肋胀痛、乳房胀痛、疝痛等肝经病变，则可选择柴胡、青皮等归肝经的药物。

四气五味说明了药物的寒热属性和治疗与调护作用，升降浮沉则体现了药物的作用趋向，而归经理论反映的是药物作用部位与病变所在脏腑、经络之间的联系。总之，四气、五味、归经与升降浮沉同属中药的药性，它们是相互联系的，只有把它们有机地结合起来，全面掌握药物的性能，才能准确熟练地运用中药，不断提高临床疗效。

二、中药的应用

中药的应用包括药物的配伍、禁忌、剂量和用法等内容。掌握这些知识，对指导临床正确用药与护理和提高药物疗效有着十分重要的意义。

（一）配伍

根据病情的需要和药物的性能，有选择地将两种以上药物配合在一起使用，叫做配伍。它是组成方剂的基础。历代医家在长期的用药与护理实践中，把单味药的应用和药物间的配伍关系概括为"七情"。

1. 单行　只用一味针对性比较强的药物治疗与调护疾病。如用一味人参治疗与调护气虚欲脱证。

2. 相须　指性能功效相类似的药物配合应用，可以增强原有的疗效。如大黄与芒硝配合，能明显增强泻下通便的治疗与调护效果；人参与炙甘草同用，可增强补中益气作用。

3. 相使　指在性能功效方面有某种共性的药物配合应用，以一药为主、另一药为辅，辅药能提高主药的疗效。如黄芪与茯苓同用，可提高黄芪补气利水的作用；辛热的吴茱萸配苦寒的黄连，可增强止呕、制酸、止胃痛的作用。

4. 相畏　指一种药物的毒性或副作用能被另一种药物减轻或消除。如生半夏和生南星的毒性可被生姜减弱或消除，故称生半夏和生南星畏生姜。

5. 相杀　指一种药物能减轻或消除另一种药物的毒性或不良反应。如绿豆可杀巴豆毒；生姜可杀生半夏和生南星的毒。实际上相畏、相杀是同一种配伍关系的两种表述方法。

6. 相恶 指两种药物合用后,一种药物能使另一种药物的功效降低或丧失。如古代文献有人参恶莱菔子的说法,即莱菔子能削弱人参的补气作用。

7. 相反 指两种药物配合使用后,能产生或增强毒性反应或副作用。如"十八反"中的甘草反甘遂,藜芦反细辛。

总之,上述"七情"配伍中除单行外,相须、相使可以提高药物疗效,是临床常用的配伍方法;相畏、相杀可以减轻或消除毒副作用;相恶、相反则是药物配伍应用的禁忌。

(二)禁忌

在中药用药与护理禁忌中,主要有配伍禁忌、妊娠禁忌、服药禁忌。

1. 配伍禁忌 即在药物配伍中,有些药物应该避免联合应用。"相反"、"相恶"的药物均属配伍禁忌的范畴。历代学者对相反、相恶药物的认识不尽一致,近年来文献报道的资料也不尽相同。目前比较公认和遵循的中药配伍禁忌主要是金元时期总结、归纳的"十八反"和"十九畏"。

十八反,即:乌头反贝母、瓜蒌、半夏、白及、白蔹;甘草反甘遂、大戟、海藻、芫花;藜芦反人参、丹参、玄参、沙参、细辛、芍药。

十九畏,即:硫黄畏朴硝,水银畏砒霜,狼毒畏密陀僧,巴豆畏牵牛子,丁香畏郁金,川乌、草乌畏犀角,牙硝畏三棱,官桂畏赤石脂,人参畏五灵脂。

2. 妊娠禁忌与护理禁忌 指妇女妊娠期除中止妊娠及引产外,禁忌使用的药物。根据药物对胎儿损害程度将其分禁用与慎用两类。禁用类多属剧毒药或药性峻猛之品及堕胎作用较强的药,如雄黄、水银、砒霜、轻粉、斑蝥、马钱子、蟾酥、川乌、草乌、巴豆、甘遂、大戟、芫花、牵牛、麝香、水蛭、虻虫、三棱、莪术等;慎用药与护理禁忌药则主要是活血祛瘀、行气破滞、攻下导积、辛热滑利之品,如:牛膝、川芎、红花、桃仁、枳实、大黄、附子、肉桂等。禁用药是绝对不能使用的,而慎用药可以根据病情的需要,斟酌应用,但应注意辨证准确,掌握好剂量与疗程及炮制与配伍,如无特殊必要,应尽量避免使用。

3. 服药禁忌 指服药期间对某些食物的禁忌,又称"忌口"。一般在服药期间,应忌食生冷、油腻、煎炸类食物。对高热病人忌油腻;寒性病不宜食用生冷;胸痹者忌食肥甘厚味;疮疡及皮肤病患者忌食腥膻食物及辛辣刺激性食品等。

(三)剂量和用法

1. 中药的剂量 是指临床应用时的分量,包括每味中药的一日用量和方剂中各药间的比例。常用的中药计量单位有:斤、两、钱、分、厘、克、毫克。以往采用16进位旧制,即:1斤=16两=160钱,目前全国已经统一用克表示,1钱约为3 g。此外有些中药还用计数单位表示,常用的有:片、条、个、枚、只、对等。

中药多是原生药,一般药性比较平和,安全范围较大。但对某些药性猛烈和有剧毒的药物,用量必须严格掌握控制。影响药物用量的主要因素有:

(1)病情、体质、年龄:对病情急重或病情顽固的患者,用药与护理量宜重;对轻症、慢性病患者,用药与护理量宜轻;病人平素壮实,用药与护理量宜重;老、幼、胎、产或久病体虚者,用药与护理量宜轻;小儿用药与护理量一般遵循:6~10岁的儿童用成人量的1/2,5岁以下的儿童用成人量的1/4。

(2)药物性质:质重而性味淡薄的,可用较大剂量;质轻而性味浓厚的,可用较小剂量;对毒性大、性质峻猛的药物,用量宜小。一般药物中,如金石贝壳类,用量宜大;植物的花、叶及气味芳香之类,用量宜轻;根、果实等厚味滋腻的药物,用量宜稍重。

（3）药物的配伍：单方用量比复方用量要重。复方中，主药用量要比辅药重。入汤剂要比入丸、散剂重一倍以上。

除剧毒药、峻猛药、提取精制药及某些贵重药外，一般中药干品常用内服剂量为 5～10 g，部分常用药较大剂量为 15～30 g，鲜品常用量为 30～60 g。

2. 用法　本节所介绍的中药用法，主要指常用汤剂的煎法和服法。

（1）煎药法：煎药的容器宜用砂锅或瓦罐，不锈钢次之，忌用铜、铁器具。煎药前先用冷水将药浸泡 1 小时，用水量以淹没药物为度。每剂一般煎两次，头煎煮沸 30 分钟，二煎煮沸 20 分钟。滋补药可煎三次，每次煎成药汁约 250 ml。对有特殊煎煮要求的药物，需在处方上加以注明，如先煎、后下、单煎、包煎、烊化、冲服等。

① 先煎：适用于矿物、介壳、化石等质地坚硬、有效成分不易煎出的药物。应将其打碎先煎，煮沸十几分钟后再下他药。如石膏、石决明、鳖甲等。此外，附子、乌头等有毒药物亦宜先煎，以降低毒性。

② 后下：适用于含挥发油的芳香类或久煎后有效成分易于破坏的药物。在其他药物将要煎好时再放入。如薄荷、砂仁、钩藤、生大黄等。

③ 单煎：适用于贵重药材，以免共煎时有效成分被其他药物吸附，故采用单独煎煮，取汁饮服。如人参、羚羊角片等。

④ 包煎：适用于细小的种子或使药液混浊、影响过滤的药材，或有茸毛对咽喉有刺激的药材，可用纱布包好入煎剂。如车前子、赤石脂、飞滑石、旋覆花等。

⑤ 烊化：适用于胶质、黏性而又易于溶解的药物，以免共煎时黏锅煮焦或黏附他药。可将其置于已煎好去渣的药液或开水中搅拌或微煮，使其溶化后服用。如阿胶、饴糖等。

煎药时，火候随药物的性质而定，气味芳香者宜用"武火"（大火）迅速煮沸，数分钟即可。若煎煮过久，会使挥发性有效成分散失而减低疗效。质地滋腻的补药宜用"文火"（小火）久煎，以使有效成分充分煎出。

（2）服药法：汤剂一般宜温服，每日一剂，分两次服。病情急重者，可一日两剂，或一日三剂，连续给药。止吐药宜少量频服。昏迷或牙关紧闭者，可用鼻饲。发汗药以见汗为度，泻下药以见泻即止，不可汗下太过，以免损伤正气。

服药时间可根据病情和药性而定。一般来说，补益药宜在餐前服；对胃肠有刺激的药，宜饭后服；驱虫药宜空腹服；安神药宜睡前半小时服；截疟药宜在发作前 2 小时服；其他药物宜在饭后服用；急性病服药时间不受此限制，可视病情而定。

三、常用中药简介

（一）解表药

凡具有发散表邪，用以解除表证的药物，叫解表药。解表药多味辛，辛能发散，又能发汗，可使肌表之邪从表随汗而解。针对表证的寒热，解表药分为辛温解表和辛凉解表两类。

辛温解表药适用于风寒表证，可见恶寒发热，头痛身痛，无汗或有汗，舌苔薄白，脉浮紧或浮缓等。常用辛温解表药有麻黄、桂枝、防风、羌活、细辛、生姜等。

辛凉解表药适用于风热表证，可见发热，微恶寒，咽干咽痛，口渴，舌苔薄黄，脉浮数等。常用辛凉解表药有柴胡、薄荷、葛根、菊花、桑叶等。

解表药虽能通过发汗解除表证，但用之不当，汗出过多，易耗散阳气，损伤津液，或产生其他不良反应，因此要中病即止，不可久用或过量使用。凡阳虚自汗、阴虚盗汗、泻痢呕吐、吐血下血、疮疡已溃、麻疹已透、热病后期津液已亏等应慎用。

表7-1 常用解表药

药名	性味	功效	主治	用法用量
麻黄	辛、微苦,温	发汗解表 宣肺平喘 利水消肿	风寒感冒 咳嗽气喘 风水水肿	水煎服, 3~10 g
桂枝	辛、甘,温	散寒解表 祛风除湿 温经通阳	外感风寒表证 风寒湿痹,肢节疼痛 心阳不足;脾阳虚衰;月经不调	水煎服, 3~10 g
防风	辛、甘,微温	散风解表 祛湿止痛 祛风止痉	外感风寒表证 风湿痹或寒湿关节疼痛 破伤风	水煎服, 3~10 g
紫苏	辛、温	发汗解表 行气宽中	风寒感冒,咳嗽痰多 脾胃气滞,胸闷呕吐	水煎服, 3~10 g
桑叶	苦、甘,寒	疏风清热 清肝明目	外感风热之表证 肝经风热;肝肾不足	水煎服, 3~10 g
菊花	辛、甘、微苦	疏散风热 平肝明目 清热解毒	外感风热证 肝阳上亢;肝肾阴虚 疔疮肿痛	水煎服, 3~10 g

(二) 清热药

凡药性寒凉,以清除里热为主要作用,能治疗与调护热性病证的药物,称为清热药。根据作用不同,分为清热泻火、清热解毒、清热凉血、清热燥湿、清虚热五类。

清热泻火药主要适用于急性热病或心火、肺热、胃热、暑热引起的实热证,可见高热,烦躁,谵语,发狂,口渴,尿黄便干,苔黄燥,脉洪数等。

清热解毒药主要适用于各种热毒证,可见于咽喉肿痛,疮痈肿毒,斑疹,丹毒,痄腮,痢疾,毒蛇咬伤及肿瘤等。

清热凉血药主要适用于血分实热证,可见斑疹隐隐,或各种出血(咳血、吐血、呕血、便血、衄血等),神昏谵语,烦躁,舌绛等。

清热燥湿药主要适用于各种湿热证,可见于泻泄,痢疾,黄疸,带下,淋证,湿疹,痈肿等。

清虚热药主要适用于阴虚内热证,可见发热,骨蒸潮热,心烦,手足心热,口干咽燥,盗汗,舌红少苔,脉细数等。

清热药多为苦寒之品,过用易伤脾胃,故脾胃虚弱、食少泄泻的病人应慎用,热病津液亏虚的病人更应慎用。

表7-2　常用清热药

药名	性　味	功　效	主　治	用法用量
石膏	辛、甘,大寒	清热泻火 清肺胃热 生肌敛疮	热在气分证 胃火上炎 肺热咳喘	水煎服, 15~60 g
知母	苦、甘,寒	清热泻火 滋阴润燥	热病;肺热咳嗽,阴虚燥咳 阴虚证;胃热口渴及消渴证	水煎服, 6~12 g
金银花	甘,寒	清热解毒 凉血止痢 清热凉血	外感风热或温热病;热毒疮痈 咽喉肿痛;热毒血痢; 温热病;热病后期	水煎服, 3~10 g
生地	甘、苦,寒	凉血止血 养阴生津	血热妄行之出血证 热病伤津,消渴证	水煎服, 3~10 g
玄参	甘、苦咸,寒	清热凉血 养阴解毒	热入营血证 阴虚肺燥;外感风热;瘰疬、痰核	水煎服, 3~10 g
黄芩	苦,寒	清热燥湿 清热解毒 凉血安胎 清热燥湿	湿热所致多种病证 肺热咳嗽;火毒疮痈、咽喉肿痛 血热胎动不安 胃肠湿热泻痢	水煎服, 3~10 g
黄连	苦,寒	清热泻火 清热解毒	热病,高热,烦躁,神昏谵语 痈肿、疔毒	水煎服, 1~5 g
黄柏	苦,寒	清热燥湿 滋阴清热	湿热所致病证 阴虚发热	水煎服, 3~12 g

（三）泻下药

凡是能够滑利大肠、促使排便或引起腹泻的药物,即称泻下药。

泻下药的主要作用是通利大便,以清除肠道积滞及其他有害物质,或清热泻火,使热毒火邪通过泻下而解,或消除胸腹积水,使水湿痰饮从小便排出。根据泻下药的性味特点及适用证的不同,可以分为攻下药、润下药和峻下逐水药三类。

攻下药性味多属苦寒,既可通便,又能泻火,具有较强的泻下作用。适用于肠道积滞,大便不通,尤其适用于实热积滞者。本品多攻下力猛,应用时要中病即止,不可过量。在使用时需随证配伍其他药物。

润下药多为植物种子或果仁,含有丰富的油脂,具有润燥滑肠的功效,能缓下通便。适用于老年津亏,产后血虚,病邪伤阴,津液未复及亡血患者的肠燥津枯便秘。

峻下逐水药大多味苦性寒有毒,泻下作用峻猛,用药与护理后能引起剧烈腹泻,使体内潴留的水液从大便排出,部分药物还兼有利尿作用。适用于水肿、鼓胀、胸胁停饮等正气未衰之证。主要有大戟、牵牛子、甘遂、巴豆等。此类药物非但药性峻烈,且多具毒性,易于损伤正气,临床应用当中病则止,不可久服。体虚者慎用,孕妇忌用。对水肿、鼓胀属于邪实而正虚者,在使用本类药物时,根据具体情况,采取先攻后补,或先补后攻,或攻补兼施方法施治。时刻注意邪正的盛衰,及时固护正气。还要注意本类药物的炮制、剂量、用法及禁忌等,以确保用药与护理的安全、有效。

表7-3　常用泻下药

药名	性　味	功　效	主　治	用法用量
大黄	苦,寒	攻积导滞 泻火解毒 活血止血 祛瘀通经 退黄通淋	胃肠实热证;胃肠湿热证;寒积便秘 火邪上炎诸症;热毒疮疡或痈 血热妄行之出血,血热阴伤之出血 产后腹痛;瘀血肿痛 湿热黄疸;热淋	水煎服, 3~12 g
麻仁	甘,平	润肠通便	肠燥便秘	水煎服,10~15 g
郁李仁	辛,苦,甘	润肠通便 利水消肿	肠燥便秘 水肿胀满或脚气浮肿	水煎服, 6~12 g

（四）芳香化湿药

凡气味芳香,性偏温燥,具有化湿运脾作用的药物,称为化湿药。

芳香化湿药辛香温燥,能宣化湿浊,舒畅气机,醒脾健胃。适用于湿邪困脾,运化失职所致之脘闷腹胀,食少便溏,恶心呕吐,体倦乏力,舌苔白腻等。常用的芳香化湿药有藿香、苍术、厚朴、砂仁等。

表7-4　常用芳香化湿药

药名	性　味	功　效	主　治	用法用量
藿香	辛,微温	解暑化湿 和中止呕 行气止痛	湿滞中焦证 湿阻中焦,胃失和降证 脾胃气滞,脘腹胀痛	水煎服, 6~12 g
苍术	辛、苦,温	燥湿健脾 祛风胜湿 明目 散寒解表	湿阻中焦证 痹证 青盲、夜盲等 外感风寒头痛、无汗	水煎服, 6~10 g
厚朴	苦,辛,温	行气燥湿 降逆平喘	脘腹胀满,腹痛腹泻 湿壅肺之胸闷咳喘	水煎服, 6~10 g
砂仁	辛,温	化湿行气 温脾止泻 安胎	脘腹胀闷,食欲不振,呕吐泻泄 脾胃虚寒的腹痛泄泻 妊娠呕吐及胎动不安	水煎服, 3~6 g

（五）利水渗湿药

凡能通利水道,渗利水湿,治疗与调护水湿内停病证为主要作用的药物,称利水渗湿药。

利水渗湿药能通利小便,增加尿量,使体内湿邪从小便而解,部分还有清利湿热作用。主要适用于水肿,小便不利,痰饮,淋证,黄疸,湿温,湿疮等。常用的利水渗湿药有茯苓、泽泻、茵陈、木通、金钱草等。

表 7 - 5　常用利水渗湿药

药名	性　味	功　效	主　治	用法用量
茯苓	甘、淡,平	利水渗湿 健脾补中 宁心安神	水肿,尿少 脾虚湿盛证 心神不安之心悸、失眠	水煎服, 9～15 g
泽泻	甘、淡,寒	利水通淋 渗湿止泻	小便不利,水肿或淋浊等 湿盛泄泻	水煎服, 3～15 g
茵陈	苦,微寒	清热利湿退黄	黄疸	水煎服,9～15 g
木通	苦,寒	利尿通淋 通经下乳	心火上炎;膀胱湿热证 气血瘀滞的乳汁不通;血瘀经闭	水煎服, 3～9 g
金钱草	微咸,平	利湿退黄 利尿通淋 解毒消肿	湿热黄疸 热淋,石淋 外伤痛肿	水煎服, 15～30 g

(六)祛风湿药

祛风胜湿药能祛除肌表经络的风湿,部分还具有舒筋、通络、止痛、强筋骨等作用。适用于风湿痹证,筋脉拘急,肢体麻木,腰膝酸痛,下肢痿弱,半身不遂等。常用的祛风胜湿药有独活、防己、木瓜、桑寄生、秦艽、威灵仙等。

表 7 - 6　常用祛风湿药

药名	性　味	功　效	主　治	用法用量
独活	辛、苦,微温	祛风胜湿 散寒解表	风寒湿痹 外感风寒夹湿	水煎服, 3～9 g
防己	苦、辛,寒	祛风除湿止痛 利水消肿	风湿痹痛 湿盛泄泻	水煎服, 3～9 g
木瓜	酸,温	舒筋活络 除湿和胃	风湿痹痛 暑湿所致之呕吐、泻泄	水煎服, 5～10 g
桑寄生	苦,平	祛风湿补肝肾强筋骨 补肝肾安胎	风湿痹证 肝肾亏虚,胎动不安或胎漏下血	水煎服, 10～15 g
秦艽	苦、辛,微寒	祛风湿,舒筋络 退虚热 利湿退黄	风湿痹证,筋脉拳急等 阴虚火旺,骨蒸潮热等 湿热黄疸	水煎服, 3～9 g
威灵仙	辛、咸,温	祛风除湿,通络止痛 软坚消哽 逐痰消饮	风湿痹证 鱼骨鲠喉 胸膈停痰宿饮,喘咳呕逆	水煎服, 3～10 g

(七)温里药

凡能温里除寒,主要用以治疗与调护里寒证的药物,称为温里药。

温里药多味辛,性或温或热,辛散温通,扶助阳气,偏走脏腑而驱散里寒;部分药还有回阳作用,适用于里寒证。如寒从外侵,直中脾胃的,可用温里药驱散中焦之寒邪;如阳气虚衰,寒从内生的,可用温里药扶助阳气;如阳气衰微,阴寒内盛之亡阳证,见四肢厥冷、脉微欲绝者,可选用部分作用强烈的温里药以回阳救逆。

使用温里药,应注意以下两点:① 外寒内袭,如兼有表证者,应配合解表药同用。② 本类药物辛热而燥,易于伤津耗液,凡属热证、阴虚证者及孕妇均应忌用或慎用。

表7-7　常用温里药

药名	性味	功效	主治	用法用量
附子	辛,大热	回阳救逆 补火助阳 散寒止痛	亡阳证 各种阳虚证 痛痹	水煎服, 3~15 g
肉桂	辛、甘,大热	补火助阳 引火归元 散寒止痛 温通经脉	肾阳不足,命门火衰证 肾阳虚衰,虚阳上浮证 脾肾虚寒;寒痹引起的疼痛 冲任虚寒证;阳虚寒凝之阴疽	水煎服, 3~5 g
干姜	辛,热	温中散寒 回阳通脉 温肺化饮	寒性腹痛,吐泻 亡阳证 寒痰咳喘	水煎服, 3~9 g
吴茱萸	辛、苦,热	散寒止痛 温中止呕 助阳止泻	寒性腹痛;寒凝肝脉 胃寒呕吐 虚寒泄泻	水煎服, 2~5 g

(八) 理气药

凡以疏通气机,消除气滞为主要功效的药物,称为行气药。

行气药物性味多辛温芳香,具有行气消胀、解郁、止痛、降气等作用,主要用于脾胃气滞所表现的脘腹胀痛,嗳气吞酸,恶心呕吐,便秘或溏泻;肝气郁滞所致的胁肋胀痛或癥瘕,月经不调,以及肺气壅滞所致的胸闷作痛、咳喘等证。此外,有些行气药还分别兼有健胃、祛痰、散结等功效。

应用本类药物时,应针对病情,并根据药物的特长作适当的选择和配伍。如湿邪困脾而兼见脾胃气滞者,应根据病情的偏寒或偏热,将行气药同燥湿、温中或清热药配伍使用;对肝郁气滞所致诸证,应选用行气药中长于疏肝解郁的药物,酌情配伍养肝、柔肝、止痛、健脾、或活血调经等药;饮食停积,为脾胃气滞中最常见者,每将行气药同消化食积药或泻下药同用;而脾胃虚弱,运化无力所致的气滞,则应与健脾、助消化的药物配伍,方能标本兼顾;至于痰饮、瘀血而兼有气滞者,则应分别与祛痰药或活血祛瘀药配伍。

本类药物易于耗气伤液,故气虚、阴亏的病人不宜多用。

表7-8　常用理气药

药名	性味	功效	主治	用法用量
陈皮	辛、苦,温	理气和中 燥湿化痰	脾胃气滞证;肝郁脾虚 痰湿阻肺证;痰湿中阻	水煎服, 3~10 g
枳实	苦、辛、酸,微寒	破气消积 化痰散痞	饮食积滞,腹胀便秘 痰湿阻滞;胸阳被遏;痰饮留积	水煎服, 3~5 g

药名	性　味	功　效	主　治	用法用量
木香	辛、苦,温	行气止痛 和中消食	气滞证 脾运失常;寒湿泄泻	水煎服, 3～10 g
香附	辛、微苦、 甘,平	疏肝解郁 行气止痛 调经安胎	肝郁气滞 寒凝气滞 胎气失和之胎动不安	水煎服, 5～10 g

（九）消导药

凡以消化食积,治疗与调护饮食积滞为主要作用的药物,称为消导药,或称消食药。

消导药多味甘,性平,主归脾胃二经,具有消食化积、开胃和中的功效。主要适用于饮食积滞,或宿食不消引起的脘腹胀满,食少纳呆,嗳腐吞酸,恶心呕吐,大便失调,以及脾胃虚弱所导致的消化不良,食欲减退等。

临床应用消导药时,应酌情配伍行气、健脾、化湿、温里或清热等药物,以标本兼治,提高疗效。

表 7-9　常用消导药

药名	性　味	功　效	主　治	用法用量
山楂	酸、甘,微温	消食化积 行气散瘀	饮食积滞证;小儿疳积 产后瘀滞腹痛,恶露不尽;血滞经闭	水煎服, 5～10 g
麦芽	甘,平	消食和中 回乳消胀	饮食积滞,脾虚食少 妇女断乳、乳汁郁积引起的乳房胀痛	水煎服, 3～5 g
鸡内金	甘,平	消食运脾 缩尿止遗 散瘀化石	饮食积滞;小儿疳积 遗精,遗尿等 砂淋,石淋;胆结石	水煎服, 3～10 g
香附	辛、微苦、甘,平	疏肝解郁 行气止痛 调经安胎	肝郁气滞 肝郁气滞;寒凝气滞 胎气失和之胎动不安	水煎服, 5～10 g

（十）理血药

理血药包括活血化瘀药和止血药两类。

凡以通畅血脉、消散瘀血为主要作用的药物称为活血化瘀药,简称活血药或化瘀药。凡以制止体内外各种出血为主要作用的药物,称为止血药。

活血化瘀药味多辛、苦,入血分,性走散通行,主归心、肝二经。适用于多种血行不畅或瘀血阻滞之证,如血滞经闭、痛经、产后血瘀腹痛、癥瘕痞块、跌打损伤、风湿痹痛等。具有活血通经、活血止痛、活血消癥及活血消肿等功效。近年,临床还将该类药用于急腹症、宫外孕、脉管炎等疾病,也取得了一定的疗效。

活血化瘀药易耗血动血,临床使用时,对妇女月经过多、血虚无瘀之经闭及孕妇均应慎用或忌用。

表 7 - 10　常用理血药

药名	性　味	功　效	主　治	用法用量
川芎	辛,温	活血行气 祛风止痛	血瘀气滞;跌打损伤,瘀肿疼痛 外感风邪之头痛;风湿痹痛	水煎服, 3～9 g
丹参	苦,微寒	活血调经 凉血消痈 安神除烦	瘀血所致妇女月经不调;心胸、脘腹疼痛; 疮疡痈肿 热病所致之烦躁神昏;心悸失眠	水煎服, 6～15 g
红花	苦、甘,平	活血祛瘀 润肠通便	瘀血所致妇女月经不调;瘀滞疼痛;癥瘕积聚; 年老体弱或久病体虚之肠燥便秘	水煎服, 6～10 g
延胡索	辛、苦,温	活血散瘀 行气止痛	气滞血瘀诸痛证	水煎服, 6～9 g
牛膝	苦、甘、酸,平	活血通经 补肝肾,强筋骨 利水通淋 引火血下行	瘀血所致的妇女月经不调;跌打损伤 肝肾亏虚或痹证日久 小便不利,水肿,淋证等 肝阳上亢及火热上炎证;气火上逆所致的出血证	水煎服, 6～15 g
益母草	苦、辛,微寒	活血调经 利水消肿	瘀血所致月经不调 水肿,小便不利	水煎服, 10～30 g
小蓟	苦、甘,凉	凉血止血 解毒消痈	血热妄行之出血证 热毒痈肿诸证;黄水疮、癣疮作痒	水煎服, 10～15 g
三七	甘、微苦,温	化瘀止血 消肿止痛	用于各种出血证 跌打闪挫;痈疡肿痛初起	水煎服, 3～10 g
白及	苦、甘、涩	收敛止血 消肿生肌	肺、胃出血证;外伤出血 痈肿疮毒;水火烫伤、手足皲裂、肛裂	水煎服, 5～10 g

（十一）化痰止咳平喘药

凡是能够减轻或抑制咳嗽、气喘的药物,叫做止咳平喘药;能够消除痰涎的药物,叫做化痰药。

此类药物性味或苦、或辛、或甘,或兼而有之,分别具有宣肺祛痰、润肺止咳、下气平喘等功效,适用于咳嗽和喘息的证候。

表 7 - 11　常用化痰止咳平喘药

药名	性　味	功　效	主　治	用法用量
桔梗	苦、辛,平	宣肺祛痰,开音利咽 排脓疗痈 引药上行	咳嗽痰多,咽痛音哑 肺痈及痈疽肿毒 胸膈以上的疾病,作为引经药	水煎服, 5～15 g
杏仁	苦,温	止咳平喘 润肠通便	咳嗽喘促 肠燥便秘	水煎服, 5～10 g
半夏	辛,温	燥湿化痰 降逆止呕 消痞散结	痰湿诸证;小儿疳积 胃气上逆,恶心呕吐 胸脘痞满疼痛;痰气互结梅核气、瘰疬、瘿瘤	水煎服, 3～10 g

药名	性　味	功　效	主　治	用法用量
川贝母	苦、甘、微寒	清热润肺 解郁散结	风热咳嗽；肺虚久咳 忧思郁结，胸闷脘胀；痰核、瘰疬、瘿瘤等	水煎服， 3～10 g
瓜蒌	甘、苦，寒	清热化痰 宽胸降浊 润肠通便 散结消痈	肺热咳嗽，痰黄黏稠 胸痹胸痛 肠燥便秘 乳痈初起、肺痈、肠痈等	水煎服， 3～10 g

（十二）安神药

凡以安定神志为主要功效，用于治疗与调护神志失常类病证的药物，称为安神药。

神志失常类病证与心、肝两脏关系密切，而该类药也多入心、肝二经。

安神药多属矿石、贝壳或植物的种仁。前两种质地沉重，多具有重镇安神的作用；后者质润滋养，多具有养心安神的作用。安神药主要适用于心神不宁之证，如心悸怔忡，失眠多梦，健忘烦躁，以及癫狂、癫痫等症。

本类药中的矿物类药材易伤胃气，如制成丸、散内服，只宜暂用，不宜久服。个别药物具有毒性，应用时更应慎重。

表 7 - 12　常用安神药

药名	性　味	功　效	主　治	用法用量
朱砂	甘，寒	镇心安神 清热解毒 引药上行	心神不安证 疮痈肿毒，咽喉肿痛，口舌生疮 胸膈以上的疾病，作为引经药	水煎服， 0.3～1 g
酸枣仁	甘、酸，平	养心安神 生津敛汗	心悸失眠多梦等神志不安证 自汗，盗汗；消渴病之口干舌燥	水煎服， 9～15 g
远志	辛、苦，微温	安神益智 祛痰开窍 消散痈肿	惊悸多梦，失眠健忘 痰蒙心窍；咳嗽痰多，咳痰不爽 痈疽肿毒，乳痈肿痛	水煎服， 3～9 g

（十三）平肝息风药

凡以平肝潜阳或息风止痉为主要作用的药物，称平肝息风药。

平肝息风药均入肝经，主要适用于肝阳上亢的头痛眩晕及肝风内动的痉厥抽搐等。

临床应用平肝息风药时，必须注意以下两个方面：① 应根据病因、病机和兼证的不同，适当配伍补血、滋阴、清热、泻火、祛痰或安神药等，以标本同治。如因热甚动风者，须配伍清热泻火药；因阴虚血少生风者，须配伍养阴补血药；兼夹痰邪者，须配伍祛痰药；兼有心悸失眠者，又当配伍安神药。② 本类药药性有寒凉与温燥之不同，临床应用时应予区别。如属阴血亏虚者，当慎用或忌用温燥药；属脾虚慢惊者，应慎用寒凉药。

表 7 - 13　常用平肝息风药

药名	性味	功效	主治	用法用量
羚羊角	咸,寒	平肝息风 清肝明目 清热解毒	肝风内动之惊痫抽搐 肝火上炎之目赤头痛;肝阳上亢之头痛眩晕; 风热感冒;温热病	水煎服, 1~3 g
天麻	甘,平	平肝潜阳 息风止痉 祛风通络	肝阳上亢或肝风上扰之头痛、眩晕 肝风内动之惊痫抽搐 风湿痹痛;中风后遗症	水煎服, 3~9 g
全蝎	辛,平	息风止痉 通络止痛 解毒散结	痉挛抽搐 顽固性偏正头痛;风湿顽痹 瘰疬,痰核	水煎服, 2~5 g
代赭石	苦,寒	平肝潜阳 重镇降逆 凉血止血	肝阳上亢所致的头痛眩晕 胃气上逆;肺气上逆之咳喘 多种血热出血证	水煎服, 9~30 g

（十四）开窍药

凡具有辛香走窜之性,以开窍醒神为主要作用,用于治疗与调护闭证、神昏病证的药物,称为开窍药。

开窍药味辛、芳香,善于走窜,皆入心经,有通关开窍、启闭醒神的作用。主要用于治温病热陷心包、痰浊蒙清窍之神昏谵语,以及惊风、癫痫、中风等卒然昏厥、痉挛抽搐。

开窍药辛香走窜,为救急、治标之品,且能耗伤正气,故只宜暂服,不可久用;因本类药物气味辛香,其有效成分易于挥发,内服多不宜入煎剂,只入丸剂、散剂服用。

表 7 - 14　常用开窍药

药名	性味	功效	主治	用法用量
麝香	辛,温	开窍醒神 活血通经 止痛 催产	闭证神昏 疮疡肿毒,咽喉肿痛 血瘀经闭、癥瘕、跌打损伤,风湿痹痛 难产、死胎、胞衣不下	入丸散, 0.06~0.1 g
冰片	辛、苦,微寒	开窍醒神 清热止痛	闭证神昏 目赤肿痛,喉痹口疮 疮疡肿痛,溃后不敛	入丸散, 0.03~0.1 g
苏合香	辛,温	开窍醒神 辟秽止痛	寒痹神昏 胸腹冷痛、满闷	入丸散, 0.3~0.1 g
石菖蒲	辛、苦,温	开窍宁神 化湿和胃	痰湿蒙蔽清窍之神志不清 湿阻中焦,脘腹胀满,痞塞疼痛	水煎服, 5~10 g

（十五）补虚药

凡能补益人体气血阴阳之不足,增强体质和抗病能力,主要用以治疗与调护各种虚证的药物,称为补益药,又称补虚药。

根据补益药的功效及适应证,通常将其分为以下四类:

1. 补气药　重在补脾、肺之气,主要适用于:① 脾气虚证,见食少纳呆,脘腹胀满,大便溏泄,神疲乏力,肢体倦怠,甚至浮肿或脱肛等;② 肺气虚证,见咳喘气短,动则益甚,懒言声低,自汗畏风等。常用的补气药有人参、黄芪、党参、白术、甘草等。

2. 补血药　重在补心血、养肝血,主要适用于心、肝血虚证,见面色萎黄,心悸失眠,头晕眼花,两目干涩,唇甲色淡,以及妇女月经量少,经闭等症。常用的补血药有当归、熟地、白芍、阿胶、何首乌等。

3. 补阴药　重在补肺、胃、肝、肾之阴,主要适用于肺阴虚证,见干咳少痰,痰中带血,咽干口燥等;胃阴虚证,见口燥咽干,饥不欲食,嘈杂干呕,或大便燥结等;肝阴虚证,见眩晕眼花,两目干涩,胁肋灼痛等;肾阴虚证,见头晕耳鸣,五心烦热,颧红盗汗,遗精耳鸣等。常用的补阴药有沙参、麦冬、枸杞子、鳖甲、石斛、天冬等。

4. 补阳药　重在补助肾阳,主要适用于肾阳不足证,见畏寒肢冷,腰膝酸痛,遗尿,尿频,阳痿,肾不纳气之虚喘及脾肾两虚之久泻等。常用的补阳药有鹿茸、淫羊藿、杜仲、冬虫夏草、菟丝子、补骨脂等。

对于邪气盛而正气未虚者,不宜使用补益药,否则易使邪气留滞,反而加重病情;对病邪未尽而正气已虚者,可适当应用补虚药以扶正祛邪,但应分清主次,处理好扶正与祛邪的关系。

补益药味甘质腻之品较多,虽能滋养补虚,但易滞脾碍胃,应酌情选配具有行气健脾、消食和胃作用的药物使用,令"补而不滞"。另外,温补肾阳药性多温燥,易耗伤阴液,应用时适当配伍补阴药。

表 7 - 15　常用补虚药

药名	性　味	功　效	主　治	用法用量
人参	甘、微苦,微温	大补元气 补肺健脾 生津止渴 安神增智	气虚欲脱证 肺气虚证,脾气虚证,中气下陷证 热病气津两伤证;消渴 心气不足之心神不安证	水煎服, 3～9 g
黄芪	甘,微温	补气升阳 益卫固表 利水消肿 托毒生肌	脾肺气虚,中气下陷诸证 卫虚自汗;阴虚盗汗 气虚水停之浮肿,小便不利 气血不足之痈疽难溃或溃久不敛	水煎服, 10～15 g
白术	苦、甘,温	补气健脾 燥湿利水 止汗 安胎	脾气虚证 脾虚水停所致诸证 气虚自汗证 妊娠脾虚,胎动不安证	水煎服, 6～15 g
甘草	甘,平	益气补中 清热解毒 祛痰止咳 缓急止痛 缓和药性	脾气虚证;心气不足之心动悸、脉结代 咽喉疼痛;疮疡肿毒;食物药物中毒 痰多咳嗽; 脘腹四肢挛急作痛 能缓和烈性或减轻毒副作用	水煎服, 2～10 g

药名	性　味	功　效	主　治	用法用量
当归	甘、辛，温	养血补血 活血调经 祛瘀止痛 润肠通便	血虚诸证 月经不调，痛经，经闭 跌打损伤，瘀滞疼痛；风湿痹痛 血虚肠燥便秘	水煎服， 6～15 g
熟地	甘，微温	养血滋阴 补精益髓	血虚诸证 肝肾精血亏虚证；肝肾阴虚证	水煎服， 9～30 g
白芍	苦、甘、酸，微寒	养血敛阴 柔肝止痛 平抑肝阳	血虚证；自汗，盗汗 脘腹胸胁肢体疼痛或拘挛疼痛 肝阳上亢证	水煎服， 5～10 g
沙参	甘，微寒	养阴清肺 益胃生津	阴虚肺燥或热伤肺阴所致诸证 胃阴虚或热伤胃阴所致诸证	水煎服， 10～30 g
麦冬	甘、微苦，微寒	润肺养阴 益胃生津 清心除烦	阴虚燥热之咳嗽 胃阴虚或热伤胃阴所致诸证 身热心烦及心烦不眠	水煎服， 5～10 g
枸杞子	甘，平	滋补肝肾 明目润肺	用于肝肾阴虚，精血不足诸证 阴虚劳嗽	水煎服， 5～10 g
鳖甲	咸，寒	滋阴潜阳 退热除蒸 软坚散结	热病灼阴，阴虚风动证；阴虚阳亢证 阴虚发热证 久疟，疟母形成；癥瘕积聚	水煎服， 10～30 g
石斛	甘，微寒	养胃生津 滋阴除热 明目强腰	热病伤津或胃阴不足之口干烦渴 阴虚津亏，虚热不退 视力减退，视物昏糊；肾阴亏虚之腰膝酸软	水煎服， 6～15 g
淫羊藿	辛、甘，温	补肾壮阳 祛风除湿	肾阳不足之阳痿，不育，尿频 风寒湿痹，肢体疼痛，筋脉拘挛	水煎服， 10～15 g
杜仲	甘，温	补肝肾，强筋骨 安胎	肝肾不足及肾阳不足诸证 肝肾不足之妊娠胎动不安或习惯性堕胎	水煎服， 10～15 g
冬虫夏草	甘，温	助阳益肾 养阴补肺，止血化痰	肾阳虚之阳痿遗精，腰膝酸痛 久咳虚喘，劳嗽痰血	水煎服， 5～10 g

（十六）固涩药

凡以收敛固涩为主要作用，主要治疗与调护各种滑脱证的药物，称收敛药，或固涩药。

收敛药多味酸、涩，性温或平，主归肺、脾、肾、大肠经。具有固表止汗，固精缩尿，敛肺止咳，收敛止血，涩肠止泻，止带等功效，适用于久病体虚所致的自汗、盗汗、久咳、久喘、久泻、久痢、遗精、滑精、遗尿、尿频以及崩漏、带下等脱证。

收涩药为治标之药，临床应用时应根据"治病必求其本"的原则，配合相应的补虚药，以标本兼顾。

收涩药对实邪未尽诸证，如表邪未解、湿热泻痢、咳嗽、带下、出血等均不宜应用，否则有"闭门留寇"之弊。

表 7 - 16　常用固涩药

药名	性　味	功　效	主　治	用法用量
五味子	酸,温	敛肺滋肾 生津敛汗 清热解毒	肺虚久咳及肺肾两虚之久咳虚喘 津伤口渴;阴虚津亏之消渴自汗、盗汗 风热感冒,温热病	水煎服, 1～3 g
莲子	甘,平	涩精止泻 养心安神	肾虚之遗精、滑精 脾肾阳虚之久泻不止;阴血亏虚之心 神不安证	水煎服, 2～6 g
乌梅	酸、涩,平	敛肺止咳 涩肠止泻 生津止渴 安蛔止痛	肺虚久咳 久泻,久痢 津伤口渴及消渴证 肠道蛔虫及胆道蛔虫病	水煎服, 3～10 g
山茱萸	酸、涩,微温	补益肝肾 收敛固涩	肝肾亏虚证 遗精,遗尿;汗出	水煎服, 5～10 g

(十七) 驱虫药

凡以驱虫或杀灭人体寄生虫为主要作用的药物,称为驱虫药。

本类药物多具毒性,入脾、胃、大肠经,对人体内的寄生虫,特别是肠道内寄生虫,有毒杀、麻痹作用,促使其排出体外。故驱虫药主要用于治疗与调护肠道寄生虫病,如蛔虫病、蛲虫病、绦虫病、钩虫病、姜片虫病等。驱虫药具甘温之性,既能驱虫,又能健脾和胃、消积化滞,如与清疳热、消积滞的药物同用,还可用治小儿疳积。

驱虫药一般应在空腹时服用,使药物充分作用于虫体而保证疗效;无泻下作用的驱虫药,应加服泻下药物,以促进虫体的排出;应用毒性较大的驱虫药,要注意用量、用法,以免中毒或损伤正气,同时孕妇、年老体弱者亦当慎用;对发热或腹痛剧烈者,暂时不宜驱虫,待症状缓解后,再施用驱虫药。

表 7 - 17　常用驱虫药

药名	性　味	功　效	主　治	用法用量
使君子	甘,温	驱虫消积	蛔虫病、蛲虫病及小儿疳积	水煎服,10～15 g
苦楝皮	苦、寒,有毒	杀虫 疗癣	蛔虫病、蛲虫病、钩虫病等 疥癣湿疮	水煎服, 6～9 g
槟榔	苦、辛,温	驱虫消积 行气利水	多种肠道寄生虫病 积气滞,泻痢后重;水肿	水煎服, 6～15 g
南瓜子	甘,平	杀虫	绦虫证	研粉,60～120 g
雷丸	苦,寒	杀虫	绦虫病、钩虫病、蛔虫病	入丸散,6～15 g

(十八) 外用药与护理及其他药

此类药有解毒杀虫燥湿止痒药和拔毒化腐生肌药。

凡以解毒疗疮,攻毒杀虫,燥湿止痒为主要作用的药物,称为解毒杀虫燥湿止痒药。此类药以外用为主,兼可内服。主要适用于疥癣、湿疹、痈疮疔毒、麻风、梅毒、毒蛇咬伤等。

凡以拔毒化腐,生肌敛疮为主要作用的药物,成为拔毒化腐生肌药。此类药物多为矿石、重金属类药物,多具剧毒,以外用为主。主要适用于痈疽疮疡溃后脓出不畅,或溃后腐肉不去,伤口难以生肌愈合之证。此外,某些药物亦兼能解毒明目退翳,可用治目赤肿痛、目生翳膜等。可研末外撒,或研末后用香油调敷,或制成膏药敷贴,或制成眼药水点眼及用开水溶化后洗眼等等。

表 7 - 18　常用外用药与护理及其他药

药名	性　味	功　效	主　治	用法用量
雄黄	辛,温,有毒	解毒、杀虫	痈肿疔疮,湿疹疥癣,蛇虫咬伤	入丸散,0.15~0.3 g
白矾	酸、涩,寒	外用解毒、杀虫、止痒 内服化痰、止血、止泻	湿疹,湿疮,疥癣 久泻、久痢;便血崩漏及创伤出血	研末外敷或化水熏洗
蛇床子	苦、辛,温	杀虫止痒 温肾壮阳	阴部湿痒,湿疹,疥癣 阳痿、不孕等	外用,15~30 g 水煎服,3~10 g
炉甘石	甘,平	解毒明目退翳 收湿生肌敛疮	目赤翳障,烂弦风眼 溃疡不敛,皮肤湿疮	外用适量

第二节　方剂学基本知识

方剂是由药物组成的,是在辨证审因、确定治法之后,选择恰当的药物,酌定用量,按照组成原则配伍而成。方剂学是研究和阐明方剂的配伍规律以及临床运用的一门学科,与临床各科有着密切的联系,是中医学的基础与临床之间的桥梁学科之一。熟记并掌握一定量的方剂,是学习中医临床的重要阶梯过程。

一、方剂的组成原则

方剂的组成既不是将某些功效类似的药物相加,也不是将同类的药物堆砌,而是根据疾病的需要,在辨证立法的基础上,按照一定的组成原则,选择适当的药物,规定适当的剂量而组成。方剂的组成原则,前人将其概括为"君、臣、佐、使",不仅揭示了方剂中药物主次从属的地位,对遣药组方具有重要的指导意义,而且是指导分析研究古今有效成方以及临床创制新方的依据。

君药,是针对主病或主证起主要治疗与调护作用的药物,是方剂中不可缺少的重要组成部分。臣药是协助君药加强治疗与调护作用的药物,或是针对兼病兼证起治疗与调护作用的药物。佐药有三个意义:① 佐助药,是加强君、臣药的治疗与调护作用,或直接治疗与调护次要症状的药物;② 佐制药,是减轻或消除君、臣药峻烈之性或毒性的药物;③ 反佐药,是根据病情需要,在方中配伍少量与君药性味或作用相反而又能在治疗与调护中起相辅相成作用的药物。使药,一般起引经和调和的作用。

在每首方剂中,君药是不可缺少的,而臣、佐、使药是否均需具备,以及其药味的多少,则应根据病情和治疗与调护的需要以及所选药物的作用来决定,从而发挥药物通过配伍组合成方剂的优势和疗效。

二、方剂的组成变化

方剂的组成既有严格的原则性,又有极大的灵活性。临证选用成方时,须根据患者的具体情况,予以灵活化裁,加减运用,将严格的原则性与极大的灵活性在实践中统一起来,使方药与病证丝丝入扣,才能做到"师其法而不泥其方",达到预期的效果。方剂的组成变化主要有以下三种:

（一）药物增减变化

药物增减变化是指在君药不变、主证不变的情况下,随着次要症状或兼证的不同,增减方剂中其他药物,改变其药物配伍环境,从而导致方剂的功用发生改变,以适应病情变化的需要。如桂枝汤是治疗与调护外感风寒表虚证的常用方,若兼见咳喘,可加厚朴、杏仁（桂枝加厚朴杏子汤）;若因误下伤阳,出现脉促、胸满者,可去芍药（桂枝去芍药汤）。这种变化临床常见,又称随症加减。方剂药物的增减变化,虽然使原方的配伍关系有所改变,但其主治病证仍与原方相符。需要注意的是,如果组成方剂的药物经增减变化后,其君药和主治病证完全发生改变,则不能称为某方加减,而是另行组方了,不属于药物增减变化的范畴。

（二）药量增减变化

药量增减变化是指方剂中组成药物不变,只增减其药量,致使方剂中药物的主次地位、配伍关系发生了改变,从而使方剂的功用和主治病证也随之发生了改变。如小承气汤和厚朴三物汤,两方均由大黄、厚朴、枳实三味药组成。但前者大黄量倍于厚朴,其功用为泻热通便,主治热结便秘;后者厚朴量倍于大黄,其功用为行气消胀,主治气滞便秘。两方药味相同,但因药量不同,君药和主治证也不相同。

（三）剂型更换变化

剂型更换变化是指同一首方剂,由于剂型不同,在运用上也有区别。这种区别主要表现在方剂药力的大小、峻缓方面,因而所主治的病证在病情上有轻重缓急的不同。如治疗与调护脾胃虚寒的理中丸,改为汤剂内服,则作用快而力峻。反之,若病情较轻或缓者,不能急于求效,则多易汤为丸,取丸剂的作用缓和以图缓治,且便于储藏和携带。

三、常用方剂简介

剂型是将组成方剂的原料药,根据病情的需要和药物的性质及给药途径,制成适宜的形式。中医方剂的剂型颇多,现将常用的剂型简要介绍如下:

（一）汤剂

汤剂是将药物饮片混合,加水浸泡后,煎煮一定时间,然后去渣取汁而制成的液体剂型。一般作内服用,亦可外用作洗浴、熏蒸及含漱。汤剂的优点是个体化处方,便于调整,可灵活加减,使用制作简便,易于吸收,作用较快,是中医过去和现在运用最广泛的一种剂型。其不足之处是味苦量大,不便服用、某些药物的有效成分不易煎出或易挥发散失、携带储存困难等。

（二）丸剂

丸剂是将药物研磨成细末或药物提取物,加适宜的黏合赋形剂制成的圆形固体剂型。丸剂具有吸收缓慢,药力持久,便于携带、储存,便于服用等优点。一般适用于慢性、虚弱性疾病,如六味地黄丸等;也有取峻药缓治而用丸剂的,如舟车丸等;亦有用于急救,但方中含有芳香药物,不宜加热煎煮而制成丸剂的,如安宫牛黄丸等。目前供应的丸剂,有传统的水泛丸、浓缩丸、滴丸、微丸胶囊等不同剂型。

（三）散剂

散剂是将药物粉碎后均匀混合而制成的粉末状制剂,具有吸收快、制作简便、便于携带等优点。散剂分为内服和外用两类。内服散剂可研成细末,直接吞服或冲服,如七厘散等;亦可研成粗末后用水煎服,称为"煮散",如败毒散等。外用散剂是将药物研成细末外敷、掺撒疮面或患病部位,如生肌散等。

(四)膏剂

膏剂是将药物用水或植物油煎熬浓缩而成的剂型,有内服与外用两类。内服膏剂有流浸膏、浸膏、煎膏三种,此类膏剂服用方便,多用于调理补虚剂。外用膏剂又分软膏剂和硬膏剂两种。

(五)丹剂

丹剂是以某些矿物类药物经高温烧炼制成的不同结晶形状的制品,如红升丹、白降丹等,供外科使用。另有一些方剂由于药品贵重或药效显著而名之曰"丹",但没有固定的剂型,这类丹药主要供内服。

(六)酒剂

酒剂是将药物置于酒中浸泡或加温隔水炖煮,去渣取液而制成的澄清液体制剂。酒具有活血通络、易于发散和助长药效的特性,故适于祛风散寒通络及补益强身剂中使用。

此外还有茶剂、露剂、锭剂、搽剂、栓剂、冲剂、片剂、注射液等多种剂型。

方剂剂型历史悠久,源远流长。在药物出现的同时,剂型也就同时存在并发展了。传统的汤、膏、丹、丸、散等剂型,虽各有优点,但也存在一些不足。新中国建立后,特别是近年来,随着科学技术的发展和临床用药与护理要求的不断提高,方剂传统剂型的改造和新剂型的研制工作取得了很大的进展。中药剂型正在向着"三效"(高效、速效、长效)、"三小"(毒性小、反应小、用量小)和"五方便"(生产、运输、保管、携带、使用方便)的方向不断地发展。

常用方剂见于表 7-19。

表 7-19　常用方剂简介表

分类	方名	组成	功用	主治
解表剂	麻黄汤	麻黄 9 g 干姜 6 g　桂枝 9 g 杏仁 6 g	解表散寒,宣肺止咳	外感风寒表证
	桑菊饮	桑叶 9 g　菊花 4 g　杏仁 6 g 连翘 5 g　薄荷 3 g　桔梗 6 g 生甘草 3 g　苇根 6 g	疏风清热,宣肺止咳	风温初起
泻下剂	大承气汤	大黄 12 g　厚朴 24 g 枳实 12 g　芒硝 9 g	峻下热结	阳明腑实证
和解剂	小柴胡汤	柴胡 24 g　黄芩 9 g　人参 9 g 炙甘草 6 g　半夏 9 g　生姜 9 g 大枣 4 枚	和解少阳	少阳证

续 表

分类	方 名	组 成	功 用	主 治
清热剂	白虎汤	石膏 30 g　知母 18 g 炙甘草 6 g　粳米 9 g	清热生津	阳明气分热盛证
	犀角地黄汤	水牛角 30 g　生地黄 24 g 芍药 12 g　牡丹皮 9 g	清热解毒,凉血散瘀	热入血分证
	清胃散	生地黄 6 g　当归 6 g 牡丹皮 9 g　黄连 6 g　升麻 9 g	清胃凉血	胃火牙痛
	青蒿鳖甲汤	青蒿 6 g　鳖甲 15 g　生地 12 g 知母 6 g　丹皮 9 g	养阴透热	温病后期,邪伏阴分证
温里剂	理中丸	人参 9 g　干姜 9 g 炙甘草 9 g　白术 9 g	温中散寒,益气健脾	脾胃虚寒证
补益剂	四君子汤	人参 9 g　白术 9 g 茯苓 9 g　炙甘草 6 g	益气健脾	脾胃气虚证
	四物汤	熟地黄 12 g　当归 9 g 白芍药 9 g　川芎 6 g	补血和血	营血虚滞证
	六味地黄丸	热地黄 24 g　山萸肉 12 g　山药 12 g 泽泻 9 g　丹皮 9 g　茯苓 9 g	滋阴补肾	肾阴虚证
	肾气丸	干地黄 240 g　薯蓣 120 g　山茱萸 120 g　泽泻 90 g　茯苓 90 g　牡丹 皮 90 g　桂枝 30 g　附子 30 g	补肾助阳	肾阳不足证
固涩剂	牡蛎散	黄芪 30 g　麻黄根 9 g 煅牡蛎 30 g	益气固表,敛阴止汗	自汗,盗汗
安神剂	酸枣仁汤	酸枣仁 12 g　甘草 3 g 知母 6 g　茯苓 6 g　川芎 6 g	养血安神,清热除烦	虚劳,虚烦不眠证
理气剂	柴胡疏肝散	柴胡 6 g　陈皮 6 g　川芎 5 g 芍药 5 g　枳壳 5 g　炙甘草 3 g 香附 5 g	疏肝解郁,行气止痛	肝气郁滞证
理血剂	血府逐瘀汤	桃仁 12 g　红花 9 g　当归 9 g 生地黄 9 g　川芎 5 g　赤芍 6 g 牛膝 9 g　桔梗 5 g　柴胡 3 g 枳壳 6 g　甘草 3 g	活血祛瘀,行气止痛	胸中血瘀证
	小蓟饮子	生地 30 g　小蓟 15 g　滑石 15 木通 6 g　蒲黄 9 g　藕节 9 g 当归 6 g　山栀子 9 g　炙甘草 6 g	凉血止血,利水通淋	热结下焦之血淋、尿血
治风剂	天麻钩藤饮	天麻 9 g　钩藤 12 g　石决明 18 g 山栀 9 g　黄芩 9 g　川牛膝 12 g 杜仲 9 g　益母草 9 g　桑寄生 9 g 夜交藤 9 g　茯神 9 g	平肝息风; 清热活血; 补益肝肾	肝阳偏亢;肝风上 扰证

续　表

分类	方　名	组　　　成	功　　　用	主　　治
祛湿剂	平胃散	苍术 15 g　厚朴 15 g 陈皮 15 g　甘草 9 g	燥湿运脾 行气和胃	湿滞脾胃证
	五苓散	猪苓 9 g　泽泻 15 g　白术 9 g 茯苓 9 g　桂枝 6 g	利水渗湿 温阳化气	蓄水证
祛痰剂	二陈汤	半夏 15 g　橘红 15 g 白茯苓 9 g　炙甘草 5 g	燥湿化痰，理气和中	湿痰证
消导剂	保和丸	山楂 180 g　神曲 60 g　半夏 90 g 茯苓 90 g　陈皮 30 g 连翘 30 g　莱菔子 30 g	消食和胃	食积停滞证

典型习题解析指导

(一) A 型题

1. 关于臣药的含义，下列描述中最贴切的是(　　)

　A. 辅助君药加强治疗与调护作用

　B. 针对兼病和兼证起主要治疗与调护作

　C. 辅助君药加强治疗与调护作用，并治疗与调护次要症状

　D. 辅助君药加强治疗与调护作用和针对兼病和兼证起主要治疗与调护作用

　E. 治疗与调护兼病、兼证和次要症状

答案：D

试题点评：本题的关键词是"最贴切"。在 A、B、C、D、E 五个选择中，都或多或少地表达了臣药的含义，但要选出最全面的一个答案就需要认真审题，这也是做每道题的要求。

2. 下列哪味药不能用于风热表证(　　)

　A. 薄荷　　　　B. 金银花　　　　C. 菊花　　　　D. 牛蒡子　　　　E. 生姜

答案：E

试题点评：本题的注意点是"不能"。风热表证是由于风热之邪侵犯人的肌表而引起的病证，应选用辛凉解表类药来治疗与调护，而生姜药性辛温，属辛温解表类药，故不能用于风热表证。

(二) B 型题

　A. 附子　　　　B. 肉桂　　　　C. 桂枝　　　　D. 干姜　　　　E. 吴茱萸

1. 具有回阳救逆功效的药物是(　　)

2. 具有疏肝下气功效的药物是(　　)

3. 具有温肺化饮功效的药物是(　　)

答案：1. A　2. E　3. D

试题点评：本题主要是分清温里类药的不同作用。A、B、C、D、E 都是温里药，都能温中散寒，主治里寒诸证，但由于各药物的归经不同，因此作用有所侧重，功效有所区别。

(三) C 型题

　A. 干姜　　　　B. 高良姜　　　　C. 两者都是　　　　D. 两者都不是

1. 具有温中止痛作用的是(　　)

2. 具有温肺化饮作用的是(　　)

答案：1. C　2. A

试题点评:本题主要是分析这两味药的作用。干姜、高良姜都是温里药,用于治疗与调护里寒证,但由于归经不同,作用有异,两者都可温中止痛,干姜还有温肺化饮的作用。

(四) X 型题

1. 附子和肉桂功效的共同点是(　　)

　　A. 助阳补火　　　　B. 散寒止痛　　　　C. 回阳救逆　　　　D. 温通经脉　　　　E. 温阳利水

答案:A、B

试题点评:本题的关键词是要找出"共同点"。附子、肉桂都是温里药,温里药大多都分别有 A、B、C、D、E 的功效,而两者都有的作用则是助阳补火和散寒止痛,故应选 A、B。

2. 桂枝汤的功效是(　　)

　　A. 宣肺解表、祛痰止咳　　　　　　B. 宣利肺气、祛风止咳　　　　　　C. 解肌发表、调和营卫

　　D. 发汗祛湿、兼清里热　　　　　　E. 发汗解表、宣肺平喘

答案:C

试题点评:本题主要是回答桂枝汤的功效。桂枝汤是解表剂,其功效是解肌发表,调和营卫,主治外感风寒表虚证,应选择 C。

(五) 判断题

附子先煎的目的是为了充分地煎出有效成分。　　　　　　　　　　　　　　　　　　(　　)

答案:×

试题点评:附子为温里药,因其药性大辛大热有毒,故在煎煮时要先煎 30～60 分钟,以减弱其毒性,故本题应判错。

(六) 填空题

1. 桑叶、菊花的相同功效为_____、_____。

答案:疏风清热　清肝明目

试题点评:本题主要是找出该两味药的相同功效。

2. 肝火上炎证的治则是_____,代表方剂是_____。

答案:清泻肝火　龙胆泻肝汤

试题点评:本题要求填出肝火上炎证的治疗与调护原则、代表方剂。肝火上炎是肝中火热之邪炽盛,治疗与调护原则是损其有余,清泻肝火,其主要代表方为龙胆泻肝汤。

(七) 问答题

桂枝与肉桂同出一物,功效有何不同?

答案:桂枝辛散温通,偏行于表,其性走而不守,善能发散肌表风寒之邪,主治风寒表证。肉桂辛甘性热,偏行于里,功能温补阳气,主治下元虚冷,命门火衰,形寒肢冷,腰膝软弱,遗尿,尿频,不孕等证。

试题点评:本题主要是分析桂枝与肉桂功效的不同。由于两者的取材部位不同,故功效有异,桂枝与肉桂是同一植物的不同部位,前者为该植物的嫩枝,后者为该植物的树皮,因此前者作用较弱,偏行于表,走而不守,后者作用较强,偏行于里,守而不走。

第八章　针灸学概述

第一节　针灸的生理基础

一、经络学

（一）经络系统的组成

1. 经络系统　由主要的经络部分和连属部分组成。所谓经络部分,是由经脉和络脉组成的。经脉是经络系统中直行的主干,分布在人体较深的部位;络脉是经脉别出的横行的分支,分布在人体较浅的部位。所谓连属部分,在内部为脏腑,并有经脉所属,在外部有十二经筋和十二皮部,它们都分属于十二经脉。

2. 经脉　包括十二经脉、奇经八脉,以及附属于十二经脉的十二经别、十二经筋、十二皮部。

（1）十二经脉:又称为十二正经,是由手三阴经、手三阳经、足三阴经、足三阳经共十二条经脉组成,是运行气血的主要通路。十二经脉有固定的起止部位和穴位,有一定的循行路线和交接顺序,在肢体的分布和走向有一定规律,同脏腑有直接的络属关系。由于十二经脉是经络系统的主体,故又称之为"十二正经"。

（2）奇经八脉:奇经是相对正经而言,因其有八条经脉,故而称之为奇经八脉。即任脉、督脉、冲脉、带脉、阴维脉、阳维脉、阴跷脉、阳跷脉。奇经八脉具有统帅、联络和调节十二经脉的作用。

（3）十二经别:是从十二经脉分别出来的经脉,具有加强十二经脉中互为表里两经之间在体内的联系,到达某些十二正经不能循行到的器官、部位、肢体,以补充十二经脉之不足。

（4）十二经筋:是十二经脉的经气"结、聚、散、络"于筋肉、关节的体系,有约束骨骼、主司关节屈伸运动的作用,以保持人体正常的运动功能。

（5）十二皮部:是十二经脉的功能活动在体表皮肤的反应区域或反应部位。十二皮部居于人体的最外层,是机体的卫外屏障。

3. 络脉　又分为十五别络、孙络、浮络。

（1）十五别络:是从十二正经及奇经八脉中的任、督二脉各分出一支别络,再加上脾经的一条大络,称之为十五别络或十五络脉,具有加强表里两经在体表的联系和渗灌气血的作用。

（2）浮络:浮现于体表的浅表部位的络脉。

（3）孙络:是络脉中最为细小的分支。

（二）十二经脉

十二经脉,即手三阳经、手三阴经、足三阳经和足三阴经,由于它们在人体当中成对出现,左右对称分布于人体的两侧,是人体运行气血的主要通路,故又称为十二正经。

1. 十二经脉的名称及分布、走行规律

（1）十二经脉的名称:十二经脉对称地分布在人体的躯干、上肢、下肢左右两侧的内侧面和外侧面,每一条经脉分别属于一个脏或一个腑,而脏腑分阴阳,上下肢包括手足,因此十二经脉的名称是结合脏腑、阴阳、手足三个方面来决定的。因为五脏属阴,凡是和五脏相连的经脉叫做阴经,阴经循行在四肢的内侧。六腑属阳,凡是和六腑相连的经脉叫做阳经,阳经循行在四肢的外侧。根据阴阳衍化理论,阴阳又可分为三阴三阳,即:太阴、厥阴、少阴和太阳、少阳、阳明。心、肺、心包都位于胸膈以上,属三阴经,所以它们的经脉分布在上肢内侧,属阴,为手三阴经;大肠、小肠、三焦属三阳经,所以它们的经脉分布在上肢外侧,属阳,为手三阳经;脾、肝、肾位于胸膈以下,属三阴经,所以它们的经脉分布在下肢内侧,属阴,为足三阴经;胃、胆、膀胱的经脉分布在下肢外侧,属阳,为足三阳经。按照各经所属脏腑,结合循行于四肢的部位,就决定了十二经脉的名称(表 8-1)。

表 8-1　十二经脉名称及分布走行规律表

肢体	阴经(属脏)	阳经(属腑)	循行部位(阴经行内侧,阳经行外侧)
手	太阴肺经	阳明大肠经	上肢前部
手	厥阴心包经	少阳三焦经	上肢中部
手	少阴心经	太阳小肠经	上肢后部
足	太阴脾经	阳明胃经	下肢前部
足	厥阴肝经	少阳胆经	下肢中部
足	少阴肾经	太阳膀胱经	下肢后部

　　(2) 十二经脉的分布规律:十二经脉在躯干四肢的分布走行有着一定的规律,阳经分布走行于四肢的外侧面、背侧面;阴经分布走行于四肢的内侧面、腹侧面。肢体外侧面的三条阳经从桡侧(前侧)、中间到尺侧(后侧)分别为:阳明经、少阳经、太阳经。在肢体内侧面的三条阴经从前侧、中间到后侧分别为:太阴经、厥阴经、少阴经。在头面部,阳明经走行于面部、额部,太阳经走行于面颊、头项及头后部,少阳经循行于头侧部。在躯干部,手三阳经循行于肩胛部,足阳明经循行于前面胸腹部,足太阳经循行于后面腰背部,足少阳经循行于人体侧面。手三阴经均从腋下走出,足三阴经均循行于腹部。

　　(3) 十二经脉的名称及走行规律:十二经脉的具体名称及其走行,有着一定的规律性(见表 8-1)。

　　2. 十二经脉的走向和交接规律　十二经脉由手三阴经、手三阳经、足三阴经、足三阳经组成。它们的走向和交接是有一定规律的。手三阴经起于胸腔,走向手指末端,交给手三阳经;手三阳经从手指末端走向头面部,交给足三阳经;足三阳经从头面部向下走行,经过躯干、下肢,走向足趾末端交给足三阴经;足三阴经从足趾沿小腿、大腿,走向腹部、胸部,交接给手三阴经。十二经脉如此交接循行,阴阳相贯、如环无端(如图 8-1)。

　　3. 十二经脉的表里属络关系　十二经脉通过经别和别络互相沟通,组合成六对表里相合的关系。手太阴肺经和手阳明大肠经互为表里;手厥阴心包经和手少阳三焦经互为表里;手少阴心经和手太阳小肠经互为表里;足太阴脾经和足阳明胃经互为表里;足厥阴肝经和足

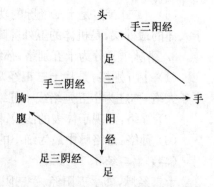

图 8-1　手足三阴三阳经交接规律

少阳胆经互为表里;足少阴肾经和足太阳膀胱经互为表里。

五脏为里,六腑为表。凡有表里关系的经脉,循行于四肢内外侧相对应的位置。在四肢末端,有表里阴阳关系的两条经脉相交接;在头面部,同名阴阳的两腑的经脉相互交接;在胸腹部,手足阴经相互交接。互为表里的经脉,在生理上相互联系,在病理上相互影响。

互为表里的阴经与阳经在体内与脏腑有属络关系,即阴经属脏络腑,阳经属腑络脏。如:手太阴肺经属肺,联络大肠,手阳明大肠经属大肠,络肺;手少阳三焦经属三焦,络心包,手厥阴心包经属心包,络三焦;手太阳小肠经属小肠,络心,手少阴心经属心,络小肠;足阳明胃经属胃,络脾,足太阴脾经属脾,络胃;足少阳胆经属胆,络肝,足厥阴肝经属肝,络胆;足太阳膀胱经属膀胱,络肾,足少阴肾经属肾,络膀胱。

4. 十二经脉的流注次序 十二经脉中的气血运行是循环流注的。从手太阴肺经开始,依次流注,最后传至足厥阴肝经,再重新传至手太阴肺经,阴阳相通,首尾相贯,如环无端。其流注次序见图 8-2。

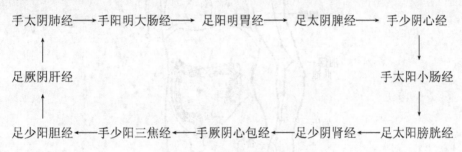

图 8-2 十二经脉流注次序

5. 十二经脉循行部位

（1）手太阴肺经:起始于脾胃,向下联络大肠后又返回,通过幽门、贲门,穿过膈肌上属于肺。再至咽喉,横行至胸部外上方中府穴,沿上肢掌侧面前缘下行,经过肘关节、腕关节至大鱼际,直出拇指端。

支脉,从手腕后方列缺穴分出,沿掌背侧走向食指桡侧端商阳穴,与手阳明大肠经相交接。

手太阴肺经的走行见图 8-3。

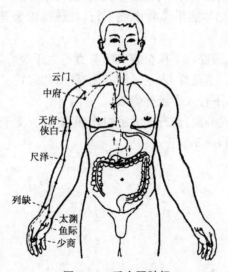

图 8-3 手太阴肺经

(2) 手阳明大肠经：起始于食指桡侧端的商阳穴，经过手背，走行在上肢背侧面前缘，经过肩部、肩关节前缘，向后至第七颈椎棘突下方，再向前进入锁骨上窝，入胸腔联络肺脏，再向下通过膈肌下行入属大肠。

支脉，从锁骨上窝上行经颈部至面颊，入下齿中，再回绕夹口角两旁，左右交叉于人中穴，到达对侧鼻翼旁迎香穴，交接于足阳明胃经。

手阳明大肠经的走行见图 8-4。

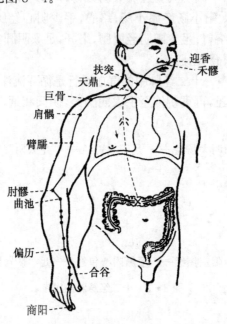

图 8-4　手阳明大肠经

(3) 足阳明胃经：起始于鼻翼旁迎香穴，沿鼻两侧上行入眼内角，与膀胱经相交会，再向下行，入上齿中，返回来环绕口唇。在颏唇沟承浆穴左右相交，再返回沿下颌骨后下缘到大迎穴，上行过耳前，沿发际到额前。

支脉，从下颌骨下行沿喉咙下行，入胸腔穿膈肌，属胃络脾。

直行主干，从锁骨上窝出体表沿锁骨中线下行，在腹部沿旁开正中线 2 寸处向下行至腹股沟。

支脉，从幽门处分出，从腹腔内下行至腹股沟与直行主干会合，再下行到大腿前外侧和膑骨外侧缘，再沿胫骨前缘下行至足背，入足二趾外侧端（厉兑穴）。

支脉，从足三里穴分出，下行入中趾外侧端。

支脉，从足背上的冲阳穴分出，前行入大趾内侧端隐白穴，交于足太阴脾经。

足阳明胃经的走行见图 8-5。

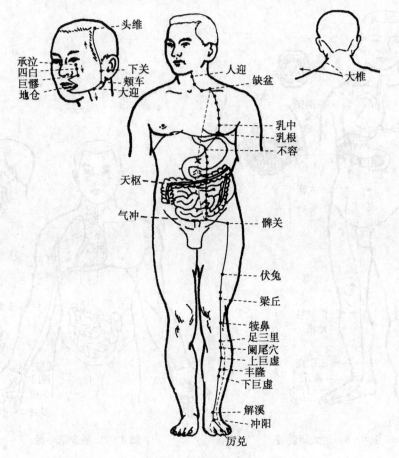

图 8-5 足阳明胃经

（4）足太阴脾经：起始于足大趾内侧端。沿足背内侧、小腿内侧正中上行，在内踝上八寸处沿下肢内侧前缘入腹，属脾络胃，过膈肌夹食道两旁连舌。

支脉，从胃上行过膈注心中，交于手少阴心经。

足太阴脾经的走行见图 8-6。

（5）手少阴心经：起始于心中属于心系，穿膈肌下行络小肠。

支脉，从心系发出，夹食道上行连于双眼。

直行主干，从心系上行入肺，至腋窝顶点沿上肢内侧后缘，过肘抵掌，入掌中，沿小指桡侧，出小指桡侧端少冲穴，交会于手太阳小肠经。

手少阴心经的走行见图 8-7。

（6）手太阳小肠经：始于小指外侧端（少泽穴），沿手背及上肢外侧后缘，过肘部到肩关节后面，绕肩胛上肩部前行入锁骨上窝，入胸腔络心，沿食道穿膈肌到胃部下行入属小肠。

分支，从锁骨上窝出行上行到面颊，沿眼外角进入耳中。

分支，从面颊分出上行眼下至眼内角交足太阳膀胱经。

手太阳小肠经的走行见图 8-8。

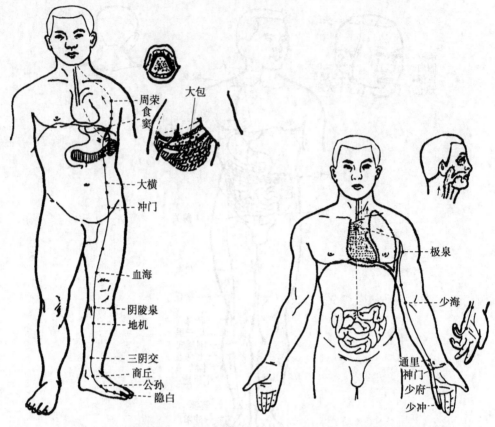

图8-6　足太阴脾经

图8-7　手少阴心经

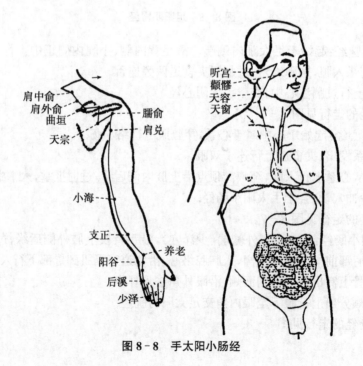

图8-8　手太阳小肠经

（7）足太阳膀胱经:始于眼内角睛明穴,向上交于头顶百会,又到耳上角部。直行主干从头顶部分别向后达天柱穴,下行于大椎,沿肩胛内侧旁开脊柱 1.5 寸处到达腰部肾俞,进入两侧腰肌内,连络肾入属膀胱。

分支,从腰部分出,沿脊柱两旁下行穿过臀部,从大腿后侧外缘下行至腘窝中。

分支,从颈部分出,经肩胛内侧,从附分穴夹脊柱旁开 3 寸下行至髀枢(髋关节),经大腿后侧至腘窝中,与支脉会合,再向下穿入腓肠肌,出走于足跟,沿足背外侧缘至小趾外侧,交于足少阴肾经。

足太阳膀胱经的走行见图 8-9。

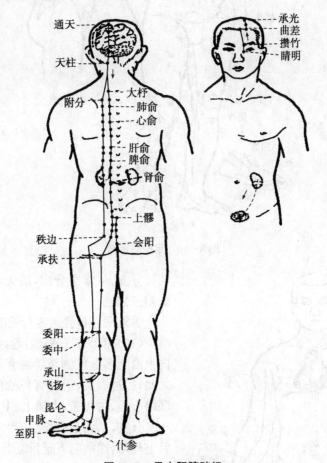

图 8-9　足太阳膀胱经

（8）足少阴肾经:起始于足小趾下,斜向足心走行,从舟骨粗隆下沿内踝后走向足跟,沿小腿内侧后缘达到腘窝内侧,经大腿内侧后缘到会阴部,入脊柱后上属于肾,联络膀胱。

直行经脉,从肾部上行,穿肝过膈上入肺,沿喉咙到舌根。

分支,从肺中分出,络心,注于胸中,交接于手厥阴心包经。

足少阴肾经见图 8-10。

（9）手厥阴心包经:起始于胸中,属于心包络,向下过膈肌,联络上、中、下三焦。

分支,从胸中分出,沿胸外侧向上至腋窝下,沿上肢内侧中线入肘关节,至腕部入掌中,沿中指桡侧至中指尖端。

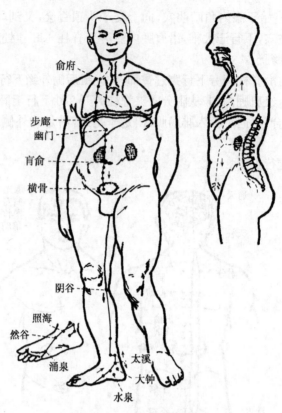

图 8-10　足少阴肾经

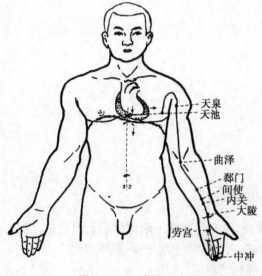

图 8-11　手厥阴心包经

分支,从掌中分出,沿无名指尺侧端交于手少阳三焦经。

手厥阴心包经的走行见图 8-11。

(10) 手少阳三焦经:起始于无名指尺侧端,向上沿无名指尺侧至手腕背面,上行至尺、桡骨之间,通过肘尖,沿上臂外侧向上,至肩入胸腔,联络心包,过膈肌,入属上、中、下三焦。

分支,从胸上肩交会于大椎,上行到项,沿耳后上耳角,屈曲向下至目眶下。

分支,从耳后分出进入耳中,出于耳前颊部,与分支相交于眼外角的瞳子髎穴,交接于足少阳胆经。

手少阳三焦经的走行见图 8-12。

(11) 足少阳胆经:起始于目外眦,上至头角,再向下到耳后,再折回上到额部眉上,又向后折至风池穴,沿颈下行至肩部交会于大椎,入胸腔至腋下,沿侧胸部到肋部,下行到环跳,再向下沿大腿外侧、膝关节外缘,行于腓骨前外侧向下行,出外踝前面,沿足背出于第四足趾外侧端。

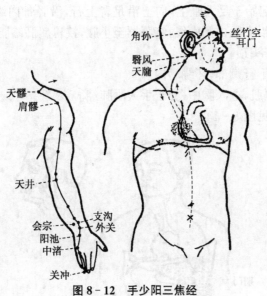

图 8 - 12　手少阳三焦经

分支,从足背分出,前行至足大趾外侧端,返回足大指甲上丛毛处,交于足厥阴肝经。
足少阳胆经的走行见图 8 - 13。

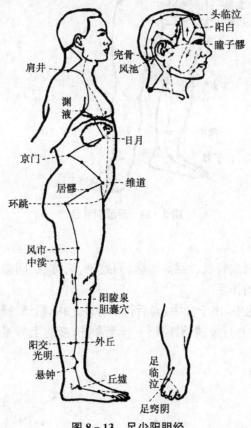

图 8 - 13　足少阳胆经

　　（12）足厥阴肝经：起始于足大趾上，向上沿足背上行，沿胫骨内缘向上，在内踝上八寸处交于足太阴脾经之后。沿大腿内侧中线，绕阴器至小腹，挟胃属肝络胆，穿膈肌布于胁肋，上入鼻咽连于目，向上交会于头顶。

　　分支，从目系分出，下行颊部，环绕唇内。

　　分支，从肝分出穿膈肌，上入胸中，交于手太阴肺经。

　　足厥阴肝经的走行见图 8-14。

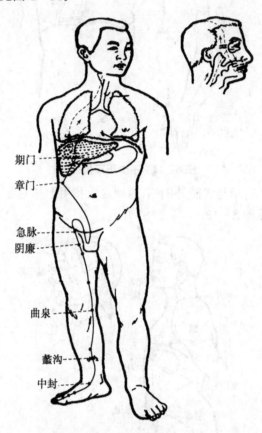

期门
章门
急脉
阴廉
曲泉
蠡沟
中封

图 8-14　足厥阴肝经

（三）奇经八脉

　　奇经八脉主要包括任脉、督脉、冲脉、带脉、阴维脉、阳维脉、阴跷脉、阳跷脉。它们具有统帅、联络和调节十二经脉的作用。

　　1. 督脉　起于小腹胞中，出于会阴，向后行于脊柱之内，沿骶、腰、胸、颈椎，上行至后头部正中风府穴处，进入脑内，上行头顶，沿前额下行至鼻柱，抵达上唇系带处。其一条支脉，贯通于心，联络至肾。

　　督脉的走行见图 8-15。

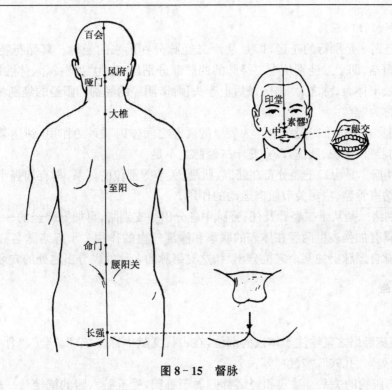

图 8 - 15　督脉

2. **任脉**　起于小腹胞中,出于会阴,上入耻骨阴毛际,沿腹部、胸部正中线上行至咽喉,再向上经过颈部,抵达下唇下方颏唇沟中承浆穴。

　　任脉的走行见图 8 - 16。

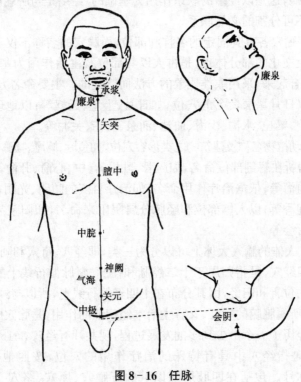

图 8 - 16　任脉

（四）经别、别络、经筋

1. 十二经别　是别行的正经,即是从十二经脉分别出来的经脉。其循行特点可用"离、入、出、合"来概括,即十二经别从十二经脉的四肢部分别出,称为"离";深入体腔脏腑深部,称为"入";然后浅出体表,称之为"出";最后上于头顶部,阴经的经别和阳经的经别相合而分别注入六阳经脉,称为"合"。

十二经别具有加强十二经脉中互为表里的两经之间体内联系的作用,到达某些十二正经不能循行到的器官、部位、肢体,以补充十二经脉之不足。

2. 十二经筋　是十二正经分布在筋肉、肌腱、关节等部位的体系,具有加强十二经脉在筋肉之间联系、约束骨骼、主司关节肌肉运动的作用。

3. 十五别络　是从十二经脉及任、督脉中各分出一支别络,再加上脾经的一条大络,称之为十五别络,具有加强表里两经在体表的联系和渗灌气血的作用。十五络脉名称与十五络穴相同,即当络脉自经脉上的某个穴位分出后,这支络脉的名称就以分出之处的穴名来定名。

二、腧穴学

（一）概述

腧穴是脏腑经络之气输注于体表的部位,在古代文献中称作"节"、"会"、"骨空"、"气府"、"气穴"、"砭灸处"、"孔穴"、"穴位"等。

1. 腧穴与脏腑的关系　腧穴和经络都归属于脏腑,受五脏六腑的统辖。一般来讲,腧穴各归属于某一条经脉,而每一条经脉又各隶属于某一脏腑,所以经络和腧穴与脏腑之间有着归属关系。脏腑有病,可以在相应的腧穴上有所反映,而在体表的穴位上施以针灸,就能治疗腧穴所属脏腑的某些疾病,这是以经络的联系作用为基础的,经络是与脏腑相关联的,所以腧穴、经络、脏腑三者有着不可分割的必然联系。

2. 腧穴的命名　腧穴各有其固定的名称和部位,而腧穴的名称不仅具有其医学的特定意义,也是我国古代灿烂文化的部分体现,是古人以其部位及主治作用为基础,将自然界的事物与医学理论有机地结合起来,采用取类比象的方法而制定的。主要命名方法有以下几种:

（1）自然类:如以日月星辰命名的穴位,如日月、上星、天枢等;以地理名称结合腧穴形象而命名的穴位,如大陵、梁丘、水沟、少海、曲池、涌泉、气街、关冲等。

（2）物象类:是以动植物名称及建筑物之类形容穴位,如鱼际、鸠尾、犊鼻、攒竹、天井、地机等。

（3）人体类:依据所在解剖部位命名,如腕骨、乳根、脊中、心俞、肝俞等;以生理功能命名,如听会、承浆、关元、血海等;依据治疗作用命名,如治疗目疾的睛明、光明,治疗水肿的水分、水道,治疗鼻部疾患的迎香等;以人体部位和经脉分属阴阳来命名,如阳陵泉、阴陵泉;以经脉交会来命名的三阴交、百会等。

3. 腧穴的分类　人体的腧穴大体上可以分为三类,即经穴、奇穴和阿是穴。

（1）经穴:即十四经穴,是指归属于十二经脉和任脉、督脉循行线上的腧穴,简称"经穴"。有固定的名称、固定的位置和归经,因其分布在十四经循行线上,所以与经脉的关系非常密切,既能反映十四经及其所属脏腑的病证,又有主治本经病证的作用,是腧穴的主要部分。经穴随着针灸历史的发展,经历了一个由少到多的发展过程,现共计有经穴 361 个。

特定穴:特定穴是指经穴中具有特殊的治疗作用的穴位,按照他们不同的功能主治特点分别给予特定称号。包括在四肢肘膝以下的五腧穴、原穴、络穴、郄穴、八脉交会穴、下合穴,在胸腹腰背部的背俞穴、募穴,分布于四肢躯干的八会穴,以及全身经脉的交会穴。

① 五腧穴：五腧穴是指十二经脉分布在四肢肘、膝关节以下的分别冠以"井、荥、输、经、合"的五个重要腧穴，简称"五腧"。《灵枢·九针十二原》记载："所出为井，所溜为荥，所注为输、所行为经，所入为合。"古人把经气运行比喻作自然界的水流由小到大、由浅入深，故五腧穴的分布次序是从四肢末端向肘膝方向，说明气血在经脉中流注是由小到大由浅到深、由远到近。经气之源为"井"，经气动出为"荥"，经气灌注为"输"，经气所过为"经"，经气所汇为"合"，说明经气运行过程中每穴所具有的特殊作用。《难经·六十八难》指出："井主心下满，荥主身热，输主体重节痛，经主喘咳寒热，合主逆气而泄"。这一理论一直指导着针灸临床，如井穴可用于治疗神志不清、荥穴用于治疗热病、输穴可用于治疗关节痛、经穴可治疗咽喉病证、合穴可用于胃肠疾病等。

② 原穴：原穴是脏腑原气经过和留止的部位，大部分原穴分布在四肢腕踝关节附近，主治五脏六腑的病证。十二经脉在四肢各有一个原穴，又名"十二原"。六阴经的原穴即五腧穴中的"输穴"；六阳经的原穴则在五腧穴之外另有原穴。

③ 络穴：络穴大部分分布在四肢腕踝关节附近。络脉从经脉分出的部位各有一个穴位，称之为络穴，大多位于表里两经相接近之处，具有联络表里两经的作用。十四经各有一个络穴，加上脾之大络，共十五络穴。原穴、络穴可单独应用，亦可配合应用，称为"主客配穴法"，又叫"原络配穴法"，也叫"主客原络配穴法"，即络穴可以和与其相表里经脉的原穴相配合使用。

④ 俞穴：俞穴是脏腑经气输注于背腰部的腧穴，又叫"背俞穴"。背俞穴不但可以治疗其相应的内脏病证，也可以治疗与内脏相关的五官九窍、皮肉筋脉等组织器官的疾病。俞穴既可以单独使用，也可以与相应的募穴配合使用。

⑤ 募穴：募穴是脏腑经气汇聚于胸腹部的腧穴。募穴的主治性能和俞穴有共同之处。俞穴、募穴是脏腑之气通达体表的部位，它们均分布于躯干部，与脏腑有着密切的关系。募穴和俞穴相配合使用，称为"俞募配穴"，是临床上很常用的一种治疗配穴方法。

⑥ 八会穴：八会穴是指人体全身脏、腑、气、血、筋、脉、骨、髓的精气聚会之处的八个腧穴，分布于躯干部和四肢部。八会穴与所属的八个脏器组织的生理功能有着密切的关系，在治疗方面，凡是与这八者有关的病变，均可取相关的八会穴来治疗。

⑦ 郄穴：郄穴是经脉之气血汇集深入的部位。十二经脉，阴、阳维脉，阴、阳跷脉各有一个郄穴，共十六郄穴，多分布于四肢的肘膝关节以下。临床上，郄穴多治疗本经循行及所属脏腑的急性病证。阴经郄穴多治疗血证，阳经郄穴多治疗急性疼痛。

⑧ 下合穴：指六腑之气下合于足三阳经的六个腧穴，主要分布于下肢膝关节附近。《灵枢·邪气脏腑病形》中记载："合治内腑"，说明下合穴是治疗六腑病证的主要穴位。

⑨ 八脉交会穴：八脉交会穴是指奇经八脉与十二经脉之气相交会的八个腧穴，分布于腕踝关节的上下，因八脉与八穴有交会关系，所以八脉交会穴既能治疗正经病，又能治疗奇经病。

⑩ 交会穴：交会穴是指两经以上的经脉相交或会合处的腧穴，多分布于躯干部。交会穴既可以治疗本经的病，又可以治疗所交会经脉的病证。

（2）奇穴：是指既有一定的名称，又有明确的位置，但尚未列入或不便列入十四经系统的腧穴（包括近代发现认可的腧穴），又称"经外奇穴"。这类腧穴的主治范围比较单一，多数对某些病证有特殊疗效，如四缝主治小儿疳积、阑尾穴主治阑尾炎等。奇穴的分布比较分散，有的在十四经循行线上，有的虽然不在十四经循行线上，但和经络系统的联系也非常密切。有些奇穴并不是指一个部位,而是多个穴位的组合,如十宣穴、八风穴等。

(3) 阿是穴:这类腧穴既无固定名称,亦无固定位置,而是以压痛点或其他反应点作为针灸施术部位,又称"天应穴"、"不定穴"、"压痛点"等。《内经》言之:"以痛为腧"。

(二)腧穴的治疗作用

1. **近治作用**　这是一切腧穴主治作用所具有的共同特点,一切腧穴均可治疗所在部位局部及邻近组织、器官的病症,如眼区的睛明能治疗眼部疾患。

2. **远治作用**　这是十四经腧穴主治作用的基本规律,在十四经穴中,尤其是十二经脉在四肢肘、膝关节以下的腧穴,不仅能治疗局部病症,而且还能治疗本经循行所过之处远端部位的脏腑、组织器官的病症,例如合谷穴不仅能治疗手部局部病症,又能治疗本经经脉循行所及的头面五官部位的病症。

3. **特殊作用**　临床实践证明,某些腧穴针对机体的不同状态,有着双向良性调节作用。如腹泻时针灸天枢可止泻,便秘时针灸天枢则可以通便。有些穴位的治疗作用还具有相对的特异性。

(三)腧穴的定位方法

1. **骨度分寸定位法**　将人体不同部位的骨骼尺寸用作定取腧穴的折算长度,不论男女、老少、高矮、胖瘦均可按这一标准测量,这种腧穴定位方法,称为骨度分寸法。常用骨度分寸说明如下:前发际中点至后发际中点 12 寸;天突穴至歧骨(胸剑联合)9 寸;胸剑联合至脐中 8 寸;脐中至耻骨联合上缘中点 5 寸;大椎以下至尾椎 21 寸;背部两肩胛骨之间 6 寸;肘横纹至腕横纹 12 寸;腋下横纹至肘横纹 9 寸;股骨大转子至膝中 19 寸;臀横纹至膝中 14 寸;膝中至外踝高点 16 寸;外踝高点至足底 3 寸(图 8 - 17 和表 8 - 2)。

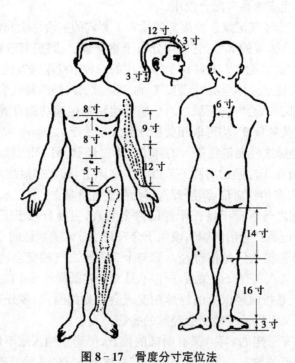

图 8 - 17　骨度分寸定位法

表 8-2　骨度分寸定位法归纳表

部　位	起止部位	骨度	说　明
头颈部	前发际正中至后发际正中	12	用于头部经穴的纵向距离
	眉心至前发际正中	3	用于确定前发际及头部经穴的纵向距离
	后发际正中至大椎穴	3	用于确定后发际及颈部经穴的纵向距离
	前额两发角之间	9	用于确定头前部经穴的横向距离
	耳后两乳突之间	9	用于确定头后部经穴的横向距离
胸部	胸骨上窝至胸剑联合中点	9	用于确定胸部任脉穴的纵向距离
胁腹部	胸剑联合中点至脐中	8	用于确定上腹部经穴的纵向距离
	脐中至耻骨联合上缘	5	用于确定下腹部经穴的纵向距离
	两乳头之间	8	用于确定胸腹部经穴的横向距离
	腋窝顶点至第 11 肋游离端	12	用于确定胁肋部经穴的纵向距离
背腰部	肩胛骨内缘至后正中线	3	用于确定背腰部经穴的横向距离
	肩峰缘至后正中线	8	用于确定肩背部经穴的横向距离
上肢部	腋前、后纹头至肘横纹（平肘尖）	9	用于确定臂部经穴的纵向距离
	肘横纹（平肘尖）至腕掌（背）侧横纹	12	用于确定前臂部经穴的纵向距离
下肢部	耻骨联合上缘至股骨内上髁上缘	18	用于确定下肢内侧足三阴经穴的纵向距离
	胫骨内侧髁下方至内踝尖	13	用于确定下肢内侧足三阴经穴的纵向距离
	股骨大转子至腘横纹	19	用于确定下肢外后侧足三阳经穴的纵向
	腘横纹至外踝尖	16	距离（臀沟—腘横纹，相当 14 寸）

　　2. 自然标志取穴法　　根据人体自然标志而定取穴位的方法称"自然标志定位法"。人体的自然标志分固定标志和活动标志两类。固定标志是不受人体活动影响的固定不移的标志，如五官、指甲、乳头等，如脐旁 2 寸取天枢。活动标志是需要采取相应的动作姿势才会出现的标志，包括皮肤的皱襞、肌肉部的凹陷、肌腱的显露处以及某些关节间隙等。如取耳门、听宫、听会等穴当开口时有空隙，故张口取穴。

　　3. 手指同身寸法　　是以患者的手指为标准来定取穴位的方法。因各人手指的长度和宽度与其他部位有着一定的比例，所以可用患者本人的手指来测量定穴，医者也可用自己的手指来测定穴位，须根据病人的高矮胖瘦增减比例。具体方法不一，各有一定的适应范围。以患者的中指中节屈曲时内侧两端纹头之间作为一寸的长度，来衡量其他部位，这种方法为中指同身寸法，适用于四肢部取穴的直寸和背部取穴的横寸；以患者拇指指关节的横度作为一寸长度，来量取其他部位，为拇指同身寸法，适用于四肢部的直寸取穴；让患者将食指、中指、无名指和小指并拢，以中指中节横纹处为准，四指横量作为 3 寸，此种方法称为横指同身寸法，又名"一夫法"（图 8-18）。

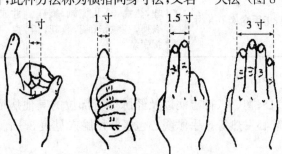

图 8-18　手指同身寸法（一夫法）

4. 简便取穴法 是临床上常用的一种简便易行的取穴方法,如垂手中指端所指处取风市穴;两手虎口自然平直交叉,在食指端到达处取列缺;取劳宫穴时,微握拳,中指尖端压在手心上的第一横纹上,当第二、三掌骨之间就是本穴。

(四)常用腧穴

掌握每一条经脉的循行路线,了解腧穴的主治范围,是临床应用针灸治疗各种疾病的基础。

1. 手太阴肺经

【主治概要】 主治喉、胸、肺病。如咳嗽,气喘,胸部胀满,胸痛,喉痛以及本经脉所经过部位的其他病证。手太阴肺经常用腧穴见表8-3。

表8-3 手太阴肺经常用腧穴

穴名	国际标准穴名	定 位	主 治	刺灸法	备 注
中府	LU1	在胸壁外上方,平第一肋间隙,距胸骨正中线旁开6寸	咳嗽,气喘,喉痹,胸中烦闷,胸痛	斜刺0.5寸	肺之"募"穴,切忌深刺,以免伤及肺脏
尺泽	LU5	微曲肘,在肘横纹上,肱二头肌腱的桡侧缘	咳嗽,咯血,气喘,咽喉肿痛,胸部胀满,潮热,小儿惊风,肘臂挛痛,急性吐泻	直刺0.5~0.8寸,或点刺出血;可灸	手太阴肺经之"合"穴
孔最	LU6	前臂掌侧,当太渊穴与尺泽穴的连线上,腕横纹上7寸处	咳嗽,气喘,咳血,咽喉肿痛,肘臂挛痛,痔疾	直刺0.5~1寸;可灸	手太阴肺经之"郄"穴
列缺	LU7	桡骨茎突上方,腕横纹上1.5寸,侧掌取穴。简便取法,两手虎口相交,一手食指压在另一手的桡骨茎突上,当食指尖端到达的凹陷中	咳嗽,气喘,咽喉肿痛,牙痛,口眼歪斜,半身不遂,偏正头痛,惊痫,项强	向肘部斜刺0.2~0.3寸;可灸	手太阴肺经之"络"穴
经渠	LU8	仰掌,在腕横纹上1寸,当桡骨茎突内侧与桡动脉之间凹陷中	咳嗽,气喘,喉痹,胸部胀满,掌中热,胸背痛	直刺0.2~0.3寸;禁灸	手太阴肺经之"经"穴
太渊	LU9	掌侧腕横纹上,桡动脉桡侧凹陷中	咳嗽,咳血,气喘,咽喉肿痛,心悸,无脉症	直刺0.2~0.3寸;可灸	手太阴肺经之"输"穴
鱼际	LU10	仰掌,在第一掌指关节后,掌骨中点,赤白肉际处	咳嗽,咳血,咽干,喉痹,失喑,身热,乳痈,肘挛掌心热	直刺0.5~0.8寸;可灸	手太阴肺经之"荥"穴
少商	LU11	拇指桡侧,指甲角旁0.1寸	心下满,中风昏迷,中暑呕吐,热病,小儿惊风,癫狂,喉痹,咳嗽,气喘,鼻衄,指腕挛急	直刺0.1~0.2寸或用三棱针点刺出血;可灸	手太阴肺经之"井"穴

2. 手厥阴心包经

【主治概要】 主治心、胸、胃、神志病以及经脉循行部位的其他病证,如心痛、心悸,心烦、胸闷、癫狂,手臂挛急,掌心发热等。手厥阴心包经常用腧穴见表8-4。

表 8-4　手厥阴心包经常用腧穴

穴名	国际标准穴名	定位	主治	刺灸法	备注
天池	PC1	乳头外侧 1 寸,当第四肋间隙	胸闷,咳嗽,喘息,乳病,胁痛,腋下肿痛,瘰疬	斜刺 0.3~0.5寸;可灸	不可深刺,以免伤及肺脏
曲泽	PC3	在肘横纹上,肱二头肌腱尺侧缘。伸臂仰掌微曲肘取穴	胃痛,急性吐泻,高热,心痛,心悸,肘臂痛	直刺1~1.5寸;可灸	手厥阴心包经五腧穴中之"合"穴
间使	PC5	腕横纹上 3 寸,掌长肌腱与桡侧腕屈肌肌腱之间	心痛,心悸,癫狂痫症,热病,烦躁,胃痛,呕吐,肘挛臂痛	直刺 0.5~1寸;可灸	手厥阴心包经之"经"穴
内关	PC6	仰掌,腕横纹上 2 寸,当掌长肌腱与桡侧腕屈肌肌腱之间	心痛,心悸,失眠,癫狂,痫证,郁证,胸痛,胃痛,呕吐,呃逆,眩晕,哮喘,偏头痛,热病,产后血晕,肘臂挛痛,对心率的双向调整作用	直刺 0.5~1寸;可灸	手厥阴心包经之"络"穴;八脉交会穴之一,通于阴维脉
中冲	PC9	手中指尖端中央	中风昏迷,中暑,昏厥,小儿惊风。舌下肿痛。舌强不语,热病	浅刺 0.1寸,或用三棱针点刺出血;可灸	手厥阴心包经之"井"穴

3. 手少阴心经

【主治概要】　主治心、胸、神志病,如心动过速或过缓,心律不齐,心绞痛,失眠、瘫痪,癫痫以及昏迷,上臂内侧痛等。手少阴心经常用腧穴见表 8-5。

表 8-5　手少阴心经常用腧穴

穴名	国际标准穴名	定位	主治	刺灸法	备注
少海	HT3	屈肘成直角,在肘横纹尺侧端与肱骨内上髁之间凹陷中	心痛,癫、狂、痫,失眠,瘰病,瘰疬,手臂麻木	直刺 0.3~0.5寸;可灸	手少阴心经之"合"穴
神门	HT7	腕横纹尺侧端,尺侧腕屈肌腱的桡侧凹陷中	心痛,心悸,怔忡,健忘,失眠,癫狂痫,瘰病,胸胁痛,掌中热	直刺 0.3~0.5寸;可灸	手少阴心经之"输"穴、"原"穴
少府	HT8	在手掌内侧,第四、五掌骨之间,屈指握拳时当小指尖所指处	心痛,心烦,掌中热,遗尿,小便不利,皮肤瘙痒,手小指拘挛	直刺 0.3~0.5寸;可灸	手少阴心经之"荥"穴
少冲	HT9	小指桡侧指甲角旁 0.1 寸	癫、狂、痫,中风昏迷,心悸,心痛,胸胁痛,肩背痛,热病	斜刺 0.1寸,或用三棱针点刺出血;可灸	手少阴心经之"井"穴

4. 手阳明大肠经

【主治概要】　主治胃肠病、头面、五官、咽喉病。如腹痛,肠鸣,泄泻,便秘,痢疾,咽喉痛,齿痛,鼻塞或鼻衄,以及本经循行部位的疼痛等。手阳明大肠经常用腧穴见表 8-6。

表 8-6　手阳明大肠经常用腧穴

穴名	国际标准穴名	定　位	主　治	刺灸法	备　注
商阳	LI 1	食指桡侧,指甲角旁 0.1 寸	咽喉肿痛,喘咳,肩痛引缺盆,热病汗不出,神志疾病,昏厥,中风昏迷	直刺 0.1 寸,或点刺出血;可灸	手阳明大肠经之"井"穴
二间	LI 2	微握拳,在第二掌骨关节前缘桡侧,当赤白肉际处	喉痹,目痛,衄血,齿痛口干,口眼歪斜,大便脓血,身热,嗜睡,肩背痛	直刺 0.2～0.3 寸;可灸	手阳明大肠经之"荥"穴
合谷	LI 4	第一、二掌骨之间,约当第二掌骨桡侧缘之中点	① 双向调整作用:治疗无汗,多汗;② 鼻衄,齿痛,鼻渊,耳聋,痄腮,咽喉肿痛,失音,牙关紧闭,头痛,眩晕,目赤肿痛,胃痛,腹痛;③ 口眼歪斜,肩臂痛,半身不遂;④ 滞产,经闭;⑤ 小儿惊风;⑥ 发热恶寒,咳嗽,面肿,隐疹,疟疾	直刺 0.5～0.8 寸;可灸	手阳明大肠经之"原"
曲池	LI 11	屈肘,在肘横纹桡侧凹陷处。约当尺泽穴与肱骨外上髁连线之中点	① 祛风解表:热病,咽喉肿痛,风疹;② 手臂肿痛,上肢不遂,手肘无力,齿痛;③ 调和气血,月经不调,高血压;④ 清热利湿,疮疥,丹毒,腹痛吐泻,痢疾	直刺 0.8～1.2 寸;可灸	手阳明大肠经之"合"穴
肩髃	LI 15	肩峰端下缘,当肩峰与肱骨大结节之间,三角肌上部中央。上臂外展平举时,肩部出现两个凹陷,前方的凹陷中	肩臂挛痛不遂,风疹,瘰疬	直刺或向下斜刺 0.5～0.8 寸;可灸	
迎香	LI 20	鼻翼外缘中点,旁开 0.5 寸,当鼻唇沟中	鼻塞,鼻衄,口喎,面痒,胆道蛔虫	斜刺或平刺 0.3～0.5 寸;可灸	

5. 手少阳三焦经

【主治概要】　主治侧头、耳、目、胸胁、咽喉部以及经脉循行部位的其他疾病。如水肿,小便不利,耳鸣,耳聋,目赤,咽喉痛以及耳后,肩臂部外侧疼痛等。手少阳三焦经常用腧穴见表 8-7。

表 8-7　手少阳三焦经常用腧穴

穴名	国际标准穴名	定　位	主　治	刺灸法	备　注
关冲	SJ 1	无名指尺侧,指甲角旁 0.1 寸	神志疾病,中风昏迷,心烦,头痛,目赤,耳聋耳鸣,喉痹,舌强,热病	浅刺 0.1 寸,或用三棱针点刺出血;可灸	手少阳三焦经"井"穴

续　表

穴名	国际标准穴名	定　位	主　治	刺灸法	备　注
外关	SJ5	手背横纹上2寸,当桡、尺骨之间	热病,头痛,颊痛,耳鸣,耳聋,目赤肿痛,胁痛,肩背痛,肘臂屈伸不利,手指疼痛,手颤	直刺0.5～1寸;可灸	手少阳三焦经"络"穴。八脉交会穴之一,通阳维脉
支沟	SJ6	手背横纹上3寸,当桡、尺骨之间	耳鸣、耳聋,瘰疬,热病,胁肋痛,便秘,肩背酸痛	直刺0.8～1.2寸;可灸	手少阳三焦经"经"穴
翳风	SJ17	耳垂后,下颌角与乳突之间凹陷中	耳鸣、耳聋,瘰疬,口眼歪斜,口噤。	直刺0.8～1.2寸;可灸	
角孙	SJ20	当耳尖上的发际处。	耳部肿胀,目赤肿痛,项强头痛	平刺0.3～0.5寸;可灸	
耳门	SJ23	耳屏上切迹前,下颌骨髁状突后缘凹陷中,张口取穴	耳鸣、耳聋,齿痛,颈颌痛	直刺0.5～1寸;可灸	

6. 手太阳小肠经

【主治概要】　主治头、项、耳、目、咽喉病,热病。如少腹痛,耳聋,耳鸣,颊肿,项背肩胛部疼痛以及肩臂外侧后缘痛等。手太阳小肠经常用腧穴见表8-8。

表8-8　手太阳小肠经常用腧穴

穴名	国际标准穴名	定　位	主　治	刺灸法	备　注
少泽	SI1	小指尺侧,指甲角旁0.1寸处	发热,中风昏迷,乳汁少,乳痈,咽喉肿痛,目翳,头痛,耳鸣、耳聋,目翳	斜刺0.1寸,或点刺放血;可灸	手太阳小肠经之"井"穴
后溪	SI3	握拳,当第五掌骨小头后方尺侧,赤白肉际处	头痛,项强,急性腰扭伤,热病,癫痫,疟疾,耳聋、耳鸣,盗汗	直刺0.5～0.7寸;可灸	手太阳小肠经之"输"穴
养老	SI6	掌心向胸屈腕,当尺骨小头桡侧缘的骨缝中	视物不明,肩背肘臂酸痛;落枕	直刺0.3寸;可灸	手太阳小肠经之"郄"穴
小海	SI8	当尺骨鹰嘴与肱骨内上髁之间	上肢痹症,颊肿,痫症	直刺0.3～0.6寸;可灸	手太阳小肠经之"合"穴
听宫	SI19	耳屏与下颌关节之间,张口取穴	耳鸣、耳聋;中耳炎	直刺0.1～0.3寸;可灸	

7. 足阳明胃经

【主治概要】　主治胃肠病及头面部疾病,如肠鸣,腹胀,水肿,胃痛,呕吐,口渴,消谷善饥,咽喉肿痛,口眼歪斜以及本经循行部位的疼痛以及热病、发狂等。足阳明胃经常用腧穴见表8-9。

表 8 - 9　足阳明胃经主要腧穴

穴名	国际标准穴名	定　位	主　治	刺灸法	备　注
承泣	ST1	两目正视,瞳孔直下,当眼球与眶下缘之间	眼睑痉挛,夜盲,目赤肿痛,迎风流泪,口眼歪斜	沿眶下缘直刺0.3～0.5寸;禁灸	不宜大幅度捻转,不宜提插,出针后按压局部,防止出血
四白	ST2	两目正视,瞳孔直下,当眶下孔处取穴	目赤肿痛,口眼歪斜,眼睑痉挛,头面疼痛,鼻部疾患,三叉神经痛	直刺0.4～0.6寸;可灸	
地仓	ST4	承泣直下,口角旁	口角歪斜,流涎	直刺0.2寸,或向颊车方向平刺0.5～1寸;可灸	
颊车	ST6	在下颌角前下方一横指处,上下齿咬紧时,咬肌隆起处	牙痛,面瘫,三叉神经痛,牙关紧闭,痄腮	直刺0.3～0.4寸,也可向地仓方向平刺;可灸	
下关	ST7	耳屏前一横指,当颧弓与下颌切迹所形成的凹陷中	牙痛,下颌关节痛,三叉神经痛,耳聋、耳鸣,口眼歪斜	直刺0.8～1.2寸;可灸	
头维	ST8	额角发际直上0.5寸,头正中线旁开4.5寸	感冒头痛,视力下降,急性结膜炎	平刺0.5寸	
梁门	ST21	脐上4寸,前正中线旁开2寸	胃脘痛,呕吐,食欲不振,大便稀薄	直刺0.6～1.2寸;可灸	
天枢	ST25	脐旁2寸	腹胀肠鸣,泄泻,痢疾,便秘,月经不调,水肿,腹痛	直刺1～1.6寸	大肠之"募"穴
大巨	ST27	脐下2寸,前正中线旁开2寸	小腹胀满,小便不利,疝气,遗精,早泄	直刺0.5～1寸;可灸	
归来	ST29	脐下4寸,前正中线旁开2寸	腹痛,疝气,阴挺,月经不调	直刺0.5～1寸;可灸	
梁丘	ST34	髌骨外上缘上2寸	胃痛,腹痛,膝关节周围组织疾患	直刺0.5～1寸;可灸	足阳明胃经"郄"穴
犊鼻	ST35	屈膝,髌骨下缘,髌韧带外侧缘凹陷中	膝关节周围组织疾患	向内上方斜刺0.7～1寸;可灸	
足三里	ST36	犊鼻穴下3寸,胫骨前嵴外一横指处	胃痛,呕吐,腹胀,泄泻,痢疾,便秘,乳痛,下肢痹痛,水肿,脚气,虚劳羸瘦,癫狂,失眠,月经不调;还可作强壮保健穴	直刺1～2寸,重灸	足阳明胃经"合"穴

穴名	国际标准穴名	定　位	主　治	刺灸法	备　注
丰隆	ST40	外踝高点上 8 寸，距胫骨前缘 2 横指处	痰多，哮喘，咳嗽，头晕目眩，头痛，大便难，癫狂痫证，下肢痿痹肿痛	直刺 0.5～1.2 寸；可灸	足阳明胃经"络"穴
历兑	ST45	足第二趾外侧，距指甲角旁约 0.1 寸	癔病，牙痛，面瘫，失眠，癫狂	直刺 0.1 寸，或点刺出血；可灸	足阳明胃经"井"穴

8. 足少阳胆经

【主治概要】　主治头、耳、目、咽喉病，神志病以及经脉循行部位的其他病证，如口苦，目眩，寒热交作，头痛，颔痛，目外眦痛以及胸、胁、股、下肢外侧疼痛等。足少阳胆经常用腧穴见表 8 - 10。

表 8 - 10　足少阳胆经常用腧穴

穴名	国际标准穴名	定　位	主　治	刺灸法	备　注
听会	GB2	耳屏间切迹前下方，下颌髁状突的后缘	耳聋、耳鸣，精神病的幻听，面瘫，下颌关节炎	直刺0.5～1寸；可灸	
率谷	GB8	头颞部，耳尖直上入发际1.5寸	血管神经性头痛，耳源性眩晕，小儿急慢惊风	平刺 1 寸；可灸	
阳白	GB14	目正视，瞳孔直上，眉上 1 寸	前额痛，迎风流泪，眼睑痉挛	平刺0.3～0.5寸；可灸	
风池	GB20	项后，与风府穴相平，当胸锁乳突肌与斜方肌上端之间的凹陷中	头痛，眩晕，颈项强痛，目赤痛，流泪，鼻渊，耳聋，中风，口眼歪斜，疟疾，热病，感冒，瘿气	向鼻尖方向斜刺0.5～0.8寸；可灸	
肩井	GB21	大椎与肩峰连线的中点	肩背疼痛，乳腺炎，难产，乳汁不下，中风	直刺0.2～0.8寸；可灸	
日月	GB24	在乳头下方，当第 7 肋间隙取穴	腹胀，呕吐，吞酸，呃逆，胁肋疼痛，黄疸	直刺0.5～0.8寸；可灸	胆之"募"穴
带脉	GB26	第 11 肋端直下平脐处	腹痛，经闭，月经不调，带下，疝气，腰胁痛	直刺1～1.5寸；可灸	
环跳	GB30	股骨大转子高点与骶管裂孔连线的外 1/3 与内 2/3 交界处	下肢痿痹瘫，腰痛	直刺2～3寸；可灸	
风市	GB31	大腿外侧中线上，腘横纹上 7 寸，直立垂手中指尖下	下肢瘫痪，风疹，坐骨神经痛	直刺 1.5 寸；可灸	

穴名	国际标准穴名	定　位	主　治	刺灸法	备　注
阳陵泉	GB34	腓骨小头前下方凹陷中	胁痛,口苦,呕吐,黄疸,下肢痿痹,脚气,小儿惊风	直刺1～2寸;可灸	足少阳胆经之"合"穴;八会穴之一,"筋会"
悬钟	GB39	外踝中点上3寸,腓骨前缘	胸胁痛,落枕,下肢痿痹瘫	直刺0.5～1寸;可灸	八会穴之一,"髓会"
足窍阴	GB44	足第四趾外侧,距指甲角1分处	偏头痛,耳聋耳鸣,心烦,热病,月经不调	浅刺0.1寸;可灸	足少阳胆经之"井"穴

9. 足太阳膀胱经

【主治概要】　主治头、项、目、背、腰、下肢部病证。如小便不通,遗尿,癫狂,疟疾,头痛,目疾及项、背、腰、臀部以及下肢后侧本经循行部位疼痛等症。足太阳膀胱经常用腧穴见表8-11。

表8-11　足太阳膀胱经常用腧穴

穴名	国际标准穴名	定　位	主　治	刺灸法	备　注
睛明	BL1	目内眦上方0.1寸	目赤肿痛,迎风流泪,夜盲,色盲,视神经萎缩	沿眼眶边缘直刺0.3寸,不作大幅度提插捻转;禁灸	出针时按压穴位,以免出血
攒竹	BL2	眉头凹陷中,眶上切迹处	视物昏花,急性结膜炎、血管神经性头痛、鼻窦炎、面神经瘫	平刺0.5寸	
大杼	BL11	第一胸椎棘突下,督脉旁开1.5寸	感冒,咳嗽发热,鼻塞,头痛,喉痹。肩胛痛,颈项强急	斜刺0.5～0.8寸;可灸	八会穴之一,"骨会"
风门	BL12	第二胸椎棘突下,旁开1.5寸	伤风,咳嗽,发热,头痛。项背部疼痛	斜刺0.5～0.8寸;可灸	
肺俞	BL13	第三胸椎棘突下,旁开1.5寸	咳嗽,气喘,胸满,吐血,喉痹,骨蒸,潮热,腰脊痛,荨麻疹	斜刺0.5寸。不宜深刺,以免伤及内脏;可灸	肺之"背俞"穴
厥阴俞	BL14	第四胸椎棘突下,旁开1.5寸	心痛,心悸,咳嗽,胸闷,呕吐	斜刺0.5～0.8寸;可灸	心包之"背俞"穴
心俞	BL15	第五胸椎棘突下,旁开1.5寸	心痛,心悸,失眠,健忘,癫痫,胸闷,气短,咳嗽,吐血,梦遗,盗汗	斜刺0.5～0.8寸;可灸	心之"背俞"穴
膈俞	BL17	第七胸椎棘突下旁开1.5寸	各种与血有关的病证;呃逆	斜刺0.5～1寸;可灸	八会穴之一,"血会"

续 表

穴名	国际标准穴名	定 位	主 治	刺灸法	备 注
肝俞	BL18	第九胸椎棘突下，旁开1.5寸	肝胆疾患,胸肋胀痛,目疾,癫狂痫,夜盲,脊背痛	斜刺 0.5～1寸;可灸	肝之"背俞"穴
脾俞	BL20	第十一胸椎棘突下,旁开1.5寸	腹胀,水肿,便血,腹泻,贫血月经不调,背痛	斜刺 0.5寸;可灸	脾之"背俞"穴
胃俞	BL21	第十二胸椎棘突下,旁开1.5寸	胃寒,呕吐清水,完谷不化,不思饮食,虚劳,胸胁痛,水肿	斜刺 0.5寸;可灸	胃之"背俞"穴
三焦俞	BL22	第一腰椎棘突下,旁开1.5寸	腹胀,肠鸣,呕吐,黄疸。小便不利,水肿,痢疾	斜刺 0.5寸;可灸	三焦之"背俞"穴
肾俞	BL23	第二腰椎棘突下,旁开1.5寸	腰痛,遗尿,遗精,阳痿,月经不调,白带多而稀薄,水肿,耳鸣耳聋,目昏	直刺 0.5～1寸;可灸	肾之"背俞"穴
关元俞	BL26	第五腰椎棘突下,旁开1.5寸	腹胀,泄泻,小便频数或不利,遗尿	直刺 0.7～1寸;可灸	
委中	BL40	当腘窝横纹中央,于股二头肌腱与半腱肌腱的中间,俯卧屈膝取穴	腰痛,髋关节屈伸不利,筋挛急,下肢痿痹瘫痪。腹痛,腹泻,疟疾,遗尿,小便难,自汗,盗汗,丹毒,疔疮,中风昏迷,中暑	直刺 0.5～1寸,或三棱针点刺出血;可灸	足太阳膀胱经"合"穴
膏肓	BL43	第四胸椎棘突下,旁开3寸	咳嗽,气喘,吐血,盗汗,肺痨。健忘,遗精,完谷不化	斜刺0.5～0.8寸;可灸	
意舍	BL49	第十一胸椎棘突下,旁开3寸	腹胀,肠鸣,呕吐,泄泻	斜刺0.5～0.8寸;可灸	
志室	BL52	第二腰椎棘突下,旁开3寸	遗精,阳痿,小便不利,水肿,腰脊强痛	斜刺0.5～0.8寸;可灸	

10. 足太阴脾经

【主治概要】 主治脾胃病症,如腹胀,胃脘痛,呕吐,嗳气,便溏,黄疸,身重无力,舌根强痛,下肢肿胀,厥冷等病证。兼治妇科病及前阴病等。足太阴脾经常用腧穴见表8-12。

表8-12 足太阴脾经常用腧穴

穴名	国际标准穴名	定 位	主 治	刺灸法	备 注
隐白	SP1	拇趾内侧趾甲角旁约0.1寸	腹胀,便血,尿血,月经过多,崩漏,癫狂,多梦,惊风	直刺0.1寸或点刺出血;可灸	足太阴脾经之"井"穴
公孙	SP4	在足大指本节后1寸	胃疼,呕吐,肠鸣腹胀,泄泻,腹痛,痢疾	直刺0.5～0.8寸;可灸	足太阴脾经"络"穴;八脉交会穴之一,通于冲脉

穴名	国际标准穴名	定　位	主　治	刺灸法	备　注
商丘	SP5	内踝前下方凹陷中	肠鸣,腹胀,便秘,泄泻,黄疸,倦怠嗜卧,舌根强痛,足踝疼痛	直刺0.3~0.5寸;可灸	足太阴脾经之"经"穴
三阴交	SP6	内踝高点上3寸,胫骨内侧面后缘	肠鸣腹胀,大便溏泻,完谷不化,月经不调,带下,阴挺,不孕,滞产,遗精,阳痿,遗尿,疝气,失眠健忘,下肢痿痹,脚气	直刺0.5~1寸;可灸	
地机	SP8	阴陵泉下3寸	腹胀,食欲不振,泄泻,痢疾,月经不调,小便不利,水肿	直刺0.5~1寸;可灸	足太阴脾经之"郄"穴
阴陵泉	SP9	胫骨内侧髁下缘凹陷中	腹胀,泄泻,水肿,小便不利或失禁,遗精,黄疸,膝痛	直刺0.7~1.5寸;可灸	
血海	SP10	髌骨内上缘上2寸,当股四头肌内侧头隆起处	月经不调,崩漏,痛经,经闭,瘾疹,湿疹,丹毒,股内侧痛	直刺0.7~1.2寸;可灸	
大横	SP15	脐中旁开4寸	泄泻,便秘,腹痛,痢疾	直刺0.7~1寸;可灸	

11. 足厥阴肝经

【主治概要】　主治肝病,妇科病,前阴诸疾,如头痛,胁痛,呃逆,小便不利,月经不调,疝气,少腹疼痛等。足厥阴肝经常用腧穴见表8-13。

表8-13　足厥阴肝经常用腧穴

穴名	国际标准穴名	定　位	主　治	刺灸法	备　注
大敦	LR1	足大趾末节外侧,距趾甲角0.1寸	疝气,遗尿,崩漏,阴挺,经闭,癫痫,阴肿	斜刺0.1~0.2寸,或点刺出血;可灸	足厥阴肝经"井"穴
行间	LR2	足背,第一、二趾间缝纹端	头痛,目眩,目赤肿痛,胁痛,口眼歪斜,中风,胁痛,癫痫,月经不调,疝气,小儿惊风,下肢痿痹	直刺0.5~0.8;可灸	足厥阴肝经"荥"穴
太冲	LR3	足背第一、二趾骨结合部之前凹陷中	头痛,眩晕,胁痛,呃逆,月经不调,疝气,惊痫,遗尿,小便不通,失眠	直刺0.6~0.8寸;可灸	足厥阴肝经"输"穴、"原"穴
期门	LR14	乳头直下,第六肋间隙	胸闷,胁痛,呃逆,胃痛	斜刺0.8~0.5寸;可灸	肝"募"穴

12. 足少阴肾经

【主治概要】 主治妇科病，前阴病，肾、咽喉病及经脉循行部位其他病证，如遗精、阳痿、早泄、咳嗽、气喘、水肿、泄泻、便秘、耳鸣、失眠等。足少阴肾经常用腧穴见表8-14。

表8-14 足少阴肾经常用腧穴

穴名	国际标准穴名	定 位	主 治	刺灸法	备 注
涌泉	KI1	足底(去趾)二、三趾间至足跟连线的前1/3与后2/3的交点	高血压，精神病，昏迷，惊厥，癫病，头痛，呕吐	直刺0.5寸；可灸	足少阴肾经"井"穴
然谷	KI2	足舟骨粗隆前下缘凹陷中	阴痒，阴挺，月经不调，遗精，消渴，泄泻，咳血，气喘，咽喉肿痛。足跗肿痛小儿脐风，口噤	直刺0.5寸；可灸	足少阴肾经"荥"穴
太溪	KI3	内踝尖与跟腱连线中点	糖尿病，神经衰弱，男性性功能障碍、肺结核、月经不调	直刺0.5寸；可灸	足少阴肾经"输"穴、"原"穴
大钟	KI4	太溪穴下0.5寸稍后，跟腱内缘	癃闭，遗尿，便秘，痴呆，腰脊强痛，足跟痛，咳血，气喘	直刺0.3~0.5寸；可灸	足少阴肾经之"络"穴
照海	KI6	内踝下缘凹陷中	月经不调，带下，阴挺，小便频数，癃闭，便秘，咽喉干痛，癫痫，失眠	直刺0.3~0.5寸；可灸	八脉交会穴之一，通于阴跷脉
复溜	KI7	太溪穴上2寸	水肿，泻泄，肠鸣，热病汗不出，盗汗，下肢痿痹	直刺0.5~1寸；可灸	足少阴肾经之"经"穴
横骨	KI11	脐下5寸，耻骨联合上际，前正中线旁开0.5寸	少腹胀痛，小便不利，遗尿，遗精，阳痿，疝气	直刺0.8~1寸；可灸	
大赫	KI12	脐下4寸，前正中线旁开0.5寸	遗精，阳痿，阴茎痛，阴挺，带下	直刺0.5~1寸；可灸	
肓俞	KI16	脐旁0.5寸	腹痛，腹胀，呕吐，便秘，泄泻	直刺1~1.5寸；可灸	

13. 督脉

【主治概要】 神志病，热病，腰骶、背、头项局部病症及本经脉所经过部位的病症。督脉常用腧穴见表8-15。

表 8 - 15　督脉常用腧穴

穴名	国际标准穴名	定　位	主　治	刺灸法	备　注
长强	DU1	在尾骨尖端下方的凹陷中,俯卧取之	痔疾,脱肛,便秘,腰脊痛	紧靠尾骨前面斜刺 0.8 ～1寸	督脉之"络"穴
命门	DU4	第二腰椎棘突下	阳痿,遗精,带下,月经不调,泄泻,腰脊强痛	直刺 0.5～1寸;可灸	
至阳	DU9	第七胸椎棘突下,约与肩胛下角相平	咳嗽,气喘,胸背痛,黄疸	向上斜刺0.5～1寸;可灸	
大椎	DU1	俯伏或正坐低头,在第七颈椎棘突下凹陷中	退热,治疗热病。疟疾,骨蒸潮热。中暑。咳喘,项强,肩背痛,腰脊强,角弓反张,小儿惊风,癫狂痫证、风疹等	斜刺0.5～1寸;可灸	
风府	DU16	后发际正中直上 1 寸,两侧斜方肌之间的凹陷中	头痛,项强,目眩,咽喉肿痛,癫狂	直刺或向下斜刺0.5～1寸;禁灸	
百会	DU20	后发际正中直上 7 寸	头痛,眩晕,中风失语,癫狂,脱肛,阴挺	平刺0.5～0.8寸;可灸	
上星	DU23	前发际中点直上 1 寸	头痛,急性结膜炎、鼻窦炎、精神病、发热	平刺 0.5 寸;禁灸	
水沟	DU26	在人中沟的上 1/3 与中 1/3 的交界处	癫狂痫,小儿惊风,昏迷,口眼㖞斜,腰脊强痛	向上斜刺0.3～0.5寸;可灸	

14. 任脉

【主治概要】　主治胸、腹、头面的局部病证,及本经所经过部位的病症。任脉常用腧穴见表 8 - 16。

表 8 - 16　任脉常用腧穴

穴名	国际标准穴名	定　位	主　治	刺灸法	备　注
曲骨	RN2	耻骨联合上缘中点处	小便不利,遗尿,遗精,阳痿,月经不调,带下	直刺 1～1.5寸;可灸	孕妇慎用
中极	RN3	脐下 4 寸,前正中线上	遗尿,小便不利,疝气,遗精,阳痿	直刺 1～1.5寸;可灸	膀胱"募"穴,孕妇慎用
关元	RN4	脐下 3 寸	遗尿,小便频数,尿闭,泄泻,腹痛,遗精,阳痿,疝气,月经不调,带下,不孕,虚劳羸瘦	直刺 1～1.5寸;可灸	小肠"募"穴,孕妇慎用

续 表

穴名	国际标准穴名	定 位	主 治	刺灸法	备 注
气海	RN6	在脐下 1.5 寸,腹中线上,仰卧取穴	绕脐腹痛,水肿鼓胀,水谷不化,大便不通,泻痢不禁	直刺 0.5～1寸;可灸	孕妇慎用
神阙	RN8	脐窝正中	腹痛,泄泻,脱肛,水肿,虚脱。月经不调,崩漏,带下,阴挺,不孕	因消毒不便,所以一般不针,多用艾条或艾炷隔盐灸	
水分	RN9	前正中线上,脐上 1 寸	腹痛肠鸣,水肿,小便不通,反胃呕吐	直刺 1～2寸;可灸	
下脘	RN10	在脐上 2 寸,腹中线上,仰卧取穴	脘痛,腹胀,呕吐,呃逆,食谷不化,肠鸣,泄泻,痞块,虚肿	直刺 0.5～1寸;可灸	
建里	RN11	前正中线,脐上 3 寸	胃痛,呕吐,食欲不振	直刺 1～2寸;可灸	
中脘	RN12	在脐上 4 寸	胃脘痛,腹胀,呕吐,呃逆,吞酸,纳呆,食不化,痞积,黄疸,肠鸣,泻痢,便秘,便血,哮喘,失眠,心悸	直刺 0.5～1寸;可灸	胃之"募"穴,八会穴之一,"腑会"
巨阙	RN14	脐上 6 寸	胸痛,心悸,呕吐,吞酸,癫狂症	向下斜刺 0.5～1寸;可灸	心之"募"穴
鸠尾	RN15	剑突下凹陷中	心绞痛、膈肌痉挛、精神病	向上斜刺 0.5寸。可灸。	任脉之"洛"穴
膻中	RN17	前正中线,平第 4 肋间隙	咳嗽,气喘,胸痛,心悸,乳少,呕吐,噎膈	平刺 0.3～0.5寸;可灸	心包"募"穴,八会穴之一,"气会"
天突	RN22	胸骨上窝正中	咳嗽,气喘,胸痛,咽喉疼痛,暴喑,瘿气,梅核气,噎膈	先直刺 0.2 寸然后将针尖转向下方,紧靠胸骨后方刺入1～1.5寸	

15. 经外奇穴 经外奇穴是古代和现代人们通过多年医疗实践而总结出来的,虽不在正经上但具有特殊治疗作用的穴位。经外奇穴常用腧穴见表 8-17。

表 8-17 经外奇穴常用腧穴

穴名	国际标准穴名	定 位	主 治	刺灸法	备 注
四神聪	EX-HN1	百会前后左右各 1 寸,共 4 穴	高血压,神经衰弱,精神病	平刺 0.5 寸	
印堂	EX-HN3	两眉中点	高血压,神经衰弱,鼻炎,惊厥	毫针平刺 0.5寸,或点刺放血	

续　表

穴名	国际标准穴名	定　位	主　治	刺灸法	备　注
鱼腰	EX-HN4	两目正视,瞳孔直上,眉毛中点处	眼科病症,面瘫,三叉神经痛	向内或外侧平刺0.4~0.6寸	
太阳	EX-HN5	头颞部,眉梢与目外眦之间中点向后约一横指凹陷处	血管神经性头痛,急性结膜炎,视力下降	平刺0.5寸,或点刺出血	
球后	EX-HN7	眼眶下缘外1/4与内3/4交界处	结膜炎,青光眼,视神经萎缩,复视	头后仰,左手食指将眼球推向内侧,沿眶下缘缓刺0.5~1.5寸。不提插,出针时压迫局部以防出血	注意掌握针刺的角度和深度
金津	EX-HN12	在口腔内,当舌下系带两侧静脉上,左侧为金津,右侧为玉液	口疮,舌肿,舌强语塞。呕吐,饮水呛咳	点刺出血	
玉液	EX-HN13				
翳明	EX-HN14	乳突下缘,翳风后1寸	近视,远视,白内障	直刺0.6~1寸	
安眠	EX-HN22	风池与翳风连线中点	神经衰弱	直刺或向下斜刺0.5寸	
定喘	EX-B1	大椎穴旁开0.5寸	咳嗽,喘息	直刺0.6~1寸	
夹脊	EX-B2	从第1颈椎到第4骶椎棘突下各旁开0.5寸,左右各56个穴位	头颈、上肢、胸背、上腹、腰骶、下肢及胸腹腔内脏的疾患	颈椎、胸椎部直刺0.5~1寸,腰椎部直刺1~1.5寸	治疗时,每次选1~2个穴
落枕	EX-UE8	手背第二、三掌指关节后凹陷	斜方肌痉挛,腱鞘炎,胃炎	直刺0.5寸	
八邪	EX-UE9	手背指缝间,左右共8穴	指关节疾患,手背肿麻,蛇咬伤	向上斜刺0.6~1寸	
四缝	EX-UE10	第2、3、4、5指掌面,第1、2指关节中点	小儿消化不良,营养不良,百日咳	浅刺,从针处挤出少许黄白色透明液体	
十宣	EX-UE11	十指尖端,距指甲游离缘0.1寸	昏迷,发热,癫痫	毫针浅刺0.1寸,或点刺出血	
胆囊穴	EX-LE6	腓骨小头前下方凹陷直下1~2寸压痛点	胆囊炎,胆结石,胆道蛔虫	直刺1寸	
阑尾穴	EX-LE7	足三里直下1~2寸压痛点	阑尾炎,消化不良	毫针直刺1寸	
八风	EX-LE10	足背的趾缝间,左右共8穴	头痛,足背肿麻,蛇咬伤	向上斜刺0.5~1寸,或点刺出血	

常见奇穴定位见图 8-19。

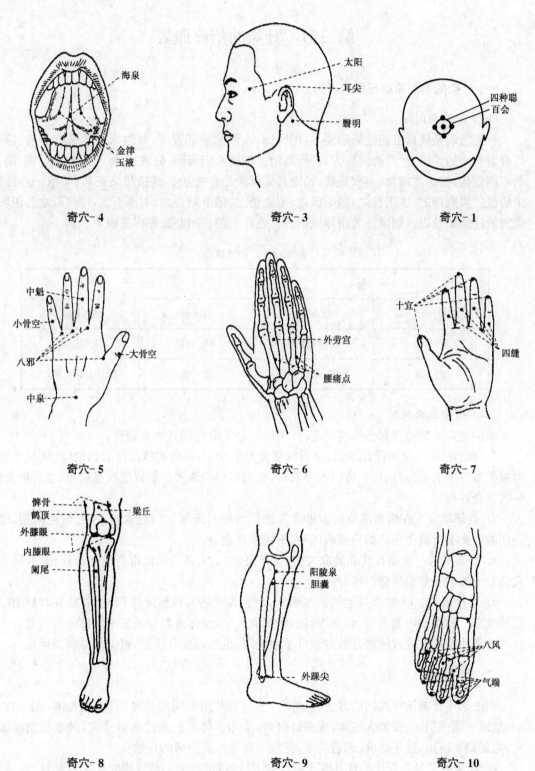

图 8-19 常用奇穴定位图

第二节 针灸的治疗概要

一、针灸的治疗原则与取穴原则

（一）治疗原则

针灸治病是依据脏腑经络学说，运用四诊、八纲的辨证方法，对临床证候进行分析、综合，以确定疾病的性质，然后选穴处方，进行施治。即按八纲辨证，分清表、里、寒、热、虚、实、阴、阳的不同证候，按标本缓急、主次先后，确定具体针灸治疗方法。概括起来正如《灵枢·经脉篇》中所说："实则泻之，虚则补之，热则疾之，寒则留之，陷下则灸之，不盛不虚，以经取之"，说明针灸的治疗原则是以八纲辨证为指导原则的。临床上的常用刺法原则见表8-18。

表8-18 刺法原则

阴 证		阳 证	
里 证	宜深刺	表 证	宜浅刺
寒 证	留针，宜灸	热 证	浅刺疾出
虚 证	补法，少针多灸	实 证	泻法，多针少灸

（二）处方取穴原则

根据经穴主治特点和经络的关系，针灸治疗处方取穴的基本原则有：

1. 远部取穴 又叫循经取穴，是根据脏腑经络学说，在离病痛部位的远端（特别是在该经肘膝关节以下的部位）取穴。可以本经取穴，也可以异经取穴。如胃痛取足三里，也可取胃俞；头痛取合谷等。

2. 近部取穴 在病痛部位的附近取穴进行治疗。既可单一经取穴，也可数经同用，因为一切腧穴都有近治作用。如目疾取风池，头痛取百会等。

3. 局部取穴 就是在病痛处取穴（包括阿是穴）。大部分穴位都有局部治疗作用，局部取穴适宜于体表各部的局部疼痛治疗。

4. 对症取穴 针对全身性的某些疾病，结合腧穴的特殊治疗作用，选取具有对症治疗作用的腧穴。如发热可取大椎、合谷、曲池；晕厥取人中，身体虚弱取足三里、气海、膏肓等。

针灸治疗处方取穴的这几种方法可单独应用，也可以配合使用，根据具体病情而定。

二、刺法概要

刺法是用针刺治疗疾病的方法，也称"针法"，是利用不同的金属针具，在人体一定的穴位上，施以不同的手法，或刺入机体，或刺放瘀血，或叩击体表。通过刺激腧穴，激发脏腑经络之气，达到调和阴阳，扶正祛邪、疏通经络，行气活血等防病治病的目的。

1. 针刺的工具 现代的针具源于古代的九针，目前临床上最常用的针具有毫针、三棱针、皮肤针、皮内针、眼针等多种。

毫针是针刺治疗的主要针具，临床应用最广，以不锈钢为原料制成，具有硬度强、坚韧而富有弹性、不易锈蚀的特点。也有用金、银各种金属为原料制成的针具,但不如不锈钢针具应用的广泛。毫针的结构可分为针尾、针柄、针尖、针身、针根五个部分(图8-20),其规格按粗细和长短划分。

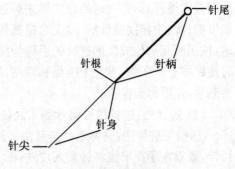

图 8-20　毫针的结构

2. 针刺前的准备

(1) 指力与针刺练习法:指力是指医者持针之手的力度。指力与手法的锻炼是针刺技术的基本训练,是进针顺利、减少疼痛、提高疗效的基本保证。指力练习的具体操作方法是:用松软的细草纸或厚布折叠 30～50 层,大约 2 cm 的厚度,用线扎紧。练习时多用执笔式持针法,用 1～2 寸的毫针不断地练习直刺,使针体垂直于纸垫或布垫,针尖抵于纸垫或布垫后,手指逐渐加大压力,刺透纸垫或布垫后再另换一处如前练习刺之。反复练习至能灵活迅速刺入,说明指力已足。在指力已足的基础上,再进行针刺手法的练习,包括刺速、捻转、提插的练习。

① 速刺的练习法:是以左手拇指或食指爪切,右手持针,使针体垂直快速地刺入,反复练习以掌握进针手法。

② 捻转的练习法:是以右手拇、食、中指持针,刺入以后,拇指与食、中二指作向前、向后的来回捻转。要求捻转的角度均匀,快慢自如。一般每分钟捻转 150～200 次,方能达到灵活自如的程度。

③ 提插的练习法:以右手拇、食、中指持针,刺入后作上下提插的动作。要求提插的深浅适宜,以能达到所要进入的深浅度为宜。在上述几种基本手法,能达到熟练掌握的基础上,又可进一步进行综合手法的练习,即将上述手法结合在一起练,手法熟练后,最后在自己身体的穴位上练习进针和行针,也可以是同学之间互相练习。

(2) 患者的体位:患者在针刺时所采取的体位是否适当,对于腧穴的正确定位,针刺的施术操作,持久的留针以及防止晕针、滞针、弯针等都具有很大影响。针刺时患者体位的选择应该以便于医者操作施术,同时病人又感到舒适自然并能持久为原则。就体位而言,基本上分两类,即卧位和坐位。

现将临床经常采用的体位分述如下:对于初诊、精神紧张或年老体弱及病重的患者,均应尽量采取卧位。其中,仰卧位适宜于取头、面、胸、腹部及上下肢部分腧穴;侧卧位则适宜于取身体侧面少阳经腧穴和上、下肢的部分腧穴;伏卧位适宜于取头、项、脊背、腰尻、下肢背侧及上肢部分腧穴;俯伏坐位适宜于取头和项肩背部的腧穴;侧伏坐位适宜于取头部的一侧,面颊及耳前后部位的腧穴;仰靠坐位适宜于取头前、颜面和颈前等部位的腧穴。

(3) 针具的选择 :《灵枢·官针》篇中说:"九针之宜,各有所为,长短大小,各有所施也。"说明选择针具时必须根据病情及病人的性别、年龄、胖瘦、体质、病位、腧穴情况,选择长短、粗细适宜的针具。如男性、形肥、体壮、病深者,用针可稍长、稍粗,而女性、形瘦、体弱、而病变部位较浅者,则所选针具宜短、宜细。

(4) 消毒:针刺前的消毒包括针具消毒、腧穴部位的消毒和医者手指的消毒,其中针具的消毒方法包括高压消毒、煮沸消毒和药物消毒。

3. 毫针刺法

(1) 刺手和押手:进针时,常需左右手配合操作。其中用于持针操作的手称为刺手,主要作用是掌握针具,进针时使针尖迅速刺透皮肤进入身体,然后进行适当的行针手法。持针时一般以拇、食、中指挟持针柄,以无名指抵住针体,在进针时帮助着力,防止针体弯曲,其状如持毛笔;按压所刺部位或辅助进针的手称为押手,其作用在于固定腧穴位置,减少进针时的痛感,同时使针体有所依靠,不至于摇晃和弯曲,协助刺手操作。对于习惯右手操作的人,一般右手称为刺手,左手称为押手。

(2) 进针法:进针法是将针刺入穴位的方法。常用的进针方法有如下四种:

① 指切进针法:又称爪切进针法。用左手拇指或食、中指的爪甲切按在腧穴的旁边,右手持针,紧靠左手指甲缘将针刺入皮肤(图 8 - 21)。此法适用于短针的进针。

② 夹持进针法:即以左手拇、食二指持捏消毒干棉球,夹持住针身下端,将针尖固定在所刺腧穴的皮肤表面部位,右手持针柄,使针体垂直,左右手同时用力,将针刺入皮肤(图 8 - 22)。此法适用于长针的进针。

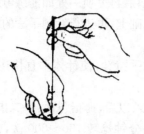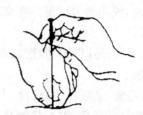

图 8 - 21　指切进针法　　　　　图 8 - 22　夹持进针法

③ 舒张进针法用左手拇、食二指或食、中两指将所刺腧穴部位的皮肤向两侧撑开绷紧,右手持针,使针从左手拇、食二指或食、中两指的中间刺入 (图 8 - 23)。此法适用于皮肤松弛部位或有皱纹部位的进针。

④ 提捏进针法:用左手拇、食二指将针刺腧穴部位的皮肤捏起,右手持针,从捏起的上端将针刺入(图 8 - 24)。此法主要用于皮肉浅薄部位腧穴的进针。

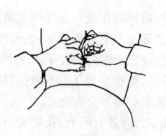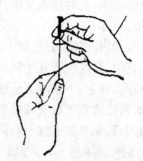

图 8 - 23　舒张进针法　　　　　图 8 - 24　提捏进针法

在临床上应根据腧穴所在部位的具体特点,及针刺深浅和手法的要求,灵活选用各种不同进针方法,以利于进针和减少进针时病人的疼痛。

(3) 进针的角度和深度:在针刺操作过程中,掌握正确的针刺角度和深度以及针刺的方向是增强针感、提高疗效、防止意外事故发生的关键所在。针刺同一腧穴,由于针刺的角度、方向、深度不同,所产生针感的强弱、传感方向、治疗效果也有明显的差异。在临床上,要根据施术腧穴所在的具体位置、病人体质、病情需要和针刺手法实际情况,灵活掌握。

① 针刺的角度:针刺的角度是指进针时针身与皮肤表面所形成的夹角。分直刺、斜刺和平刺三种。直刺是针体与皮肤表面呈 90°垂直刺入,适用于人体大部分腧穴;斜刺是针体与皮肤表面呈 45°左右倾斜刺入,适用于肌肉浅薄处或内有重要脏器或不宜于直刺、深刺的腧穴;平刺即横刺,也称沿皮刺,是针身与皮肤表面呈 15°左右沿皮刺入,适用于皮肉浅薄部位的腧穴。

② 针刺的深度:是指针身刺入人体内的深浅程度。《灵枢·刺要论篇》指出:"刺有深浅,各至其理……深浅不得,反为大害",说明了针刺深浅的重要性。每一腧穴的针刺深度是各不相同的,需遵循下列原则:身体瘦弱,年老体弱及小儿娇嫩之体、头面、胸背、皮薄肉少之处的腧穴应浅刺;身强体肥者,中青年、四肢、臀、腹及肌肉丰满处的腧穴应深刺。另外,不同的季节对针刺深浅也有影响,春夏季宜浅刺,秋冬季宜深刺。

针刺的角度和深度关系极为密切,一般深刺多用直刺,浅刺多用斜刺或平刺。一些特殊穴位如天突、哑门、风府等穴,以及眼区、胸背、重要脏器(如心、肝、肺等)部位的腧穴,尤其应注意掌握好针刺的角度和深度。

(4) 得气与行针

① 得气:得气是指当针刺入肌体后所产生的特殊感觉和反应,又称为"针感"。得气时,医者会感到针下有徐和沉紧的感觉,同时病人也会在针下出现相应的酸、麻、胀、重等的感觉,甚或沿着一定部位,向一定方向扩散传导。针刺之所以能治疗疾病,就是因为其具有调气的作用。《灵枢·始终篇》指出:"凡刺之道,气调而止",《类经》中说:"用针之道,以气为主",均说明了"气"在针刺治疗中的重要作用。《针灸大成》说:"用针之法……得气为度,如此而终不至者,不治也",说明了得气在针灸治疗中的重要意义。在临床上,针刺得气与否以及气至的快慢,不仅直接关系到针刺的治疗效果,而且由此可以了解疾病的预后。一般得气迅速,疗效较好;得气较慢,疗效较差;若不得气,就可能无治疗效果。若不得气,应分析经气不至的原因。或因取穴定位不准确,手法应用不当,或为针刺角度有误,深浅失度,对此应重新调整腧穴的针刺部位、角度、深度,运用必要的针刺手法,一般即可得气。若病人病久体虚,正气虚惫,或因其他病理因素,以致经气不足,可采用行针催气,或留针催气,或用温针,或加艾条,以助经气来复,以促使得气。或因治疗而随着疾病的向愈,经气可逐步得到恢复,针刺时则可迅速得气。若用上法仍不得气者,多为脏腑经络之气虚衰已极,对此,当考虑配合或改用其他治疗方法。

② 行针:行针是指将针刺入腧穴后,为使针刺得气,调节针感以及进行补泻而施行的各种针刺手法。行针手法分为基本手法和辅助手法。行针的基本手法主要有提插和捻转两种:

提插法:是将针刺入腧穴的一定深度后,使针在腧穴内进行上下、进退的操作方法。针从浅层向下刺入深层为插,由深层向上退到浅层为提。提插的幅度要相等,指力要均匀,防止针身弯曲。

捻转法:是将针刺入腧穴的一定深度后,以右手拇、食、中三指夹住针柄,进行一前一后的来回旋转捻动的操作方法。捻针时必须注意不能单向转动,以免针身牵缠肌纤维,造成疼痛或滞针。捻转的角度、频率决定不同的刺激量,亦需根据病情、腧穴特性及治疗目的而灵活掌握。

以上两种基本手法,既可单独应用,也可相互配合应用,在临床上必须根据病人的具体情况,灵活掌握,才能发挥其应有的作用。

行针的辅助手法是进行针刺时用以辅助行针的操作方法,主要有循法、刮柄法、弹柄法、搓柄法、摇柄法、震颤法。

循法：是以左手或右手于所刺腧穴的四周或沿经脉的循行部位，进行徐和的循按或循摄的方法。此法在未得气时使用，可以达到通行气血、行气催气之效。如果针下过于沉紧或滞针时使用，可达到宣散气血，使针下徐和的目的。

刮柄法：是以左手或右手的拇指或食指指腹抵住针尾，用食指或拇指的指甲缘，由上而下或由下而上地频频刮动针柄，产生轻微震颤的方法。该法在不得气时，用之可激发经气，加强得气和促使得气传散。注意按触针尾的指腹只起到固定针尾的作用，不应用力下压。

弹柄法：是将针刺入人体腧穴的一定深度后，以手指轻轻叩弹针柄，使针身产生轻微的震动，使经气运行。

搓柄法：是将针刺入腧穴一定深度后，以右手拇、食、中指持针柄单向捻转，如搓线状，每搓2～3周或3～5周的同时，应与提插法同时配合应用，以免发生肌纤维缠绕针身缠针。此法有行气、催气、和补虚泻实的作用。

摇柄法：是将针刺入人体腧穴的一定深度后，手持针柄进行摇动。本法既可自深而浅随摇随提，也可不进不退，左右摇摆。用于行气、催气或泻邪。

震颤法：是将针刺入人体腧穴的一定深度后，右手持针柄，用小幅度、快频率的提插捻转动作，使针身产生轻微的震颤。此法可促使得气或增强扶正祛邪之功。

(5) 针刺补泻：《灵枢·经脉》说："盛则泻之，虚则补之，热则疾之，寒则留之，陷下则灸之"。这一理论确定了针灸治病的基本原则。《灵枢·九针十二原》说："虚实之要，九针最妙，补泻之时，以针为之一"，《千金要方》也云："凡用针之法，以补泻为先"，都强调了针灸治疗当中针刺补泻的重要性。

补法是指能增强人体正气，使低下的功能恢复旺盛的方法。泻法是指能疏泄病邪使亢进的功能恢复正常的方法。针刺补泻就是在针刺治疗过程中，通过采用适当的手法针刺腧穴，以激发经气，最终实现扶正祛邪，使机体的阴阳失衡状态恢复正常。补泻效果的产生，主要在于：①针刺可以产生不同的作用而有补和泻的不同效果。如机体处于虚惫状态而呈虚证时，针刺可以产生补虚的作用；若机体处于邪盛而呈实热、闭证的情况下，针刺可以泻邪，而起清热、启闭泻实作用。如胃肠痉挛时，针刺可以止痉，缓解疼痛；胃肠蠕动缓慢而呈弛缓时，针刺可以增强胃肠蠕动，使其功能恢复正常。②腧穴的特性，即腧穴的功能不仅具有普遍性，且具有相对的特殊性，有些腧穴本身适合于补虚，如关元、气海、足三里等均具有强壮作用，有些则适宜于泻实，如少商、十宣等具有泻实的作用。③针刺手法，通过针刺时采用一些手法达到补泻作用，是促使机体内在因素转化的主要手段。古代针灸医家在长期的医疗实践过程中，创出了不少的针刺补泻手法，现将临床上常用的几种主要针刺补泻手法介绍如下：

① 捻转补泻：针下得气后，捻转角度小，用力轻，频率慢，操作时间短者为补法；捻转角度大，用力重，频率快，操作时间长者为泻法。

② 提插补泻法：针下得气后，先浅后深，重插轻提，提插幅度小，频率慢，操作时间短者为补法；先深后浅，轻插重提，提插幅度大，频率快，操作时间长者为泻法。

③ 徐疾补泻：进针时徐徐刺入，少捻转，疾速出针者为补法；进针时疾速刺入，多捻转，徐徐出针者为泻法。

④ 迎随补泻：进针时针尖随着经脉循行方向刺入为补法；针尖迎着经脉循行方向刺入为泻法。

⑤ 呼吸补泻：病人呼气时进针，吸气时出针为补法；吸气时进针，呼气时出针为泻法。

⑥ 开阖补泻：出针后迅速揉按针孔为补法；出针时摇大针孔而不立即揉按为泻法。

⑦ 平补平泻:进针得气后均匀地提插、捻转后即可出针为平补平泻。

此外还有烧山火、透天凉、青龙摆尾、白虎摇头、苍龟探穴、赤凤迎源等多种复式手法。

(6)留针与出针:留针是将针刺入腧穴行针施术后,将针留置穴内称为留针,目的是为了加强针刺的作用和便于继续行针施术。留针时间一般为得气后 10～20 分钟,但对特殊病症,如破伤风、急性腹痛、顽固性疼痛或痉挛性病证,可适当地延长留针时间,有时可长达数小时。总之留针时间当视病情的实际需要,灵活掌握。

出针时先以左手拇、食指按住针孔周围皮肤,右手持针作轻微捻转,慢慢将针提至皮下,然后将针起出,用消毒干棉球揉按针孔,以防出血。出针后应嘱病人稍作休息后方可离开,并检查针数,以防遗漏。

(7)常见针刺异常情况及处理:针刺治病,虽然比较安全,但如果操作不当,或不注意针刺禁忌证等也会发生一些异常情况,常见的异常情况有晕针、滞针、弯针等。

① 晕针:是指针刺过程中病人突然发生的晕厥现象。常见的原因是患者虚弱,精神紧张或饥饿、疲劳、大汗、大泻、大出血,以及施术手法过重等。一旦发生晕针,应立即停止施术,使患者平卧于床,头部稍低,给予饮温开水或糖水后即可恢复,重者可刺人中、内关、足三里、关元等,若病情急重,亦可考虑配合其他急救措施。

② 滞针:滞针是在行针时或留针后医者感觉针下涩滞,捻转、提插、出针等均感困难,病人感觉疼痛。其原因是病人精神紧张,当针刺入腧穴后,病人局部肌肉强烈收缩;或行针手法不当,向单一方向捻转角度过大,以致肌肉组织缠绕针体而成滞针。若留针时间过长,有时也可出现滞针。处理:若病人精神紧张,局部肌肉过度收缩时,可稍延长留针时间,或于滞针腧穴附近,进行循按、叩弹针柄;或在附近再刺一针,以宣散气血,缓解肌肉的紧张;若因行针不当或单向捻针而致者,可向相反方向将针捻回,并用刮柄、弹柄法,使缠绕的肌纤维回释,即可消除滞针。

③ 弯针:弯针是指进针时或将针刺入腧穴后,针身在体内弯曲,造成提插、捻转或出针均困难,病人感觉疼痛。多因医生进针手法不熟练,用力过猛、过速,以致针尖碰到坚硬组织器官,或病人在针刺或留针时移动体位,或因针柄受到某种外力压迫、碰击等,均可造成弯针。出现弯针后,不得再行提插、捻转等手法。若针为轻微弯针,应慢慢将针起出;若弯曲角度过大时,应顺着弯曲方向将针起出;若因病人移动体位所致,应使病人慢慢恢复原来体位,局部肌肉放松后,将针缓缓起出,切忌强行拔针,以免针断入体内。

此外,操作不当也会发生断针、血肿、气胸、感染等情况,临床针刺治疗必须细心、准确、规范施术,避免意外事故的发生。

(8)针刺注意事项:由于人的生理状态和生活环境条件等因素,在针刺治病当中,还应该注意以下几个方面:

① 饥饿、疲劳、精神过于紧张者不宜针刺;体质虚弱者刺激不宜过强,应取卧位。

② 孕妇:怀孕 3 个月以下者,下腹部的穴位禁针;怀孕 3 个月以上者,上下腹部、腰骶部的腧穴也不宜针刺;另外能引起子宫收缩的穴位如三阴交、合谷、昆仑、至阴等均不宜针。妇女行经时,非调经治疗者一般不予针刺。

③ 小儿囟门未合,头顶部穴位不宜针刺。

④ 常有自发性出血或损伤后出血不止的病人,不宜针刺;血液病患者不宜针刺。

⑤ 皮肤有感染、溃疡、瘢痕或肿瘤的部位不宜针刺。

⑥ 对于眼区的腧穴要掌握好针刺的角度和深度,切忌大幅度捻转提插,防止伤及眼球和

血管。

⑦ 对胸背、胁肋部及腰部的腧穴,应禁止直刺和深刺,防止刺伤内脏。对肝脾肿大及肺气肿的病人更应谨慎。

⑧ 颈项部的腧穴如风府、哑门及背部正中线第一腰椎以上腧穴,针刺时尤其注意针刺角度和深度,防止刺伤延髓和脊髓,产生严重后果。

⑨ 对于尿潴留病人,在针刺小腹腧穴时要掌握好针刺的方向、深度、角度,以免误伤膀胱等脏器。

⑩ 胃溃疡、肠粘连、肠梗阻病人的腹部腧穴要注意针刺方向、角度和深度。以免损伤胃肠道,引起不良后果。

三、灸法概要

灸法是借灸火的热力给人体以温热性刺激,通过经络腧穴的作用,以达到治病防病目的一种方法。施灸的原料很多,但以艾叶为主。其气味芳香,辛温味苦,容易燃烧,火力温和,具有温通经络、行气活血、祛湿逐寒、消肿散结、回阳救逆及防病保健的作用。

（一）常用灸法

1. 艾炷灸　用干燥的艾叶,捣制后去除杂质,即可成纯净细软的艾绒,将艾绒制成形状和大小不同的艾炷。常见的艾炷或如圆锥状,或如麦粒状,或如苍耳子,或如莲子,或如橄榄等大小。灸时每燃完一个艾炷,叫做一壮。艾炷灸分直接灸与间接灸两种。

（1）直接灸:是选择大小适宜的艾炷直接放在皮肤上施灸,分瘢痕灸和非瘢痕灸。瘢痕灸是在施灸时需将皮肤烧伤化脓,愈后留有瘢痕者,常用于肺痨、瘰疬、哮喘等慢性疾病的治疗;非瘢痕灸是施灸时不使皮肤烧伤化脓,不留瘢痕者,常用于虚寒病证的治疗。

（2）间接灸:是将艾炷与施灸腧穴部位之间隔放一定药物来进行施灸的方法。根据隔放的不同药物冠以不同的名称,如隔放生姜片者,称隔姜灸,适用于寒邪导致的腹痛、腹泻和呕吐等病症;以食盐间隔者,称隔盐灸,多用于治疗伤寒阴证,或中风脱证等;隔放蒜片者称为隔蒜灸,适用于瘰疬、肺痨等;隔附子饼者称隔附子饼灸,多用于治疗命门火衰所致的阳痿、早泄等。

2. 艾卷灸　即艾条灸,是将艾绒掺入温阳散寒、活血通络的药物粉末,以细草纸卷成直径1.5 cm的圆柱形艾卷后,点燃施灸的方法。分为温和灸和雀啄灸。温和灸即施灸时将艾条的一端点燃,对准施术部位或患处,距皮肤2～3 cm进行熏烤,使病人局部有温热感而无灼痛为宜,一般每处灸5～7分钟,至皮肤红晕为度,多用于治疗慢性疾病;雀啄灸即施灸时,将艾条点燃的一端与施灸部位皮肤的距离并不固定,而是像鸟雀啄食一样一上一下活动地施灸,多用于治疗急性病。

此外艾卷灸的范围还包括太乙针灸、雷火针灸等。

3. 温针灸　是将针刺与艾灸结合应用的一种方法,是在针刺得气后留针时,将一艾炷插放在针柄上,点燃施灸,使温热的刺激随针体传到穴位上。适用于寒湿痹等证。

另外还有温灸器灸、灯草灸、白芥子灸等多种灸法。

（二）灸疗的注意事项

施灸时,必须在中医基本理论和辨证论治的原则指导下,同时还应注意以下几点:

1. 施灸的先后顺序　一般是先灸阳部、后灸阴部,即先上后下、先外后内、先背后腹等,壮数先少后多,艾炷先小后大。

2. 施灸的补泻方法　对艾灸的补泻,可结合病人的具体情况,根据腧穴性能酌情运用。

疾吹艾火为泻；不吹其火，待火自灭为补。

（三）施灸的禁忌

1. 对实热证、阴虚发热者，不宜灸疗。

2. 对颜面、五官和有大血管的部位，不宜采用瘢痕灸。

3. 施灸部位的常规护理也应注意。

附篇：推拿

一、推拿的基础知识

推拿，古称按摩、按跷等，其中以按摩一词应用较广，有些地区至今仍在沿用。原因是早期的推拿手法种类较少，且以按和摩两法较为常用，故常称按摩。推拿一词首见于明代，如《小儿推拿方脉活婴秘旨全书》《小儿推拿秘诀》等著作就将推拿一词应用于书名。随着治疗范围的扩大，经验的积累，手法的丰富，以及手法分类的渐趋合理，按摩一词逐渐被推拿所取代。

推拿是中医治疗疾病的方法之一，在人类与自然作斗争的生产和生活实践中，发现作用于身体的某种手法能减轻或消除某些疼痛，随着有意识、有目的地将其应用于医疗实践，经历数千年的不断总结、丰富、完善和提高，逐渐形成了推拿治疗体系。早在战国秦汉时期，推拿疗法已被普遍应用，在《黄帝内经》中就有推拿治疗痹证、痿症、口眼歪斜和胃痛等记载，此期成书的《黄帝岐伯按摩十卷》为我国第一部按摩专著，后来逐渐发展有按摩专科和专科医生，并相继传入朝鲜、日本、印度等国家。明代《小儿推拿方脉活婴密旨全书》《小儿推拿秘诀》等著作将按摩改为推拿，此期在治疗小儿疾病方面有所发展，诸多小儿推拿专著问世，其中《小儿按摩经》为我国现存最早的推拿书籍。其后推拿疗法在民间发展及应用广泛，20世纪70年代以来，推拿疗法发展迅速，各地先后成立了训练班、专科门诊、专科学校，很多中医药院校开设了推拿专业的高等教育，并多次举行推拿学术经验交流，在崇尚回归自然的今天，推拿疗法将更加发扬光大。

二、推拿的作用原理

推拿疗法是通过一定的手法作用于人体体表的特定部位，调节机体的生理和病理状态的一种治疗方法。其作用原理分为基本原理、对伤筋的治疗原理、对调整气血及内脏功能的原理。

推拿治疗的基本原理是：① 纠正解剖位置的异常：主要是借助外力作用，治疗如关节错位、肌腱滑脱等因解剖位置异常而致的病症。② 调整系统内能：通过推拿对失调的系统进行调整使其恢复正常而治愈疾病。③ 调整信息：通过适当的刺激和能量传递作用于体表的特定部位，对机体失常的生物信息加以调整，从而起到对病变脏器的调整作用。因此，推拿治疗的实质是"力"、"能"和"信息"三方面的综合，共同作用于人体，最终发挥治疗作用。

推拿疗法对伤筋具有独特的治疗作用。伤筋是指关节、筋络、肌肉等受暴力撞击，强力扭转，牵拉压迫，跌扑闪挫或劳力过度等因素所引起的损伤，而无骨折、脱位或皮肉破损。伤筋多以疼痛为主要症状，为经脉受损，气血不通所致，依据"不通则痛，通则不痛"的原理，故治疗的关键在于"通"。在伤筋的推拿治疗中可具体化为"松则通"、"顺则通"、"动则通"三个方面，"松"、"顺"、"动"三者有机结合作用于伤痛部位，通过舒筋通络、理筋整复、活血祛瘀等机制，使经脉畅达，气血通畅，经气周流，宗筋舒缓，从而缓解疼痛，治愈伤筋。

推拿疗法又能较好地调整机体的气血功能和内脏状态。通过推拿的治疗方法，达到通经络、行气血、濡筋骨、利关节的作用；推拿又可健运脾胃，加强胃腑功能，以盛气血生化之源；疏通经络,加强肝的疏泄功能,促进气机的调畅,使人体气血充盈顺畅。

推拿手法有补、泻之别,应根据病情及治疗需要,把手法的轻重、方向、快慢、刺激的性质及治疗的部位结合起来。一般认为,作用时间较短的重手法,多产生泻的作用,可抑制脏腑亢奋状态;作用时间较长的轻手法,多产生补的作用,可增加脏腑的功能。此外,手法的频率和作用方向与“补”、“泻”也有一定的关系。

三、推拿的基本治法

推拿的治疗作用是通过不同的手法作用于患者体表的特定部位或穴位而实现的,其疗效的取得,与手法作用的性质和量以及被刺激部位或穴位的特异性有密切关系,因此手法和部位须适宜结合方能取得良好的效果。

根据手法的性质、作用量以及对治疗部位所产生治疗作用的不同,治法又分为温、补、通、泻、汗、和、散、清八法。

1. 温法　本法有补益阳气的作用。适用于阴寒虚冷的病证。治疗时以较缓慢而柔和的节律施术,手法连续作用时间稍长,患者有较深沉的温热等刺激感,如按、摩、揉中脘、气海、关元,擦肾俞、命门,可以温补肾阳,健脾和胃,扶助正气,散寒止痛。

手法类型:多运用摆动类、摩擦类、挤压类等手法。

作用部位:腹部、腰部及关元、气海、足三里、中脘、肾俞、命门等腧穴。

2. 通法　本法有祛除病邪壅滞之作用。治疗经络不通所引起的疾病。施术中宜刚柔兼施,取位准确,多有佳效。如推、拿、搓法作用于四肢能通调经络;拿肩井可以通气机,行气血;点、按背部俞穴可通畅脏腑之气血。

手法类型:多运用挤压类和摩擦类手法。

作用部位:直接施术于病痛部位,或肩井、脾俞、胃俞、肝俞等背腧穴。

3. 补法　适用于脏腑功能不足,或气血亏损等虚证。施术时,手法宜轻柔、持久,不宜过重刺激,临床应用上,补益脾胃时,常以一指禅推法、摩法、揉法在腹部,特别是中脘、天枢、气海、关元等腧穴顺时针方向施术,再于背部重点是胃俞、脾俞等穴施用按法、擦法,可以健脾和胃,补中益气;补腰肾时,可在命门、肾俞、志室等穴施用一指禅推法或擦法,再用摩法、揉法、按法治疗腹部的关元、气海,可以培补元气以壮命门之火。

手法类型:通常以摆动类、摩擦类手法为主。

作用部位:轻柔作用于腹部、腰部以及脾经、胃经、膀胱经、肾经等经穴。

4. 泻法　本法具有通腑泻实的作用。施术时手法频率由慢逐渐加快,可刺激量稍强,适用于下焦实证。由于其作用和缓,故体质虚弱,津液不足而大便秘结者,亦能应用,这也是推拿泻法之特长。临床上对于食积便秘,可用一指禅推、摩神阙、天枢两穴,再揉长强,以通腑泻实;阴虚火盛,津液不足,大便秘结者,可用摩法以顺时针方向在腹部治疗,通便而不伤阴。

手法类型:多应用摆动类、摩擦类、挤压类手法。

作用部位:施术于腹部及胃经、脾经等部位。

5. 汗法　本法具有祛风散寒的作用。如风池、风府、合谷、外关、大椎、肺俞等,适用于风寒外感和风热外感两类病证。对于风寒外感者,施术时,先以由轻至重的拿法,宜持久而深入,使全身汗透以达祛风散寒的目的;对于风热外感者,施术时多用轻拿法,宜柔和而轻快,使腠理疏松,汗毛竖起,肌表微汗潮润而病解。

手法类型:多应用挤压类和摆动类手法中的拿法、按法、一指禅推法等。

作用部位:施术于膀胱经、督脉及其腧穴。

6. 和法　本法具有调脉气、和气血、和解表里的作用。适用于邪在半表半里证，或气血不和、经络不畅所引起的肝胃气滞，月经不调，脾胃不和，周身胀痛等证。施术时多平稳而柔和，频率稍缓。临床上治疗经络不畅，可在四肢及背部施以㨰法、一指禅推、按、揉、搓等方法，或用轻柔的拿法作用于肩井等；若用于和脾胃、疏肝气，则可用一指禅推、摩、揉、搓等手法施术于两胁部的章门、期门，腹部的上脘、中脘，背部的肝俞、胃俞、脾俞等部位，达到气血调和、表里疏通、阴阳平衡的目的。

手法类型：常运用振动类及摩擦类手法。

作用部位：施术于肝经、胆经、脾经、胃经、膀胱经、任脉和督脉等部位及其腧穴。

7. 散法　本法具有消结散瘀之功，适用于脏腑结聚、气血瘀滞诸证。施术时，手法要求轻快而柔和。推拿中散法有其独到之处，其主要作用是疏通结聚，不论有形或无形的积滞，散法都可使用。

手法类型：多以摆动类及摩擦类手法为主。

作用部位：施术于积结瘀滞部位。

8. 清法　本法具有清热泻火作用。适用于气分或血分实热诸证。施术时，运用刚中有柔的手法，在所取的穴位、部位上进行操作，达到清热除烦的目的。临床治疗时，气分实热者轻推督脉以清泄气分实热；气血虚热者轻擦腰部，以养阴清火；血分实热者，重推大椎至尾椎，以清热凉血；有实热者，轻推背部膀胱经，以清热解表。

手法类型：手法一般是用挤压类、摩擦类手法。

作用部位：施术于督脉、膀胱经及具有泻热作用的腧穴。

四、推拿手法简介

推拿治疗受到社会环境的影响，曾经几经沉浮，流于民间，尤其是在民间习武之人，形成许多流派。但是这些人应用的手法缺乏科学的系统的医学理论指导，而且受故步自封的思想影响，不肯拿出来公开交流，所以都不能形成一个完整的理论体系。新中国成立后，在党和政府的关心下，中医推拿走入了高等中医院校的殿堂，成为一门正式的中医学专业，经过几十年、几代人的不断挖掘研究，中医推拿已经成了在中西医科学理论指导下的，具有科学规范性的临床治疗方式。因本教材是为中医护理专业编写的教材，所以我们对手法的分类及临床治疗做一简要介绍。希望大家能够掌握一些，能对临床护理工作中遇到的常见病症进行紧急处理，以提高护理质量。

手法的名称和分类随新中国成立后几十年的总结发展，在不同年代和不同版本的书上有些出入，但大同小异。本书所介绍的该部分内容以高等医药院校统编教材第六版的《推拿学》为蓝本，并参考其他版本合编而成。

1. 摆动类手法　摆动类手法是通过腕部有节奏的摆动，使压力轻重交替地呈脉冲式持续作用于机体的一类手法，包括有一指禅推法、揉法、缠法、滚法等。

(1) 一指禅推法：术者将拇指的指端、指腹或桡侧偏峰置于体表，沉肩、垂肘、悬腕，运用腕部的来回摆动带动拇指指间关节的屈伸，使压力轻重交替，持续不断地作用于治疗部位上。每分钟摆动一般为120～160次。本法接触面小、渗透力强，可广泛应用于全身各部穴位上。

(2) 揉法：分掌揉法和指揉法两种。掌揉法是用手掌大鱼际或掌根吸定于一定部位或穴位上，腕部放松，以肘部为支点，前臂做主动摆动，带动腕部作轻柔缓和的摆动。指揉法是用手指腹吸定于一定部位或穴位上，腕部放松，以肘部为支点，前臂做主动摆动，带动腕部和掌指作轻柔缓和的摆动。本法轻柔缓和，刺激量小，适用于全身各部位。

（3）缠法：动作与一指禅推法相同，但摆动速度较快，每分钟达 200 次左右，有较强的消散作用。

（4）滚法：术者手握空拳，食指、中指、无名指、小指的近侧指间关节置于治疗部位上，腕关节作小幅度的屈伸，使接触治疗部位的指间关节来回滚动。本法适用于除颜面部外的各个部位。

2. **摩擦类手法**　摩擦类手法是以掌、指或肘贴附在体表作直线或环旋移动。其中，有些手法是使之摩擦发热，有些手法是推动气血，有些手法则是以摩擦的形式揉搓肌肤。摩擦发热的手法，主要是擦法，适用于胸腹、四肢、腰背部；推动气血的手法有摩法、开法、合法、推法、运法、刮法等，适用于头面、胸腹及四肢部；揉搓肌肤的手法有搓法、勒法、抹法、扫散法等，适用于四肢或头面等部。下面简单介绍几种。

（1）摩法：术者以手掌面或手指指腹置于体表上，作轻缓的盘旋摩动。用手掌面摩动的，称为"掌摩法"；用手指指腹摩动的，称为"指摩法"。摩法主要适用于胸胁及腹部。古代施行摩法时，常根据病情涂抹各种药膏，称为"膏摩"法。

（2）擦法：术者将手掌紧贴于皮肤表面，稍用力作来回直线摩擦，使其局部发热。用全掌着力摩擦的，称为"掌擦法"，适用于胸胁及腹部；用大鱼际着力摩擦的，称为"鱼际擦法"，适用于四肢部；用小鱼际着力摩擦时，称为"侧擦法"，适用于肩背、腰臀及下肢部。《千金要方》中所说的"掘法"，即是用两手拳背在脊柱两旁施行的擦法。

（3）推法：用手掌或手指指腹置于治疗部位上，向前作单方向移动。推法类似擦法，但擦法是用力来回摩擦，要求达到局发热；推法则是轻快柔和地单向推动，操作时虽连续不断，但在手返回推出起点时，不能在体表上摩擦，其意是推动气血行进，不要求局部发热。作直线推动的称"直推法"、"平推法"，作回旋推动的称"旋推法"。有些小儿推拿书中所描述的"运法"，如运太阳、运八卦，即是旋推法。推法适用于全身各个部位。

（4）搓法：用两手掌面挟住一定部位，相对用力轻轻地作快速来回搓揉，同时作上下往返移动，称搓法。适用于四肢及胁肋部。

（5）抹法：用拇指指腹或手掌面紧贴于体表上，略用力，缓慢地作上下、左右往返移动。多用于头部、颈项及胸腹部。

3. **振动类手法**　振动类手法是以较高频率的节律性轻重交替刺激，持续作用于人体，使机体产生振动感应的一类手法。常用的手法有振法和抖法。

（1）振法：又称"颤法"、"振颤法"，分掌振法和指振法两种。用指端或手掌置于治疗部位上，前臂和手部的肌肉强力的静止性的作用力，使手臂发出的震颤波传递到机体。指振法，常用于头面及胸腹。掌振法主要用于胸腹。也可用一手手掌按在治疗部位上，另一手握空拳有节奏地叩击按在治疗部位上的手背，使其局部深层有振动感觉，称之为"振动法"，常用于胸背部。

（2）抖法：术者用手握住患肢的远端，用力作上下抖动，使患者肢体呈波浪式抖动，有放松肌肉和关节等作用。

4. **挤压类手法**　挤压类手法以指、掌或身体其他部位按压或对称性挤压体表。本类手法包括按、点、捏、拿、捻和踩跷等法。

（1）按法：有指按法和掌按法两种。术者将手指或掌面置于体表，逐渐用力下压的手法，属按法，也称"抑法"。用拇指或食指、中指、无名指指端或指腹面按压，称为"指按法"，其中又以拇指按法较为常用；用掌根、鱼际或全掌按压，称为"掌按法"，作用面较大，然而其局部刺激强度则弱于指按法。按法常可与其他手法结合使用,如与揉法结合,称为"按揉法"。

(2) 点法:术者用手指的指峰或屈曲的近端指关节,或肘部尺骨鹰嘴突部按压或点击体表。点法接触面较小,刺激强度大,多用于穴位及压痛点上,止痛效果较好。

(3) 捏法:有三指捏和五指捏两种。三指捏是用大拇指与食、中两指夹住肢体,相对用力挤压。五指捏是用大拇指与其余四指夹住肢体,相对用力挤压。在作相对用力挤压动作时要循序而下,均匀而有节律性。具有舒筋通络,行气活血的作用,适用于头部、颈项部、四肢及背脊。

(4) 拿法:术者用拇指和食指、中指的指腹,或用拇指和其余四指的指腹,对合紧挟治疗部位并将其肌肤提起。具有祛风散寒,开窍止痛,舒筋通络等作用。适用于肩背及四肢部。

(5) 捻法:用拇指的指腹及食指桡侧面挟住治疗部位,如捻线状来回捻搓。多施用于指、趾处。具有舒筋通络,滑利关节等作用。

(6) 踩跷法:术者用单足或双足踩踏一定部位,称踩跷法。施术时患者俯卧,在胸部和大腿部各垫3~4个枕头,使腰部腾空。医者双手扶住预先设置好的横木上,以控制自身体重和踩踏时的力量,同时踩踏患者腰部并作适当的弹跳动作,弹跳时足尖不要离开腰部。根据患者体质,可逐渐加大踩踏力量和弹跳幅度,同时嘱患者随弹跳的起落,配合呼吸。踩踏速度要均匀而有节奏。本法刺激量大,应用时必须谨慎,对体质虚弱者和脊椎骨质有病变者均不可使用本法。

5. 叩击类手法　用手掌、拳背、手指、掌侧面、桑枝棒叩打体表,称叩击类手法。包括拍、击、弹法等。

(1) 拍法:用虚掌拍打体表。操作时手指自然并拢,掌指关节微屈,平稳而有节奏的拍打患部。适用于肩背、腰臀及下肢部。具有舒筋通络,行气活血的作用。

(2) 击法:用拳背、掌根、掌侧小鱼际、指尖或桑枝棒叩击体表。

① 拳击法:手握空拳,腕伸直,用拳背平击体表。

② 掌击法:手指自然松开,腕伸直,用掌根部叩击体表。

③ 侧击法:手指自然伸直,腕略背屈,用单手或双手小鱼际部击达体表。

④ 指尖击法:用指尖轻轻打击体表。

⑤ 棒击法:用桑枝棒打击体表。

击法用劲要快速而短暂,垂直叩击体表,速度要均匀有节奏。具有舒筋通络,调和气血的作用。

(3) 弹法:用一手指的指腹紧压住另一手的指甲,用力弹出,连续弹击治疗部位。操作时的弹击力要均匀。每分钟120~160次。本法适用于全身各部,具有舒筋通络,祛风散寒的作用。

6. 运动关节类手法　活动关节类手法是指对病人的肢体关节进行屈伸、内收、外展、旋转、牵拉等的一类手法,也称之为被动运动。其形式可根据关节的结构特点和病症治疗的需要选用。操作时病人肌肉要尽量放松,活动关节的幅度、力量要恰当。不可突然强力牵拉,以免加重肌肉痉挛和引起损伤。

(1) 摇法:术者一手固定关节的一端,一手在关节的另一端对可动关节作顺时针或逆时针方向的摇动,亦称"运法"。应用于颈、腰及四肢关节部。活动幅度较大的摇法,又称之为"盘法"。有些小儿推拿疗法中所称的"运法",除了本操作法外,是指"指摩法"及"旋推法"。摇法动作要缓和,用力要稳,摇动方向及幅度需在患者生理许可范围内进行,由小到大。本法具有滑利关节,增强关节活动功能的作用。

（2）背法：术者与患者背靠背站立，用双肘挽住患者的肘弯部，然后弯腰、屈膝、挺臀，将患者背起，使其双脚离地。同时，术者以臀部用力颠动，牵伸患者的脊柱腰段。背法的作用与拉法相同，使关节的间隙拉开，适用于腰部。具有促使扭错的小关节复位及牵拉脊柱的作用。

（3）扳法：又称"搬法"，是施术者两手作相反方面的用力，使患者关节作屈伸及旋转活动的一种推拿手法。有扳颈、扳腰、扳肩、扳肘、扳腕（踝）等法之分。其扳动的幅度，须根据关节正常的生理活动范围及其病理状况而定，手法需轻巧柔和。具有舒筋通络，滑利关节，纠正解剖位置失常等作用。

（4）拔伸法：固定肢体或关节的一端，牵拉另一端，称为拔伸法。适用于颈椎关节、肩关节、腕关节、指间关节、踝关节等。操作时用力要均匀持久，动作要缓和。

无论何各推拿手法，其操作的技术要求是"持久、有力、均匀、柔和"。在此基础上达到"深透"。所谓"持久"，就是要求术者的手法操作能够维持在一定的时间内不走样，不虚乏；"有力"是指手法操作必须具有一定力量，并能根据患者体质、病情及施术部位的不同而加以调整；"均匀"是要求操作手法力度均衡，不可忽轻忽重，有些手法则应有鲜明的节奏性；"柔和"是要求动作柔缓协调稳健，不可生硬粗暴。"深透"是要使劲力透过皮肤深入到体内，作用到一定范围，不浮泛于体表。手法看似简单，但是要想做到这几点要求，要有几年甚至十几年的临床锤炼才能达到。首先对中医理论要有深透的理解和感悟，其次要锻炼心境平和，然后是长期不断的手法练习，最后做到如《医宗金鉴》所说的："一旦临证，机触于外，巧生于内，手随心转，法从手出"。

五、推拿的适应证、禁忌证和介质

1. 推拿的适应证　通过对以上章节的学习我们可以看出，推拿疗法与针灸、中药等疗法一样，是传统中医并举的几种疗法之一。简而言之，对同样一种病，用针灸或中药能够达到的治疗作用，用推拿也一样能够达到。尤其是近年来在老一辈中医推拿专家如藏福科等的不断挖掘和创新下，推拿治疗的疾病越来越广泛和深入。

（1）伤科疾病：如各种急、慢性脊柱、四肢、关节等部位的闭合性软组织损伤，骨质增生性疾患等。

（2）内科疾病：如头痛、失眠、胃脘痛、胃下垂、感冒、咳嗽、哮喘、胆绞痛、高血压、心绞痛、糖尿病、便秘、偏瘫、痹证等。

（3）外科疾病：如手术后肠粘连、乳痈、压疮等。

（4）妇科疾病：如月经不调、痛经、经前期紧张症、更年期综合征、盆腔炎等。

（5）儿科疾病：如感冒、发热、咳嗽、哮喘、腹痛、泄泻、呕吐、便秘、遗尿、消化不良、斜颈、脑瘫等。

（6）五官科疾病：如咽炎、青少年近视、斜视等。

2. 推拿的禁忌　推拿的禁忌证有：

（1）开放性的软组织损伤。

（2）某些感染性的运动器官病症，如骨结核、丹毒、骨髓炎、化脓性关节炎等。

（3）某些急性传染病，如肝炎、肺结核等。

（4）各种出血病，如便血、尿血、外伤性出血等。

（5）皮肤病变的局部，如烫伤与溃疡性皮炎的局部。

（6）肿瘤、骨折早期、截瘫初期。

（7）孕妇的腰骶部、臀部、腹部。

（8）女性的经期不宜用或慎用推拿。

（9）年老体弱、久病体虚、过度疲劳、过饥过饱、醉酒之后、严重心脏病及病情危重者。

3. 推拿的介质　按照推拿的操作规范来说，医师的手应该与患者的皮肤直接接触，这样手法的治疗作用才能得到充分发挥。推拿介质是医者在施术过程中，蘸在手上的或涂在病人体表的物质。按其功用可以分为两类。

（1）为了减少手与患者皮肤间的摩擦，避免损害皮肤的物质。此类物质在小儿推拿中尤其常用，因为小儿皮肤稚嫩，容易受损伤。

① 滑石粉：有润滑作用以减少与皮肤间的摩擦，还有吸水、清凉的作用。一般在夏季使用，小儿推拿中广泛使用。

② 水：水是最简单，最易获取的推拿介质。

③ 按摩乳：这也是推拿常用介质，无明显药用价值。

④ 按摩巾：这是临床推拿中必不可少的推拿介质，而且有条件的医疗机构应做到每人次一块，重复消毒使用，以避免患者间的某些皮肤病或传染病形成交叉感染。

（2）一些具有活血止痛、消炎、疏风祛湿作用的药物。将这些药物涂抹在患者局部皮肤，通过推拿加速皮肤的吸收，起到治疗作用。

① 红花油制剂：红花油中有多种具有活血化瘀，行气止痛的药物。对一些顽固性疼痛、局部肿痛的患者应用，疗效甚佳。

② 生姜汁：将生姜捣烂，去渣取汁，或以生姜片倒入75％乙醇中浸出姜汁使用。具有温经散寒解表之功，用于春冬季的风寒表证。

③ 酒精：在对一些发热患者治疗时，在局部皮肤涂抹乙醇（75％），既有润滑作用，又能散热退烧。

④ 薄荷水：用于夏季，有清凉解表、清暑退热的功效，治疗小儿发热及风热外感。

⑤ 麻油：在推、擦、摩法运用时涂上少许麻油，可加强手法的透热效果，提高疗效，另外多用于我国民间的刮痧疗法或扞法按摩推拿中。

⑥ 外用药酒：把有治疗作用的草药浸泡于白酒内，数日后取出药酒使用。中药可选择活血化瘀、疏经通络、祛风湿止痹痛类药物，用于风湿类疾病、急慢性损伤等。

第三节　常见病的针灸疗法

一、血管神经性头痛

【概述】

血管神经性头痛又称血管性头痛，一般认为是脑血管神经功能紊乱所致，与血液中多种血管活性物质有关，祖国医学称为"头痛"或称"厥头痛"、"头风"、"偏头痛"等病证。临床表现为偏于一侧的头痛，呈反复发作性，常伴有恶心、呕吐，多见于女性。

【病因病机】

血管神经性头痛有外感与内伤两类。外感头痛多因起居不慎，坐卧当风，外邪上犯巅顶，经络受阻，清阳不展，而成头痛。内伤头痛则与肝、脾、肾三脏关系最为密切，肝阳上亢或痰浊上蒙，或瘀血阻滞，或气血不能上荣，多可发生头痛。

【辨证施治】

1. 风寒头痛

症状:起病较急,痛连项背,遇风尤剧,常喜裹头,形寒畏风,鼻塞流清涕,舌苔薄白,脉浮或浮紧。

治则:疏风散寒。

处方:风府、列缺、外关。

2. 风热头痛

症状:头痛如裂,有灼热感,恶风发热,面红目赤,口干欲饮,便秘尿赤,舌红苔黄,脉浮数。

治则:疏风清热。

处方:曲池、合谷、风池、太阳。

3. 风湿头痛

症状:头痛如裹,昏胀沉重,身重倦怠,胸闷纳呆,大便溏薄。苔白腻,脉濡。

治则:祛风化湿止痛。

处方:风池、印堂、中脘、三阴交。

4. 肝阳头痛

症状:头目胀痛,头昏眩晕,常因情绪紧张而诱发,心烦易怒,睡眠不安,面红口苦。舌红,脉弦。

治则:平肝潜阳。

处方:百会、风池、悬颅、太冲。

5. 痰浊头痛

症状:头痛昏重,或兼目眩,胸脘满闷,头痛甚则恶心、呕吐痰涎。舌苔白腻,脉滑。

治则:健脾化痰祛湿。

处方:风池、中脘、丰隆、内关。

6. 肾虚头痛

症状:头脑空痛,眩晕耳鸣,神疲健忘,腰膝酸软,遗精带下。舌红,脉细。

治则:滋补肾精。

处方:风池、百会、肾俞、太溪。

7. 气滞血瘀

症状:头痛如刺,时时发作,痛有定处,经久不愈,或有头部外伤史。舌质紫暗,或有瘀斑,脉细涩。

治则:活血化瘀。

处方:风池、百会、太阳、合谷、太冲。

若患者头痛部位比较明确,诊疗时结合经脉循行路线选穴往往能提高治疗效果。前额痛加印堂、上星、合谷;侧头痛加太阳、头维、风池、外关、侠溪;后头痛加风池、后溪、昆仑;头顶痛加百会、风池、太冲。

8. 气血两虚

症状:头痛绵绵,头晕目眩,遇劳则发,神疲乏力,面色无华,心悸气短。舌淡,脉细弱。

治则:补益气血。

处方:百会、气海、足三里、脾俞、胃俞。

【操作】

随证每次选用4～6穴。气血两虚证予补法并灸,其余诸证用泻法或平补平泻法,瘀血者可点刺太阳穴出血。

二、三叉神经痛

【概述】

三叉神经痛,是指三叉神经分支范围内反复发作的阵发性短暂的剧痛疼痛,疼痛呈刀割样或挠灼样,无感觉缺失等神经功能障碍,病理检查亦无异常。通常发于一侧的第二支与第三支,多发于40岁以上的人,女性较多见。祖国医学属于"面痛"范畴。

【病因病机】

风寒或风热等外邪侵袭手足三阳之络,闭阻经络,气血阻滞,不通则痛;或由情志郁结,化火上炎;或由气血亏埙,脉络瘀滞而作痛。

【辨证施治】

1. 风袭经络

症状:面痛阵作,如刺如灼,痛势剧烈,伴风寒或出汗,鼻塞流涕。舌苔薄白,脉弦滑或弦紧。

治则:疏风通络。

处方:合谷、外关、风池。

2. 肝郁化火,火气上逆

症状:面痛阵作,如炸如割,剧烈难忍,面红目赤,心烦易怒,口干口苦,尿黄,便结。舌红苔黄,脉弦滑数。

治则:清肝泻火。

处方:液门、行间、侠溪、曲泉。

3. 气血亏损,脉络瘀滞

症状:病久不愈,痛势较缓,抽掣作痛,神疲乏力,面色无华,少气懒言。舌淡苔白或有紫气、瘀点,脉细弱。

治则:补气活血,化瘀通络。

处方:膈俞、肝俞、关元、三阴交、足三里。

针灸治疗本病一般均采用对症治疗与辨证施治相结合的方法。

对症治疗处方:

第①支痛:攒竹、丝竹空、阳白、头维、中渚。

第②支痛:迎香、四白、禾髎、角孙、合谷。

第③支痛:下关、大迎、颊车、翳风、内庭。

【操作】

局部用穴,可根据病情适当精简,用捻转泻法或平补平泻法。局部诸穴手法宜轻,远端穴位手法宜重。留针30分钟,痛势剧烈者可延长到1小时;留针期间可依病情间歇行针数次。

三、周围性面神经麻痹(Bell's 面瘫)

【概述】

周围性面神经麻痹是指茎乳孔内面神经的急性非化脓性炎症,引起周围性面神经麻痹,又称贝尔(Bell)麻痹。本病主要表现为病侧面部肌肉运动障碍,发生口眼歪斜,亦称面神经炎,即茎乳突孔内急行非化脓性面神经炎。应与中枢性面瘫相鉴别。本病相当于中医的"口㖞"、"口僻"、"风口㖞"、"㖞僻"、"吊线风"、"口眼㖞斜"等。

【病因病机】

本病因正气不足,络脉空虚,卫外不固,风邪乘虚入中经络,气血痹阻,面部足阳明经筋失于濡养,以致肌肉纵缓不收所致。面部受凉所致者为风寒证;继发于感冒、带状疱疹(耳部、面部)者为风热证;此两者为感外风之邪。风痰瘀血阻滞经脉而致面瘫者为感内风之邪。

【辨证施治】

1. 风邪外袭,口眼歪斜

症状:突然口眼歪斜,面部感觉异常,耳后隐痛,或伴恶寒发热,头痛酸楚。舌淡红,苔薄白或薄黄,脉浮数或浮紧。

治则:祛风通络。

处方:风池、合谷、翳风、太阳、颧髎、迎香、地仓、颊车、下关、阳白、瞳子髎、丝竹空等对症取穴(局部)。

2. 虚风内动,口眼歪斜

症状:口眼歪斜,面部麻木或有板紧之感,面肌瘛动,每于情绪激动或说话时发生口眼抽动,或闭目难睁,舌质淡,苔薄白或少苔,脉弦细。

治则:养血息风。

处方:风池、足三里、太冲、局部取穴。

注:发病一周内选穴宜少而精,避免强刺激倒错现象(面神经麻痹后遗症,即瘫痪面肌的挛缩,面肌痉挛或连带运动)。

【操作】

面部诸穴用平补平泻法,病初起针刺手法宜轻。

四、坐骨神经痛

【概述】

坐骨神经痛是指在坐骨神经通路及其分布区内的疼痛。其临床表现为疼痛由腰部经臀部、大腿后侧、小腿后外侧向足部放散,为多种疾病引起的一种症状。发病初期常为一侧腰痛,也可腰痛与腿痛并见,弯腰或活动下肢时加重。有原发性与继发性两类,后者按受损部位又可分为根性与干性两种,属于祖国医学"痹症"、"腰痛"、"腰腿痛"等范畴。

【病因病机】

导致本病不外乎内因和外因。其内因主要为禀赋不足,素体虚弱,加之劳累过度,或久病体虚,肝肾不足,气血耗伤,腠理空疏,致使外邪容易乘虚入侵。外因为或感受风寒湿邪,经络闭阻;或外伤闪挫,经络气血瘀滞,而致腰腿疼痛。

【辨证施治】

1. 风寒痹阻

症状:腰腿疼痛剧烈,沿经脉上下走窜,屈伸不便。多发于感受寒湿之后,自觉患部寒凉,喜暖畏寒,遇阴雨寒冷气候疼痛尤甚。苔白或白腻,脉沉。

治则:祛寒行湿。

处方:上方加命门、腰阳关。可用温针灸或艾条灸,并可加拔火罐。

2. 气血淤滞

症状：多由腰部外伤史，腰腿疼痛如刺，活动则痛甚。舌质紫暗或有瘀斑，脉弦或涩。

治则：活血祛瘀，通络止痛。

处方：上方加膈俞、委中。

3. 肾气虚损

症状：起病缓慢，迁延不愈，反复发作，腰部酸痛，喜揉喜按，每遇劳累后则痛剧，休息后疼痛减轻，腰腿乏力，面色不华，精神疲乏。舌淡，脉沉细。

治则：益肾强腰，通经活络。

处方：上方加肾俞、足三里。

注：循经治疗

按疼痛部位及放射路径，循经选足太阳、足少阳经穴为主。

处方：主穴为腰 2～腰 5 夹脊、秩边、环跳、阳陵泉。

加减：足太阳经分布部位疼痛加殷门、委中、承山、昆仑；足少阳经分布部位疼痛加风市、悬钟、丘墟等。

【操作】

根据病情每次选用 4～9 穴。风寒者针用泻法，温针灸或艾条灸，并可加用拔火罐；气血瘀滞用泻法；肾气虚者用补法，温针灸或艾炷灸。

五、急性脑血管疾病

【概述】

急性脑血管疾病又称脑血管意外，为中老年人常见的一种急性疾病，临床以意识障碍和肢体瘫痪为特征。出血性的脑血管意外有脑出血和蛛网膜下隙出血，缺血性脑血管意外有脑血栓形成和脑栓塞。脑梗死又称缺血性脑卒中，是指由于脑组织局部动脉血液供应障碍或血流突然完全中断，停止供血、供氧而引起该供血区的脑组织坏死、软化。脑出血又名脑溢血，通常是指非外伤性的原发性脑实质血管破裂所致的出血。根据本病的发病特点和临床表现，急性脑血管疾病属相当于中医的"中风"范畴，又名"卒中"、"偏枯"、"偏风"、"风痱"、"喑痱"等。

【病因病机】

患者多因忧思恼怒等精神因素；或因嗜酒多食肥美等饮食因素；或因房室不节，劳累太过等生活因素；导致阴亏于下，肝阳内动，气血逆乱，夹痰夹火而出现中风。总之，本病的形成与风、火、痰、瘀等病理因素有关。本病分为中经络和中脏腑。中经络仅为肝风夹痰，横窜经络，影响经络的气血运行，其病位较浅。病情较轻，临床表现仅为半身不遂，语言不利等症。中脏腑又分为闭证和脱证，闭证的主要症状是突然跌仆，不省人事，牙关紧闭，口噤不开，两手握固，大小便闭，肢体强痉。脱证表现为突然昏仆，不省人事，目合口张，鼻鼾息微，手撒肢冷，汗多，大小便自遗，肢体软瘫，舌萎，脉细弱或脉微欲绝。

【辨证施治】

（一）中经络

1. 阴虚阳亢，风阳上扰

症状：平素有头晕头痛，耳鸣目眩，失眠多梦等症。突然一侧肢体麻木，口眼歪斜，半身不遂，舌强语謇，但神志清晰。舌质红，苔白或薄黄，脉弦滑或弦数。

治则：平息内风，滋养肝肾。

处方:风池、内关、太冲、太溪。

上肢瘫痪:加肩髃、肩髎、曲池、合谷、内关。

下肢瘫痪:加环跳、阳陵泉、足三里、三阴交。

2. 痰热夹风,横窜经络

症状:突然肢体麻木,口眼歪斜,半身不遂,口角流涎,头晕或痛,痰多而黏,或朦胧嗜卧,或微发热,便干或秘,舌謇,语言不清。舌苔黄腻,脉弦滑。

治则:化痰息风,疏通经络。

处方:百会、合谷、曲池、阳陵泉、太冲、风隆。

失语:加通里、廉泉;瘫痪穴位同上;口眼歪斜(面瘫)对症取穴。

方法:虚证用补法,实证用泻法,患肢针刺手法宜重。

(二)中脏腑

1. 闭证

处方:水沟十宣涌泉内关合谷太冲丰隆。

配穴:身热加曲池、大椎;便秘加支沟、上巨虚、天枢;舌謇加廉泉;牙关紧闭加颊车、下关。

方法:水沟向上斜刺,进针可稍深。十宣可分组用粗针点刺出血,针刺宜促使得气,但有不宜引起病人躁动。每日可治疗2～3次。

2. 脱证

处方:素髎、涌泉、神阙、关元。

配穴:虚汗出加阴郄;酣睡不醒加申脉;二便自遗加水道、三阴交、足三里。

方法:先针素髎,用提插法,持续行针,加强针感。涌泉用补法,反复行针。神阙、关元用隔盐、隔姜大艾炷灸,连续数十壮。

急性脑出血病情稳定后,早期配合针灸治疗十分重要,一般在发病1周后即可开始。

六、神经衰弱

【概述】

神经衰弱是指由于精神忧虑或创伤,长期繁重的脑力劳动,以及睡眠不足等原因引起的精神活动能力减弱,是一种常见的神经官能症。临床表现复杂,患者所诉症状涉及许多系统和器官,除常见的失眠,多梦外,还出现头昏头痛、精神疲乏、健忘、情绪异常等其他神经系统症状。

失眠是本病的主要症状,轻者入寐困难或寐而不酣,时寐时醒,醒后难以再寐,重者可通宵达旦不能入睡。本病相当于祖国医学之"不寐"、"郁证"、"头痛"、"眩晕"、"惊悸"、"健忘"、"虚劳"等的范畴。

【病因病机】

《内经》认为随着自然界昼夜交替,人体阴阳之气本因随之而有规律地转化,阳气不得入阴而致失眠。本病为各种热病过程中的一种症状,内伤因素主要有思虑劳心,过劳或过逸,耗伤心脾,气血不足,无以奉养心;平素体弱或久病体弱,肾阴耗伤,水不济火,则心阳独亢;五志过极,心火内盛,不能下交于肾;情志不调,郁怒不解,肝失条达,久郁化火,扰动心神;足阳明胃经上通于心,饮食不节,恣食辛辣肥甘,食滞胃肠,酿成痰热,上扰心神即"胃不和则卧不安"。

【辨证施治】

1. 心肾不交

症状:心烦不寐或稍寐即醒,心悸不安,五心烦热,口干津少,头晕耳鸣,健忘,腰膝酸软,遗精。舌红,脉细数治则:滋阴降火,交通心肾。

处方:太溪、三阴交、神门、内关。

2. 心脾两虚

症状:失眠,多梦易醒,醒后难以入睡,心悸健忘,饮食无味,或腹胀便溏,倦怠乏力,面色萎黄无华。舌淡,苔薄白,脉细弱。

治则:补益心脾,宁心安神。

处方:三阴交、足三里、神门、心俞、脾俞。

3. 肝郁化火

症状:失眠,多梦易惊,性情急躁易怒,头昏脑涨,胸胁胀满,善叹息,口渴,小便黄赤,大便秘结。舌红,苔黄,脉弦数。

治则:疏肝泄热安神。

处方:太冲、风池、神门。

4. 痰热内扰

症状:失眠,头重,心烦口苦,痰多,胸闷,恶心,厌食,目眩。舌质偏红,苔黄腻,脉滑数。

治则:清热化痰,和中安神。

处方:足三里、丰隆、三阴交、内关、神门。

【操作】

每次随证选用 3～5 穴。实证用泻法,虚证用补法。

七、胃炎

【概述】

胃炎是指各种原因所致的急性或慢性胃黏膜的炎性变化,临床上分急性胃炎和慢性胃炎两种。急性胃炎中只有单纯性胃炎和感染性胃炎适合针灸治疗。以上腹部疼痛不适、食欲减退或饱胀嗳气、恶心呕吐为主要临床表现。相当于祖国医学中的"胃脘痛"和"呕吐"。慢性胃炎根据其病理改变分为浅表性、萎缩性和肥厚性三种。临床表现一般不典型,主要症状有长期反复发作的中上腹部饱闷感、疼痛、食欲不振、消化不良、恶心、呕吐、嗳气等。相当于祖国医学中的"胃脘痛"、"痞满"等。

【病因病机】

急性胃炎的发生,大多是由于外邪犯胃或饮食不慎等导致脾胃纳运失常,胃失和降,浊气上逆所致。慢性胃炎的发生,多由情志不舒、饮食失调、劳倦过度、久病体弱导致肝郁气滞、中焦虚寒、胃阳不足等而发病。

【辨证施治】

(一)急性胃炎

1. 寒凝气滞

症状:胃痛暴作,痛势较剧,畏寒喜暖,得热痛减,恶心呕吐,或畏寒伴发热,喜热饮。舌淡苔白,脉弦紧。

治则:温中散寒,和胃止痛。

处方:中脘、内关、足三里、公孙、合谷。

2. 湿热中阻

症状:胃脘灼热胀痛,得食加剧,或食入即吐,口苦而干,口气重浊。舌红,苔黄腻,脉滑数。

治则:清热燥湿,和胃降逆。

处方:中脘、内关、足三里、内庭、三阴交、阴陵泉。

3. 食积停滞

症状:胃脘胀痛,疼痛拒按,嗳腐酸臭,恶心呕吐,吐后痛减,口气重浊。舌淡红,苔厚腻,脉弦滑。

治则:消食导滞,和胃畅中。

处方:内关、中脘、下脘、天枢、足三里。

(二) 慢性胃炎

1. 肝郁气滞

症状:胃脘胀痛,连及两胁,痛无定处,嗳气频作,善太息,每因烦恼而诸症加重。舌红,苔薄黄,脉弦数。

治则:疏肝理气,和胃止痛。

处方:中脘、肝俞、期门、内关、足三里、阳陵泉、太冲。

2. 脾胃虚寒

症状:胃痛隐隐,喜温喜按,纳呆脘胀,面色少华,形瘦神疲,畏寒肢冷,大便溏薄。舌淡形胖,苔薄白而滑,脉细弦。

治则:健脾益气,温中和胃。

处方:脾俞、胃俞、中脘、足三里。

3. 胃热阴虚

症状:胃痛无定时,嘈杂如饥,饥不欲食,口干思饮。舌红少苔,脉弦细或细数。

治则:养阴益胃,清热润燥。

处方:胃俞、中脘、内关、三阴交、太溪、内庭。

【操作】

实证用泻法,虚证用补法,寒证用灸。急性发病者每日治疗 1～2 次,慢性者每日或隔日治疗一次。

八、习惯性便秘

【概述】

习惯性便秘是指排便艰涩不畅,粪质干燥硬结。排便间隔时间超过 48 小时以上,并有不适感的一种疾病,相当于祖国医学中的"便秘"、"大便难"、"阳结"、"阴结"、"脾约"。

【病因病机】

素体阳盛,嗜食辛辣厚味,烟酒过度;或情志不舒;或劳倦内伤,年老体弱,病后或产后气血未复,导致肺、脾、胃、肾等脏腑功能失调,津液不足,大肠传导失职,糟粕内停而成便秘。

【辨证施治】

1. 实秘

症状:脘腹胀满,疼痛拒按,大便干结,身热面赤,口干口臭。舌质红,苔黄燥,脉洪大而数。

治则:清热顺气导滞。

处方:天枢、中脘、上巨虚、大横、曲池、支沟、内庭。

2. 虚秘

症状:大便干燥,或并不干硬但数日不行,虽有便意而努则不出,便后疲惫,倦怠懒言,面色无华或两颧泛红。舌淡苔白,脉细无力。

治则:益气养血润肠。

处方:气海、脾俞、大肠俞、天枢、足三里、三阴交、支沟。

3. 寒秘

症状:大便艰涩,排出困难,腹中冷痛,畏寒肢冷,小便清长。舌淡苔白,脉沉紧。

治则:温通开结。

处方:肾俞、气海、关元、大横。

【操作】

实秘用泻法,虚秘用补法,寒秘、虚秘可加用灸法。

九、单纯性肥胖

【概述】

当进食热量多于人体消耗量,而以脂肪形式储存体内,导致体重超常的疾患。肥胖是体内脂肪堆积过多和(或)分布异常的一种状态。体内贮积的脂肪量超过理想体重 20% 以上即为肥胖,据病因分为单纯性与继发性两类,中医称之"肥庸"。肥胖往往有食欲异常、睡眠异常、出汗、口干、大便异常等症状。

【病因病机】

肥胖的发生与脾、胃、肾三脏腑功能失调有关,脾胃失调,卫气失调是导致本病症的重要因素,病理变化为血实气虚,阴偏盛阳偏亏,气血阴阳失调;而致三焦元气不足影响人体的水液代谢和气化功能,也可发生肥胖。

【辨证施治】

1. 脾胃俱旺

症状:食欲旺盛,消谷善饥,口干喜饮,畏热多汗,面色红润,腹胀便秘,多急躁欲怒。舌质正常或偏红,苔黄腻,脉滑有力或滑数。

治则:泻火伐胃,通泻大肠。

处方:中脘、足三里、丰隆、三阴交、阳陵泉、曲池、合谷、内庭。

2. 脾胃俱虚

症状:纳食不多,食后腹胀,面色少华,神疲乏力,心悸气短,嗜睡懒言,腹胀便秘,动则少气不足,或见尿少浮肿。舌淡边齿印,苔薄白,脉沉细而迟。

治则:益气健脾,祛痰利湿。

处方:脾俞、胃俞、足三里、三阴交、阴陵泉、中脘、气海、关元。

3. 真元不足

症状:面色无华,神疲乏力,喜静恶动,胃纳正常或偏少,稍动则少气汗出,头晕腰酸,畏寒肢冷。女性多伴月经不调,男子或见阳痿。舌质淡嫩,边有齿印,苔薄白,脉沉细无力。

治则:温肾壮阳,健脾利湿。

处方:三焦俞、中脘、关元、命门、三阴交、太溪。

【操作】

实证用泻法,虚证用补法。开始针刺时以每次取 4～5 穴为宜,以后可每次增加 10 余穴。四肢除末端穴位外均要求深刺。

十、颈椎病

【概述】

颈椎病又称颈椎综合征,是因颈椎长期老损,骨质增生,椎间盘突出、韧带增厚,压迫颈脊髓、神经根和血液循环功能障碍所致的综合征。本病的主要临床症状有头、颈、臂、手及前胸等部位的疼痛,并可有进行性肢体感觉和功能障碍。好发于 40～60 岁的成人。本病属于祖国医学的"骨痹"、"阴痹"、"肩颈痛"、"肩背痛"等范畴。

【病因病机】

体虚气血不足,复感风寒湿邪,或因跌仆损伤,久劳筋脉受损,而致气血运行不畅,经脉闭阻,引发本病。

【辨证施治】

1. 风寒外袭

症状:颈项强痛,活动受限,肩臂酸楚,肢冷手麻,或觉沉重,遇寒加重,伴形寒怕冷,全身酸楚。苔薄白,脉弦紧。

治则:祛风散寒,温经祛湿。

处方:大椎、风门、风池、相应病变颈椎夹脊、肩井、外关、合谷。

2. 劳伤筋骨,气滞血瘀

症状:有外伤史及久坐垂首者,颈项、肩背疼痛或刺痛,甚则放射至前臂,手指麻木,劳累后加重,颈部僵直或肿胀,活动不利。舌质紫暗瘀斑,苔薄白,脉弦而涩。

治则:活血化瘀,行气通络。

处方:相应病变颈椎夹脊、风池、大椎、阿是穴、肩髎、曲池、合谷、养老。

3. 肝肾精亏,筋骨失养

症状:起病缓慢,颈项、肩背疼痛、麻木,日久不愈,劳累后加重,伴头晕眼花,耳鸣耳聋,腰膝酸软。舌嫩,苔少,脉沉细无力。

治则:补益肝肾,温养经脉。

处方:大椎、肝俞、肾俞、阳陵泉、养老、相应病变颈椎夹脊。

【操作】

肝肾精亏者用补法,其余两证用泻法。颈项背诸穴施捻转手法。可用灸法,配合拔火罐。

十一、肩关节周围炎

【概述】

肩关节周围炎是关节囊和关节周围软组织的一种退行性炎症性疾病,年龄以 50 岁左右的多见,故有"五十肩"之称。临床表现为肩部酸重疼痛和不同程度的肩关节活动障碍,属祖国医学"肩背痛""漏肩风"和"肩凝"等范畴。

【病因病机】

年老体弱,肝肾两亏,精血衰少,筋骨失养,风寒湿邪乘虚而入;或脾虚生湿,湿凝成痰,痰湿留着;或因过力劳伤,血瘀凝滞,经络闭阻,气血不行,经筋失用发生本病。

【辨证施治】

1. 经络空虚,风寒外袭

症状:病程较短,肩部疼痛酸重,日轻夜重,举肩及后转时疼痛加剧,活动受限,局部畏寒,得温则舒,受风遇寒加重。舌脉正常。

治则:疏风散寒,温经通络。

处方:肩髃、肩髎、肩俞、肩井、臂臑、曲池、外关、合谷。

2. 正虚邪阻,经脉失养

症状:病延日久,上举外展内旋活动明显受限,或局部肌肉萎缩,酸痛乏力,局部畏寒,得温则减,受凉则剧。

治则:温经活血,强筋壮骨。

处方:肩髃、肩髎、肩前、臂臑、天宗、秉风、曲池、外关、手三里、足三里。

【操作】

每次依病情选用数穴,风寒外袭者用泻法,正虚邪阻用平补平泻法。针刺用手法同时让患者主动活动肩关节。可加用灸法,配合拔火罐。

十二、痛经

【概述】

痛经是指妇女在行经前或经期腹部疼痛,以致影响工作和日常生活并需要治疗者。痛经可分为原发性和继发性两类,生殖器官无明显异常者称原发行痛经,因生殖器官的器质性病变而致者称为继发性痛经。临床上主要表现为在行经前后或正值行经期间,少腹及腰部疼痛,甚至剧痛难忍,并随月经周期而发作。本病属祖国医学"经行腹痛"、"经前腹痛"、"经后腹痛"等范畴。

【病因病机】

引起痛经的原因不外乎外感风冷,情志过极和劳倦体虚等原因,而致寒邪凝滞,肝郁气滞,气血不能畅行,不通则痛;或肝肾不足,气血虚弱,胞脉失养,虚滞作痛。

【辨证施治】

1. 寒湿凝滞

症状:经前或经期少腹绞痛,并有冷感,拒按喜热,经行不畅,量少,色紫黑有块,可伴形寒、肢冷、关节酸痛。苔白腻,脉沉紧。

治则:温经散寒祛湿。

处方:关元、中极、三阴交、肾俞、十七椎下、次髎。

2. 气滞血瘀

症状:经前或经期小腹胀痛或阵发性绞痛,放射到腰部或骶部,经行不畅,量少,色紫黑有块,伴胸胁乳房作痛。舌质紫或有瘀点,脉细弦。

治则:调气化瘀,活血止痛。

处方:气海、太冲、地机、三阴交。

3. 气血虚弱

症状:经期或经后小腹绵绵作痛,且有空坠不适感,喜按,经量或多或少,色淡红,无血块,伴面色少华、倦怠无力、心悸少寐、头晕眼花。舌淡胖,苔薄,脉细弱。

治则:补益气血。

处方:气海、足三里、脾俞、胃俞、三阴交。

4. 肝肾不足

症状:经后小腹隐隐作痛,月经先后无定期,色淡红,无血块,伴腰膝酸软、夜寐不宁、头晕耳鸣、目糊。舌红少苔,脉细。

治则:补益肝肾。

处方:太溪、三阴交、血海、肝俞、肾俞。

【操作】

经前 3～5 天开始治疗,次髎用泻法,应倾斜向脊柱,沿骶后孔刺入 1.5 寸,反复行针,使热感传入小腹,痛甚者加用电针。寒湿凝滞,针用泻法,局部穴位温针灸或艾条灸;气滞血瘀针用泻法,不灸;气血虚弱、肝肾不足用补法,加灸。

十三、顽固性呃逆

【概述】

顽固性呃逆是多种原因造成膈神经受刺激而引起的膈肌痉挛。临床主要表现为呃逆连声,不能自止,并妨碍谈话、咀嚼、呼吸、睡眠等的一种疾病。祖国医学称"呃逆",俗称"打呃"。

【病因病机】

饮食过多,或食生冷油腻之物停滞不化,以致胃气不能下行;或忧思恼怒,以致肝失条达,横逆犯胃,胃气不降;或胃阳不振,失其和降,均可引起气机逆乱,上逆胸膈,而发生呃逆。

【辨证施治】

1. 食积证

症状:呃声洪亮,脘腹胀痛,疼痛据按,嗳气厌食,大便或溏或秘。苔厚腻,脉滑实。

治则:消食化积,导滞降逆。

处方:中脘、内关、膈俞、足三里、内庭。

2. 气滞证

症状:呃声连连,胸胁胀痛,烦闷不舒。舌淡,苔薄,脉弦。

治则:疏肝理气,降逆止呃。

处方:膻中、中脘、气海、内关、太冲。

3. 胃寒证

症状:呃声沉缓有力,时作时止,得热则减,得寒愈甚,兼见胃脘不舒,四肢不温,倦怠乏力。舌质淡,苔白润,脉迟缓。

治则:温中和胃,理气止呃。

处方:中脘、关元、内关、膈俞、胃俞。

【操作】

毫针刺用泻法,胃寒者行温针灸或艾条灸。

典型习题解析指导

(一) A 型题

1. 十二经脉中每一经脉的名称包括(　　)

　　A. 五行、阴阳、脏腑　　　　　B. 阴阳、五行、手足　　　　　C. 脏腑、五行、手足

　　D. 手足、阴阳、脏腑　　　　　E. 以上都不正确

答案:D

试题点评:本题的关键是熟悉每条经脉的名称。比如:足太阴脾经,手阳明大肠经,很明确地告诉我们,十二经脉中每一经脉的名称,包括手足、阴阳、脏腑,应选择 D。

2. 属于小肠经,具有通乳作用的穴位是(　　)

　　A. 少冲　　　　　B. 少泽　　　　　C. 关冲　　　　　D. 中冲　　　　　E. 内关

答案:B

试题点评:本题主要从经络的所属和作用来找出相适应的穴位。少冲属心经,中冲、内关属心包经,关冲属三焦经,故都不符合题目的要求。

3. 位于腕背横纹上 2 寸,桡骨与尺骨之间的是(　　)

　　A. 内关　　　　　B. 神门　　　　　C. 曲池　　　　　D. 外关　　　　　E. 郄门

答案:D

试题点评:本题是有关针灸穴位取穴的问题,外关位于腕背横纹上 2 寸,桡骨与尺骨之间,故应选择 D。

(二) B 型题

　　A. 鱼际　　　　　B. 列缺　　　　　C. 经渠　　　　　D. 外关　　　　　E. 商阳

1. 擅长治疗头项部位疾病的穴位是(　　)

2. 禁灸的穴位是(　　)

3. 治疗神志方面的疾病应首选(　　)

答案:1. B　2. C　3. E

试题点评:本题主要是根据不同主治及禁忌找出相应的穴位。列缺主治咽喉肿痛、口眼歪斜、偏正头痛、项强等属头颈部疾病;经渠在治疗时不能灸;商阳可治昏厥、中风昏迷等病,故选 B、C、E。

　　A. 中脘　　　　　B. 关元　　　　　C. 神门　　　　　D. 环跳　　　　　E. 曲池

4. 具有降血压作用的穴位是(　　)

5. 具有安神作用的穴位是(　　)

6. 可以治疗坐骨神经痛的穴位是(　　)

7. 具有强壮、保健作用的穴位是(　　)

答案:4. E　5. C　6. D　7. B

试题点评:本题主要是分清不同穴位的不同治疗作用。

(三) C 型题

　　A. 环跳　　　　　B. 阳陵泉　　　　　C. 两者都是　　　　　D. 两者都不是

1. 属于足少阳胆经的穴位是(　　)

2. 可以治疗下肢痹症的穴位是(　　)

3. 用于治疗黄疸、惊风的穴位是(　　)

答案:1. C　2. C　3. B

试题点评:本题主要是分析穴位的经络所属和其治疗病证。环跳、阳陵泉都是分布在足少阳胆经上的穴位,都可治疗下肢痹证,阳陵泉还可治疗黄疸和惊风,故应选 C、C、B。

(四) X 型题

1. 关于十二经脉走向正确的是(　　)

　　A. 手三阴经从胸走手

　　B. 手三阳经从头走手

　　C. 足三阴经从足走头

　　D. 足三阳经从头走足

　　E. 手三阳经从手走头

答案:A、D、E

试题点评:本题主要是弄清十二经脉的走向和交接,其规律是:手之三阴胸内手,手之三阳手外头,足之三阳头外足,足之三阴足内腹。B 和 C 的走向显然不符合这个规律,因此不能选择。

2. 位于人体下肢的穴位有(　　　)

　　A. 中脘　　　　　　B. 环跳　　　　　　C. 足三里　　　　　D. 阳陵泉　　　　　E. 三阴交

答案：B、C、D、E

试题点评：本题的注意点是"下肢"。人的全身分布许多穴位，而该题是要指出位于人体下肢的穴位，应选 B、C、D、E。

3. 下列腧穴可以治疗热病的是(　　　)

　　A. 外关　　　　　　B. 曲池　　　　　　C. 鱼际　　　　　　D. 大椎　　　　　　E. 商阳

答案：A、B、C、D、E

试题点评：本题主要是选择治疗热性病的穴位。A、B、C、D、E 都有治疗热性病的作用，故都应选择。

4. 内关的主治有(　　　)

　　A. 腹胀腹泻　　　　B. 月经不调　　　　C. 胸痛胸闷　　　　D. 心悸　　　　　　E. 胃痛呕吐

答案：C、D、E

试题点评：该类题主要是找出穴位的主治。内关主治胸痛、胸闷、心悸、胃痛、呕吐，故应选择 C、D、E。

(五) 判断题

1. 经络是血管和神经的总和。(　　　)

答案：×

试题点评：本题是概念题，经络是经脉和络脉的总称，而血管和神经不是中医的术语，不能混淆。

2. 神阙穴位于脐的中央，宜针不宜灸。(　　　)

答案：×

试题点评：神阙穴位于脐的中央，因消毒不便，故一般不针，多用艾条或艾炷隔盐灸。本题应判错。

(六) 填空题

1. 腧穴的分类，大体上可以归纳为＿＿＿＿、＿＿＿＿、＿＿＿＿三类。

答案：经穴　奇穴　阿是穴

2. 奇穴又称＿＿＿＿，是指既有＿＿＿＿又有＿＿＿＿，但尚未列入或不便列入＿＿＿＿的穴位。

答案：经外奇穴　一定名称　明确位置　十四经系统

3. 指切进针法适用于＿＿＿＿进针，夹持进针法适用于＿＿＿＿的进针，舒张进针法主要用于＿＿＿＿的进针，提捏进针法主要用于＿＿＿＿进针。

答案：短针　长针　皮肤松弛部位　皮肉浅薄部位

试题点评：本题主要是分清楚针刺进针时的方法和部位，以利于进针和减少病人痛苦。

(七) 名词解释

1. 腧穴

答案：是人体脏腑经络之气输注于体表的部位。

2. 奇穴位

答案：又称"经外奇穴"，是指既有一定的名称，又有明确的位置，但尚未列入十四经系统的腧穴。这些腧穴对某些病症具有特殊的治疗作用。

3. 行针

答案：也称运针，是指针刺入腧穴后，为达得气、调节针感及进行补泻而行使的各种针刺法。

4. 留针

答案：是将针刺入腧穴行针施术后，使针留置穴内，目的是为了加强针刺的作用和便于继续行针施术。

(八) 问答题

1. 针刺的注意事项有哪些?

答案：① 过饥、过饱、酒醉、大惊、劳累过度等，一般不宜针刺。② 久病体虚，大出血，大汗出者，针刺刺激不宜过强，并尽可能采取卧位。③ 妊娠 3 月以内，下腹部和腰骶部的穴位禁针;妊娠 3 月以上，上腹部穴位以及一些能引起子宫收缩的腧穴如合谷、三阴交等,均不宜针刺。④ 皮肤有感染、溃疡、瘢痕、肿瘤的部位,不宜针刺。

试题点评:针灸作为一种治疗方法,同样存在着适应证和禁忌证的问题,临床运用时,应注意以上事项。

2. 针灸前的准备工作有哪些?

答案:针灸前的准备工作主要有三大方面:① 针具的选择,必须根据病情及病人的性别、年龄、胖瘦、体质、病位、腧穴情况,选择长短、粗细适宜的针具。② 病人体位的选择,患者在针刺时体位是否得当,对腧穴的正确定位,针刺的施术操作,持久的留针以及防止晕针、滞针、弯针等都有很大影响。选择体位的依据主要根据腧穴的所在部位,选择适当的体位,既有利于腧穴的正确定位,又便于针灸的施术操作和较长时间的留针而不致疲劳为原则。③ 消毒,针刺前,必须进行消毒,以防发生感染。包括针具消毒、腧穴部位的消毒和医生手指的消毒。

试题点评:针灸前的准备工作对于减轻患者的痛苦、便于术者的操作、提高疗效、减轻副作用都有一定作用,和进针、行针、留针的操作同等重要。

第九章　中医护理方法概述

中医药学有数千年历史,在长期的医疗实践中逐步总结形成了中医理论体系,积累了丰富的医学文献,中医药学宝库中不仅有精湛的医术,而且蕴含着丰富的护理精华。

第一节　四时起居护理法

在疾病的影响下,病人在生活上有很多不方便,尤其是在偏瘫、卧床、关节病变、肌肉神经损害的情况下,更需要他人帮助。因此四时起居护理是护理中的重要部分,必须做好以下几个方面的工作。

一、一般护理

病室应明亮,空气新鲜,因此居住的房屋最好向阳、通风、干燥,保持室内空气适当流通,并有窗帘可调节室内光线明暗。床铺要平整,被褥轻暖干燥,常常洗晒,有污、湿时及时更换。对特殊病人床铺要适合治疗与调护需要,如脊柱病变的应睡硬板床,长期卧床者可用气垫床。洗脸洗手宜用温水。晚上洗脚,热水以能浸至踝关节以上为好,时间在15分钟左右,可促进下肢血液流畅。长期卧床病人每天应用热水毛巾擦身。大小便不能自主的病人应做好二便护理,保持会阴部清洁干燥。

平时体温每日上午测量一次,如下午或傍晚感有恶寒发热,必须每日测量三次,尤其是在傍晚的体温更需注意,勤加观察,体温超过39℃时可予冰袋降温。病人出汗较多时可用干毛巾或热水毛巾擦干,如衣服被褥被汗渍潮湿,应及时更换干燥衣被,避免因之受凉、受湿,夜间盗汗者可用五倍子粉加水调匀敷脐。对大便干结者,嘱咐其多饮水,多吃水果、蔬菜,以保持大便通畅,如果无效则加用药与护理物。

对瘫痪或重病长期卧床者,应注意帮助经常更换体位,防止发生压疮,对因病不能刷牙、洗脸及持筷进食者,要及时照顾,或设计一些简便用具,如用小毛巾不需拧绞,用调羹代替筷子,使用长柄牙刷等等,使病人感到方便,而且因能自理生活而感到欣慰。对行走不便者或偏瘫恢复练习行走者,要注意防其跌仆,或设计一些适当的拐杖帮助行走,走廊、室内适当位置安装扶手,使能扶持便于室内活动,在厕所内装上把手,便于蹲后起立。必须理解患者生活不能自理的各种痛苦,设身处地地设法帮助病人,使其增强康复信心。

二、特殊护理

心脑血管病、肺部疾病、腹部手术、骨科、皮肤科每个病种有其特殊的症状,因此除一般护理之外,必须根据不同的病种给予特殊护理。

1. 心血管病(心肌梗死、心力衰竭、心律失常、心瓣膜病)

(1) 急性期应绝对卧床休息,应保持病室安静,光线不应太强,适当通风,病情缓解后可适当安排活动,活动应逐渐增加,先床上活动,后床下活动,活动量开始宜少,活动时间宜短,活动次数逐渐增加。注意观察胸闷心悸情况及心律、心率变化。

（2）保证有一定睡眠时间，尽量安排病人按平时作息时间入睡、起床。因病睡眠减少者应安排其他时间段补充睡眠，也可在上、下午各安排一次短暂睡眠时间。

（3）保持大便通畅。应按病人平时排便习惯保持大便通畅。大便应以偏软为好，可在饮食中增加纤维素类摄入，或服用中药、成药调整大便。

（4）进食不宜过多、过饱，食物宜清淡，易消化，可进食米汤、稀饭、馒头、面条、鸡蛋以及新鲜蔬菜、水果等。饮食不宜过热过冷。

（5）避免不良情绪刺激。过于激动、愤怒均可使疾病加重，应做好解释、安慰工作，缓解焦虑情绪，可指导练习腹式呼吸，或给予轻音乐调整情绪。

（6）对病人讲解出院后需长期服用药与护理物的作用，服药注意点如定时服药，服用药与护理量不要随意增减，服药后如有不适反应要及时与医护人员联系，不要自行停药。

2. 神经系统疾病（脑梗死、脑出血、脑血栓形成）

（1）保持病室安静舒适，空气新鲜，温度在 22～25℃。

（2）做好个人卫生，每天做好口腔、皮肤清洁护理，做好二便护理，保持会阴部清洁干燥。

（3）对延髓性麻痹病人做好胃管鼻饲。可先予米汤，逐渐增加营养，随病情改善注意调整总进量、总热量。每次进量宜控制在 200 ml 以内，以防反流误吸入气道。

（4）急性期卧床休息，脑栓塞、脑血栓形成病人体位应平卧，脑出血病人体位应为头部偏高 10°～15°，并观察神志变化、瞳孔大小，对光反射及头痛、头胀、头晕症状。病情稳定即应对偏瘫肢体进行被动活动，一周后逐渐增加活动量，患肢肌力恢复时可有相关疼痛感。要鼓励病人自行活动患肢。肌力达到三级以上时应给予扶持站立练习。脑梗死、脑出血病人练习时间可在 4 周后进行。

（5）对有语言功能障碍的病人，不要急于要病人做语言表达，可通过笔谈，缓解病人焦虑，鼓励病人活动舌头，为发声做好准备。

（6）保持大便畅通。脑出血病人切忌用力排便，应予饮食调整加入适量纤维素摄入，或予中药、中成药口服通便。

（7）做好情志疏导、安慰工作。初期病人可能抑郁、焦虑，应予解释疏导，指明康复希望。肢体功能恢复锻炼时防止急躁，告知循序渐进，逐渐恢复。

3. 腹部手术病人（胃、肠、肝、胆、胰、脾手术病人）

（1）保持病室安静，整洁，空气流通，光线柔和、明亮。

（2）术后病人体位应视麻醉方式而定，一般以平卧位。6 小时后可予 15°～30°斜位。小手术应鼓励早期床上活动和下床活动。大手术应卧床 3～5 天后活动。观察有无腹痛、腹胀情况，肠鸣音是否存在、正常或亢进，排便、排气、引流液等情况。

（3）腹腔手术后有胃肠暂时麻痹时期，此时应予禁食。胃肠功能恢复后应逐渐增加进食，一般开始时喂米汤、稀饭，以后增加米饭、馒头。蔬菜宜清淡，易消化，如水蒸蛋、豆制品、新鲜蔬菜，忌油腻、油炸类食品。

（4）腹部手术后胃肠蠕动恢复后，应恢复病人原有排便习惯，但由于疾病、手术等原因常可改变大便次数，部分病人表现为大便次数过多，部分病人可有便秘。大便次数过多可能因疾病、手术损伤脾气，而致消化功能减退、大便溏稀和便次增加，可用健脾益气药调整，对大便秘结病人可给中药或成药调整。

（5）腹部手术后的病人饮食应视其原发病而有所禁忌。如胆囊、胆管结石手术病人术后仍应限制油腻、高胆固醇食物；胃病病人饮食宜消化，忌油炸、烧烤、辛辣等刺激食物；大肠手术后病人应忌食辛辣之品;腹内癌症手术者应忌食蟹类,宜清淡食物,适当增加纤维食物。

(6) 做好病人的心理疏导,特别是对虽经手术但仍未能根治的病人,使其能树立积极的人生观,提高生活质量。

4. 肺部疾患(气管炎、支扩、肺炎、气胸、肺脓肿、肺气肿)

(1) 发热明显时应卧床休息,保持室内安静、清洁,对气胸、肺脓肿支扩病人应减少探视,利于病人静心休养。观察呼吸频率、呼吸幅度,有无喘促、胸痛、咳嗽情况以及痰液性质。

(2) 对有咳嗽患者不可贸然止咳,有痰液者应鼓励咳出,痰液浓稠者应给予稀释,单纯刺激性咳嗽可予止咳。

(3) 注意避风保暖,防止因感冒加重病情,做好个人卫生护理,急性期可用热水毛巾揩身,保持皮肤清洁。

(4) 肺部疾患病人均应保持大便畅通,如有便秘应予饮食调整,或服用中药、成药调整。

(5) 急性发作期间均应饮食清淡,忌鱼腥、油腻、油炸、烧烤类食品,恢复期可用润肺生津食品,如梨、白萝卜、杏仁、百合,仍不可饮酒,不可食用过甜、过咸、过酸食物,以防碍气助痰。

(6) 做好情志疏导、安慰工作。急性期病人对病情顾虑、恐惧心理,应及时做好疏导、安慰工作,稳定情绪,切忌因事愤怒,导致气火上炎而出血。

(7) 积极做好疾病宣教工作,改变不良生活习惯,戒烟酒,不熬夜,平时注意保暖。适当锻炼,增强体质。

5. 骨、关节疾患(骨折、关节脱位、骨关节炎症、退行性病变及关节手术)

(1) 病人卧床休息,注意患肢保暖,患肢置功能位休息(需牵引者除外),移动时动作要轻,脊柱病变病人应睡硬板床。

(2) 急性炎症时要定时测体温,体温过高时须物理或药物降温。

(3) 对石膏固定、夹板固定病人要经常询问局部感觉,观察关节活动情况及肢端皮肤、指、趾甲颜色,以防血循环障碍,对牵引病人要经常检查位置,以防位置变动。

(4) 一般急性炎症期饮食宜清淡。炎症消退后及骨折病人可增加蛋白类食物摄入,如蛋白、肉类。骨折病人早期忌服用钙片及含钙量高的骨头汤,可增食蹄筋类食物。退行性骨病除饮食均衡外也可增食蹄筋类食物及山药粥、枸杞粥。

(5) 应保持大便畅通。骨折病人,特别是骨盆骨折病人,应尽早解大便并保持畅通。骨关节术后病人可常规服用成药通便。

(6) 做好精神护理工作。对病人的焦虑、恐惧情绪予以疏导,解释病情,给予安慰。使病人合作配合完成治疗与调护过程。

(7) 对恢复期病人应鼓励、督促及指导功能锻炼,循序渐进,时间、强度逐渐增加,不要急于求成。

(8) 做好卫生宣教指导工作,加强骨、关节自我保护,适度适当锻炼,增加骨、关节功能。

6. 皮肤疾病(皮炎、湿疹、药疹)

(1) 生活起居有规律,睡眠应充足,居室通风,光线柔和。

(2) 避免接触已知可能诱发皮炎物质及食用某些已知可能致敏的饮食物、药物。

(3) 应修剪指甲,皮肤瘙痒时以轻轻叩打或掌心抚摩,防止搔抓皮肤导致破损继发感染。

(4) 解释发病原因及过程,解除病人焦躁情绪。

(5) 对特殊部位皮肤损害做好护理,如长头发部位,应剃短头发以利上药、透气,会阴部位可剃除阴毛,以利结痂愈合。

(6) 对渗液较多的部位应及时换药,污染衣裤及时更换。

(7) 饮食应清淡,忌烟酒、辛辣刺激食物,多食新鲜蔬菜及水果,可选食绿豆、米仁、冬瓜、西瓜,发热病人可多饮水,以利降温。

(8) 做好健康宣教工作,避免接触、食用可疑物质和食物。药敏体质者应少用药与护理,若需用药与护理尽量选用中成药。

三、四季养生

因时养生,就是按照时令节气的阴阳变化规律,运用相应的养生手段保证健康长寿的方法。这种"天人相应,顺应自然"的养生方法,是中国养生学的一大特色。

(一)因时养生的原则和基本特点

1. 春夏养阳,秋冬养阴 《易・系辞》中说:"变通莫大乎四时"。四时阴阳的变化规律,直接影响万物的荣枯生死,人们如果能顺从天气的变化,就能保全"生气",延年益寿,否则就会生病或夭折。所以,《素问・四气调神大论》说:"夫四时阴阳者,万物之根本也。所以圣人春夏养阳,秋冬养阴,以从其根,故与万物沉浮于生长之门。逆其根,则伐其本,坏其真矣。故四时阴阳者,万物之始终也,死生之本也。逆之则灾害生,从之则苛疾不起,是谓得道"。简单说来就是,四时阴阳之气,生长收藏,化育万物,为万物之根本。春夏养阳,秋冬养阴,乃是顺应四时阴阳变化的养生之道的关键。所谓春夏养阳,即养生养长;秋冬养阴,即养收养藏。

春夏两季,天气由寒转暖,由暖转暑。是人体阳气生长之时,故应以调养阳气为主;秋冬两季,气候逐渐变凉,是人体阳气收敛,阴精潜藏于内之时,故应以保养阴精为主。春夏养阳,秋冬养阴,是建立在阴阳互根规律基础之上的养生防病的积极措施。正如张景岳所说:"阴根于阳,阳根于阴,阴以阳生,阳以阴长,所以古人春夏养阳以为秋冬之地,秋冬养阴以为春夏之地,皆所以从其根也。今人有春夏不能养阳者,每因风凉生冷伤其阳,以致秋冬多患病泄,此阴脱之为病也。有秋冬不能养阴者,每因纵欲过度伤此阴气,以及春夏多患火症,此阳盛之为病也"。所以,春夏养阳,秋冬养阴,寓防于养,是因时养生法中的一项积极主动的养生原则。

2. 春捂秋冻 春季,阳气初生而未盛,阴气始减而未衰。故春时人体肌表虽应气候转暖而开始疏泄,但其抗寒能力相对较差,为防春寒,气温骤降。此时,必须注意保暖,御寒,有如保护初生的幼芽,使阳气不致受到伤害,逐渐得以强盛,这就是"春捂"的道理。秋天,则是气候由热转寒的时候,人体肌表亦处于疏泄与致密交替之际。此时,阴气初生而未盛,阳气始减而未衰,故气温开始逐渐降低,人体阳气亦开始收敛,为冬时藏精创造条件。故不宜一下子添衣过多,以免妨碍阳气的收敛,此时若能适当地接受一些冷空气的刺激,不但有利于肌表之致密和阳气的潜藏,对人体的应激能力和耐寒能力也有所增强。所以,秋天宜"冻"。可见,"春捂""秋冻"的道理,与"春夏养阳,秋冬养阴"是一脉相承的。

3. 慎避虚邪 人体适应气候变化以保持正常生理活动的能力,毕竟有一定限度。尤其在天气剧变,出现反常气候之时,更容易感邪发病。因此,人们在因时养护正气的同时,非常有必要对外邪的审识避忌。只有这样,两者相辅相成,才会收到如期的成效。《素问・八正神明论》说:"四时者,所以分春秋冬夏之气所在,以时调之也,八正之虚邪而避之勿犯也"。这里所谓的"八正",又称"八纪",就是指二十四节气中的立春、立夏、立秋、立冬、春分、秋分、夏至、冬至八个节气。它是季节气候变化的转折点,天有所变,人有所应,故节气前后,气候变化对人的新陈代谢也有一定影响。体弱多病的人往往在交节时刻感到不适,或者发病甚至死亡。所以《素问·阴阳应象大论》有：“天有八纪地有五里，故能为万物之母”之说。把“八纪”作为天地间万物得以生长的根本条件之一，足见节气对人体影响的重要。因而，注意交节变化，慎避虚邪也是四时养生的一个重要原则。

（二）春季养生

春三月，从立春到立夏前，包括立春、雨水、惊蛰、春分、清明、谷雨六个节气。春为四时之首，万象更新之始，《素问·四气调神大论》指出“春三月，此谓发陈。天地俱生，万物以荣”，春归大地，阳气升发，冰雪消融，蛰虫苏醒。自然界生机勃发，一派欣欣向荣的景象。所以，春季养生在精神、饮食、起居诸方面，都必须顺应春天阳气升发、万物始生的特点，注意保护阳气，着眼于一个“生”字。

1. 精神调养　春属木，与肝相应。肝主疏泄，在志为怒，恶抑郁而喜调达。故春季养生，既要力戒暴怒，更忌情怀忧郁，要做到心胸开阔，乐观愉快，对于自然万物要“生而勿杀，予而勿夺，赏而不罚”（《四气调神大论》），在保护生态环境的同时，培养热爱大自然的良好情怀和高尚品德。所以，春季“禁伐木，毋覆巢杀胎夭”（《淮南子·时则训》），被古代帝王视作行政命令的重要内容之一。而历代养生家则一致认为，在春光明媚、风和日丽、鸟语花香的春天，应该踏青问柳，登山赏花，临溪戏水，行歌舞风，陶冶性情，使自己的精神情志与春季的大自然相适应，充满勃勃生气，以利春阳生发之机。

2. 起居调养　春回大地，人体的阳气开始趋向于表，皮肤腠理逐渐舒展，肌表气血供应增多而肢体反觉困倦，故有“春眠不觉晓，处处闻啼鸟”之说，往往日高三丈，睡意未消。然而，睡懒觉不利于阳气生发。因此，在起居方面要求夜卧早起，免冠披发，松缓衣带，舒展形体，在庭院或场地信步慢行，克服情志上倦懒思眠的状态，以助生阳之气升发。

春季气候变化较大，极易出现乍暖乍寒的情况，加之人体腠理开始变得疏松，对寒邪的抵抗能力有所减弱。所以，春天不宜顿去棉衣。特别是年老体弱者，减脱冬装尤宜审慎，不可骤减。为此，《千金要方》主张春时衣着宜“下厚上薄”，既养阳又收阴。《老老恒言》亦云：“春冻未泮，下体宁过于暖，上体无妨略减，所以养阳之生气”。凡此皆经验之谈，足供春时养生者参考。

3. 饮食调养　春季阳气初生，宜食辛甘发散之品，而不宜食酸收之味。故《素问·藏气法时论》说：“肝主春……肝苦急，急食甘以缓之，……肝欲散，急食辛以散之，用辛补之，酸泄之”。酸味入肝，且具收敛之性，不利于阳气的生发和肝气的疏泄，且足以影响脾胃的适化功能，故《摄生消息论》说：“当春之时，食味宜减酸增甘，以养脾气”。春时木旺，与肝相应，肝木不及固当用补，然肝木太过则克脾土，故《金匮要略》有“春不食肝”之说。由此可见，饮食调养之法，实际应用时，还应观其人虚实；灵活掌握，切忌生搬硬套。

一般说来，为适应春季阳气升发的特点，为扶助阳气，此时，在饮食上应遵循上述原则，适当食用辛温升散的食品，如：麦、枣、豉、花生、葱、香菜等，而生冷黏杂之物，则应少食，以免伤害脾胃。

4. 运动调养　在寒冷的冬季，人体的新陈代谢，藏精多于化气，各脏腑器官的阳气都有不同程度的下降，因而入春后，应加强锻炼。到空气清新之处，如公园、广场、树林、河边、山坡等地，玩球、跑步、打拳、做操，形式不拘，取己所好，尽量多活动，使春气升发有序，阳气增长有路，符合“春夏养阳”的要求。年老行动不便之人，乘风日融和、春光明媚之时，可在园林亭阁虚敞之处，凭栏远眺，以畅生气。但不可默坐，免生郁气，碍于舒发。

5. 防病保健　初春，气温转暖，温热毒邪开始活动，致病的细菌、病毒等，随之生长繁殖。因而风湿、春温、温毒、温疫等，包括现代医学所说的流感、肺炎、麻疹、猩红热等传染病多有发生、流行。预防措施,一是讲卫生,除害虫,消灭传染源。二是多开窗户,使室内空气流通。三是加强保健锻炼,提高机体的防御能力。根据民间经验,在饮水中浸泡贯众(取未经加工的贯众约 500 g,洗净,放置于水缸或水桶之中,每周换药一次);或在住室内放置一些薄荷油,任其挥发,以净化空气;另外,可按 5 ml/m² 食醋,加水一倍,关闭窗户,加热熏蒸,每周 2 次,对预防流感均有良效。用板蓝根 15 g、贯众 12 g、甘草 9 g,水煎,服一周,预防外感热病效果也佳。每天选足三里、风池、迎香等穴做保健按摩两次,能增强机体免疫功能。此外,注意口鼻保健,阻断温邪上受首先犯肺之路,亦很重要。

(三) 夏季养生

夏三月,从立夏到立秋前,包括立夏、小满、芒种、夏至、小暑、大暑六个节气。夏季烈日炎炎,雨水充沛,万物竞长,日新月异。阳极阴生,万物成实。正如《素问·四气调神大论》所说:"夏三月,此谓蕃秀;天地气交,万物华实"。人在气交之中,故亦应之。所以,夏季养生要顺应夏季阳盛于外的特点,注意养护阳气,着眼于一个"长"字。

1. 精神调养　夏属火,与心相应,所以在赤日炎炎的夏季,要重视心神的调养。《素问·四气调神大论》指出:"使志无怒,使华英成秀,使气得泄,若所爱在外,此夏气之应,养长之道也"。就是说,夏季要神清气和,快乐欢畅,胸怀宽阔,精神饱满,如同含苞待放的花朵需要阳光那样,对外界事物要有浓厚兴趣,培养乐观外向的性格,以利于气机的通泄。与此相反,举凡懒怠厌倦,恼怒忧郁,则有碍气机,皆非所宜,嵇康《养生论》说,夏季炎热,"更宜调息静心,常如冰雪在心,炎热亦于吾心少减,不可以热为热,更生热矣"。这里指出了"心静自然凉"的夏季养生法,很有参考价值。

2. 起居调养　夏季作息,宜晚些入睡,早些起床,以顺应自然界阳盛阴衰的变化。"暑易伤气",炎热可使汗泄太过,令人头昏胸闷,心悸口渴、恶心,甚至昏迷。所以,安排劳动或体育锻炼时,要避开烈日炽热之时,并注意加强防护。午饭后,可安排午睡,一则避炎热之势,二则可消除疲劳。

酷热盛夏,每天洗一次温水澡,是一项值得提倡的健身措施。不仅能洗掉汗水、污垢,使皮肤清爽,消暑防病,而且能够锻炼身体。因为温水中冲洗时水压及机械按摩作用,可使神经系统兴奋性降低,扩张体表血管,加快血液循环,改善肌肤和组织的营养,降低肌肉张力消除疲劳,改善睡眠,增强抵抗力。没有条件洗温水澡时,可用温水毛巾擦身,也能起到以上作用。

夏日炎热,腠理开泄,易受风寒湿邪侵袭。睡眠时不上风,更不宜夜晚出宿。有空调的房间,也不宜室内外温差过大。纳凉时不要在房檐下、过道里,且应远离门窗缝隙。可在树荫下、水亭中、凉台上纳凉,但不要时间过长,以防贼风入中得阴暑症。

夏日天热多汗,衣衫要勤洗勤换,久穿湿衣或穿刚晒过的衣服都会使人得病。

3. 饮食调养　五行学说认为夏时心火当令,心火过旺则克肺金,故《金匮要略》有"夏不食心"之说。味苦之物亦能助心气而制肺气。故孙思邈主张:"夏七十二日,省苦增辛,以养肺气"。夏季出汗多,则盐分损失亦多。若心肌缺盐,搏动就会失常。宜多食酸味以固表,多食咸味以补心。《素问·藏气法时论》说:心主夏,"心苦缓,急食酸以收之","心欲软,急食咸以软之,用咸补之,甘泻之"。阴阳学说则认为,夏月伏阴在内,饮食不可过寒,如《颐身集》指出:"夏季心旺肾衰,虽大热不宜吃冷淘冰雪,蜜水、凉粉、冷粥。饱腹受寒,必起霍乱"。心主表,肾主里,心旺肾衰,即外热内寒之意,唯其外热内寒,故冷食不宜多吃,少则犹可,食多定会寒伤脾胃,令人吐泻。西瓜、绿豆汤、乌梅小豆汤,为解渴消暑之佳品,但不宜冰镇。夏季气候炎热,人的消化功能较弱,饮食宜清淡不宜肥甘厚味。

夏季致病微生物极易繁殖,食物极易腐败、变质。肠道疾病多有发生。因此,讲究饮食卫生,谨防"病从口入"。

4. 运动调养　夏天运动锻炼,最好在清晨或傍晚较凉爽时进行,场地宜选择公园、河湖水边、庭院空气新鲜处,锻炼项目以散步、慢跑、太极拳、气功、广播操为好,有条件最好能到高山森林、海滨地区去疗养,夏天不宜做过分剧烈的运动。因为剧烈运动,可致大汗淋漓,汗出太多,不仅伤阴,也伤损阳气。出汗过多时,可适当饮用盐开水或绿豆盐汤,切不可饮用大量凉开水;不要立即用冷水冲头、淋浴,否则,会引起寒湿痹证、黄汗等多种疾病。

5. 防病保健　夏季酷热多雨,暑湿之气容易乘虚而入,易致疰夏、中暑等病。疰夏主要表现为胸闷、胃纳欠佳、四肢无力、精神萎靡、大便稀薄、微热嗜睡、出汗多、日渐消瘦。预防疰夏,在夏令之前,可取补肺健脾益气之品,并少吃油腻厚味,减轻脾胃负担,进入夏季,宜服芳香化浊,清解湿热之方,如每天用鲜藿香叶、佩兰叶各 10 g,飞滑石、炒麦芽各 30 g,甘草 3 g,水煎代茶饮。

如果出现全身明显乏力、头昏、胸闷、心悸、注意力不能集中、大量出汗、四肢发麻、口渴、恶心等症状,是中暑的先兆。应立即将病人移至通风处休息,给病人喝些淡盐开水或绿豆汤,若用西瓜汁、芦根水、酸梅汤,则效果更好。预防中暑的方法:合理安排工作,注意劳逸结合;避免在烈日下过度曝晒,注意室内降温;睡眠要充足;讲究饮食卫生。另外,防暑饮料和药物,如绿豆汤、酸梅汁、仁丹、十滴水、清凉油等,亦不可少。

从小暑到立秋,人称"伏夏",即"三伏天",是全年气温最高,阳气最盛的时节。对于一些每逢冬季发作的慢性病,如慢性支气管炎、肺气肿、支气管哮喘、腹泻、痹证等阳虚证,是最佳的防治时机,称为"冬病夏治"。其中,以老年性慢性支气管炎的治疗效果最为显著。具体方法:可内服中成药,也可外敷药于穴位之上。内服药,以温肾壮阳为主,如金匮肾气丸、右归丸等,每日二次,每次一丸,连服一个月。外敷药可以用白芥子 20 g、元胡 15 g、细辛 12 g、甘遂 10 g,研细末后,用鲜姜 60 g 捣汁调糊,分别摊在 6 块直径约 5 cm 的油纸或塑料薄膜上(药饼直径约3 cm,如果有麝香更好,可取 0.3 g 置药饼中央),贴在双侧肺俞、心俞、膈俞,或贴在双侧肺俞、百劳、膏肓等穴位上,以胶布固定。一般贴 4～6 小时,如感灼痛,可提前取下;局部微痒或有温热舒适感,可多贴几小时。每伏贴一次,每年三次。连续三年,可增强机体非特异性免疫力,降低机体的过敏状态。通过如此治疗,有的可以缓解,有的可以根除。对于无脾肾阳虚症状表现,但属功能低下者,于夏季选服苁蓉丸、八味丸、参芪精、固本丸等药剂,也能获得较好的保健效果。

(四) 秋季养生

秋季,从立秋至立冬前,包括立秋、处暑、白露、秋分、寒露、霜降六个节气。气候由热转寒,是阳气渐收,阴气渐长,由阳盛转变为阴盛的关键时期,是万物成熟收获的季节,人体阴阳的代谢也开始向阳消阴长过渡。因此,秋季养生,凡精神情志、饮食起居、运动锻炼,皆以养收为原则。

1. 精神调养　秋内应于肺。肺在志为忧,悲忧易伤肺。肺气虚,则机体对不良刺激耐受性下降,易生悲忧情结。

秋高气爽,秋天是宜人的季节,但气候渐转干燥,日照减少,气温渐降;草枯叶落,花木凋零,常在一些人心中引起凄凉、垂暮之感,产生忧郁、烦躁等情绪变化。因此,《素问·四气调神大论》指出"使志安宁,以缓秋刑,收敛神气,使秋气平;无外其志,使肺气清,此秋气之应,养收之道也",说明秋季养生首先要培养乐观情绪。保持神志安宁,以避肃杀之气,收敛神气,以适应秋天容平之气。我国古代民间有重阳节(农历九月九日)登高赏景的习俗,也是养收之一法,登高远眺,可使人心旷神怡,一切忧郁、惆怅等不良情绪顿然消散,是调解精神的良剂。

2. 起居调养　秋季,自然界的阳气由疏泄趋向收敛,起居作息要相应调整《素问·四气调神大论》说:"秋三月,早卧早起,与鸡俱兴"。早卧以顺应阳气之收,早起使肺气得以舒展,且防收之太过。初秋,暑热未尽,凉风时至,天气变化无常,则使在同一地区也会有"一天有四季,十里不同天"的情况。因而,应多备几件秋装,做到酌情增减。不宜一下子着衣太多,否则易削弱机体对气候转冷的适应能力,容易受凉感冒。深秋时节,风大转凉,应及时增加衣服,体弱的老人和儿童,尤应注意。

3. 饮食调养　《素问·藏气法时论》说:"肺主秋……肺欲收,急食酸以收之,用酸补之,辛泻之"。酸味收敛补肺,辛味发散泻肺,秋天宜收不宜散。所以,要尽可能少食葱、姜等辛味之品,适当多食一点酸味果蔬。秋时肺金当令,肺金太旺则克肝木,故《金匮要略》又有"秋不食肺"之说。

秋燥易伤津液,故饮食应以滋阴润肺为佳。《饮膳正要》说:"秋气燥,宜食麻以润其燥,禁寒饮",《瞿仙神隐书》主张入秋宜食生地粥,以滋阴润燥。总之,秋季时节,可适当食用如芝麻、糯米、粳米、蜂蜜、枇杷、菠萝、乳品等柔润食物,以益胃生津,有益于健康。

4. 运动调养　秋季,天高气爽,是开展各种运动锻炼的好时期。可根据个人具体情况选择不同的锻炼项目,亦可采用《道藏·玉轴经》所载秋季养生功法,即秋季吐纳健身法,对延年益寿有一定好处。具体做法:每日清晨洗漱后,于室内闭目静坐,先叩齿 36 次,再用舌在口中搅动,待口里液满,漱炼几遍,分 3 次咽下,并意送至丹田,稍停片刻,缓缓做腹式深呼吸。吸气时,舌舔上腭,用鼻吸气,用意将气送至丹田。再将气慢慢从口呼出,呼气时要稍撮(擦的意思)口,默念,但不要出声。如此反复 30 次。秋季坚持练此功,有保肺强身之功效。

5. 防病保健　秋季是肠炎、痢疾、疟疾、乙脑等病的多发季节。预防工作显得尤其重要。要搞好环境卫生,消灭蚊蝇。注意饮食卫生,不喝生水,不吃腐败变质和被污染的食物。群体大剂量投放中药,如板蓝根、马齿苋等煎剂,对肠炎、痢疾的流行可起到一定的防治作用;为防治乙脑,则应按时接种乙脑疫苗。

秋季总的气候特点是干燥,故常称之为"秋燥"。燥邪伤人,容易耗人津液,常见口干,唇干,鼻干,咽干,舌上少津,大便干结,皮肤干甚至皲裂。预防秋燥除适当多服一些维生素外,还应服用宣肺化痰、滋阴益气的中药,如人参、沙参、西洋参、百合、杏仁、川贝等,对缓解秋燥多有良效。

(五)冬季养生

冬三月,从立冬至立春前,包括立冬、小雪、大雪、冬至、小寒、大寒六个节气,是一年中气候最寒冷的季节。严寒凝野,朔风凛冽,阳气潜藏,阴气盛极,草木凋零,蛰虫伏藏,用冬眠状态养精蓄锐,为来春生机勃发做好准备,人体的阴阳消长代谢也处于相对缓慢的水平,成形胜于化气。因此,冬季养生之道,应着眼于一个"藏"字。

1. 精神调养　为了保证冬令阳气伏藏的正常生理不受干扰,首先要求精神安静。为此,《素问·四气调神大论》有"冬三月,此为闭藏……使志若伏若匿。若有私意,若已有得"之说。意思是欲求精神安静,必须控制情志活动。做到如同对待他人隐私那样秘而不宣,如同获得了珍宝那样感到满足。如是,则"无扰乎阳",养精蓄锐,有利于来春的阳气萌生。

2. 起居调养　冬季起居作息,中医养生学的主张,如《素问·四气调神大论》所说:"冬三月,此为闭藏。水冰地坼,无扰乎阳;早卧晚起,必待日光。……去寒就温,无泄皮肤,使气亟夺,此冬气之应,养藏之道也"。《千金要方·道林养性》也说:"冬时天地气闭,血气伏藏,人不可作劳汗出,发泄阳气,有损于人也"。在寒冷的冬季里,不应当扰动阳气,破坏阴成形大于阳化气的生理比值。因此，要早睡晚起，日出而作，以保证充足的睡眠时间，以利阳气潜藏，阴精积蓄。至于防寒保暖，也必须根据"无扰乎阳"的养藏原则，做到恰如其分。衣着过少过薄，室温过低，则既耗阳气，又易感冒。反之，衣着过多过厚，室温过高，则腠理开泄，阳气不得潜藏，寒邪亦易于入侵。《素问·金匮真言论》说："夫精者身之本也，故藏于精者，春不病温"。说明冬季节制房事，养藏保精，对于预防春季温病，具有重要意义。

3. 饮食调养　冬季饮食对正常人来说，应当遵循"秋冬养阴"，"无扰乎阳"的原则，既不宜生冷，也不宜燥热，最宜食用滋阴潜阳、热量较高的膳食。为避免维生素缺乏，应摄取新鲜蔬菜。从五味与五脏关系有之，则如《素问·藏气法时论》说："肾主冬……肾欲坚，急食苦以坚之，用苦补之，咸泻之"。这是因为冬季阳气衰微，腠理闭塞，很少出汗，减少食盐摄入量，可以减轻肾脏的负担，增加苦味可以坚肾养心。

具体地说，在冬季为了保阴潜阳，宜食谷类、羊肉、鳖、龟、木耳等食品，宜食热饮食，以保护阳气。由于冬季重于养"藏"，放在此时进补是最好的时机。

4. 运动调养　"冬天动一动，少闹一场病；冬天懒一懒，多喝药一碗"。这句民谚，是以说明冬季锻炼的重要性。冬日虽寒，仍要持之以恒进行自身锻炼，但要避免在大风、大寒、大雪、雾露中锻炼。还须指出，在冬天早晨，由于冷高压的影响，往往会发生逆温现象，即上层气温高，而地表气温低，大气停止上下对流活动，工厂、家庭炉灶等排出的废气，不能向大气层扩散，使得户外空气相当污浊，能见度大大降低。有逆温现象的早晨，不宜室外锻炼。

5. 防病保健　冬季是进补强身的最佳时机。进补的方法有两类：一是食补，一是药补，两者相较，"药补不如食补"。不论食补还是药补，均需根据体质、年龄、性别等具体情况分别对待，有针对性，方能奏效。

冬季是麻疹、白喉、流感、腮腺炎等疾病的好发季节，除了注意精神、饮食、运动锻炼外，还可用中药预防，如大青叶、板蓝根对流感、麻疹、腮腺炎有预防作用；黄芩可以预防猩红热；兰花草、鱼腥草可预防百日咳；生牛膝能预防白喉。这些方法简便有效，可以酌情采用。

冬寒也常诱发痼疾，如支气管哮喘、慢性支气管炎等。心肌梗死等心血管病、脑血管病，以及痹证等，也多因触冒寒凉而诱发加重。因此防寒护阳，是至关重要的。同时，也要注意颜面、四肢的保健，防止冻伤。

第二节　七情心理疏导与体质养生

中医的七情五志简称为情志，包括了现代心理学所说的喜、怒、哀、恐，即人类情绪活动的四大基本形式，它们之间的复合、派生则构成了人类复杂多变的情志活动。人的精神活动与健康有密切的关系，情志过度是导致疾病的重要原因之一，而疾病又常常会影响到人的精神状态。精神心理活动正常，有助于使机体处于正常状态，适应周围环境和四时的变化，免受邪气侵害；反之，情志异常，精神内伤，则可使气机升降失调，气血运行紊乱，脏腑功能失调，从而引起各种病变等。如《黄帝内经》中记载的，"怒伤肝"、"喜伤心"、"忧伤肺"、"思伤脾"、"恐伤肾"。中医学十分重视情志护理，《黄帝内经》中说："告之以败，语之以其善，异之以其便，开之以其所苦"。现代科学发现许多疾病如溃疡、高血压、心肌梗死、脑出血和癌症等发生和发展都与情绪有很大关系。

一、情志护理的基本原则

1. 诚挚体贴、一视同仁　病人的情志状态和行为不同于正常人,常常会产生恐惧、寂寞、苦闷、忧愁、抑郁、悲哀等不良情绪,甚至生活和各个方面都会对情志有影响。医护人员要视人犹己,对待病人要热情、亲善、礼貌。对病人提出的一些询问要耐心,要婉转地做好解释工作,细心周到,以解除病人不必要的思想负担,使病人情绪稳定,保持良好的情志状态,使脏腑气血功能健旺,促使疾病痊愈。

2. 观察了解,因人施护　病人由于家庭、职业、性别、年龄、经济条件、知识经验和阅历的不同,病人的心理反应也不同,由于疾病的性质和患病时间长短不同,他们的情志状态也可以不同,因此在护理过程中对初诊或新入院的患者,先要观形察色,区别对待,先用语言疏导,审其忧苦解其郁结。对不同的病人采取不同的方法,既要耐心,又要细致,一方面要坚持正面引导,以情动人,另一方面又要因人而异,有的放矢,使其情志愉悦,减轻病人患病后的心理压力,有利于机体康复。

3. 避免刺激,稳定情绪　排除一切不利因素,避免语言及其他不良因素的刺激,病室与环境必须保持安静,要尽量做到"四轻",即走路轻、关门轻、说话轻、操作轻,避免病人受到不必要的恶性刺激;尽量分开安置病情轻、重病人。对慢性病急性发作急于求愈的病人,必须加以宽慰,并说明病情的易反复性,告之如能遵守医嘱做好各种治疗与调护,病情会较好得到控制。对于危重病人和部分或全部丧失生活自理能力的病人,或对情绪低落的病人要鼓励树立康复信心,忧虑过度对康复有害,要切实帮助他们解决实际困难,给予精心护理,以解除病人的痛苦,减少消极因素。对探视病人的家属亲友,可根据病人的病情需要,在探视前扼要地向探视者介绍病情,要求探视者配合,并提醒不能给病人各方面带来不良的刺激,尤其是危重病人应尽量谢绝探视。在实行心理护理的过程中,护士应当积极宣传心理养生知识,注意调动病人积极性,对有能力活动和自理生活者,要督促其适当活动及鼓励自理生活,保持情绪稳定,使其疾病早日康复。

二、情志护理的主要方法

中医对一些情志性疾病用其对应的情志调节法,目的是使病人情志既不过度兴奋,又不低沉抑郁,从而气血畅达,血脉平和,脏腑功能趋于正常。临床常用的心理护理方法有:

1. 情志制约法　中医学的情志制约理论基础是传统的五志相胜,如《素问·阴阳应象大论》所云:怒伤肝,悲胜怒;喜伤心,恐胜喜;思伤脾,怒胜思;恐伤肾,思胜恐。这种五行相胜法具有调理心神,平衡阴阳,和畅气机,协调五脏情志以达到"补偏救偏"为目的的情志治疗与调护作用。

(1) 喜乐疗法:指医护人员通过非药物手段使病人产生喜乐情志,来消除悲哀情志,以促进病愈的一种方法。适用于眩晕、头痛、心悸、遗精、失眠、腹痛等慢性病证及癫狂、惊恐、郁证等精神病人。

(2) 惊恐疗法:指医护人员或他人有计划地利用一定刺激强度和持续时间的手段,使病人产生恐惧情绪,以收敛因过喜而耗散的心神,镇摄浮越的阳气,以使心神功能恢复的一种方法。主要用于喜笑不休以及因过喜而致的其他病证。

(3) 促怒疗法:医护人员有计划地利用具有一定刺激强度的多种非药物手段,激怒病人情志,以怒制思,从而促进阴阳气血的平衡,恢复心脾神气功能的一种方法。主要用于思虑伤神所致的郁证、失眠、癫痫、狂证等。

2. 情志疏导法　情志疏导法是医护人员通过非药物手段,解除病人抑郁、顾虑、自卑、忧思等不正常情志及心理顾虑,以使病人气机和顺的一类方法。包括谈心法、满足法、移情易胜法、释疑法、暗示法等。

(1)谈心法:通过讲明道理正面说理开导,使病人认识到喜怒不节是情志失调,能诱发或加重疾病,从而开导和引导病人自觉地戒除恼怒,调和情志。但说理开导也要因人而异,做到有的放矢,生动活泼,耐心细致,用实事求是的方法为病人分析病情,启发病人自我分析来解除或缓解其心理压力,调整情绪,从而达到治愈情志疾患的目的,进行说理开导。护理人员必须要用礼貌性、安慰性、治疗与调护性、保护性语言做好劝导安慰工作。对病人要有同情心和责任感,对病人的隐私要注意保密,从而使病人精神愉快、气机调达、气血调和、脏腑功能旺盛,促使疾病早愈。运用谈心法要有耐心,有些问题并不是通过一次谈心就能解决的,有时一个顾虑解除了,又会有新的顾虑产生。这就要求医护人员掌握较广博的知识和具备丰富的语言表达能力。

(2)满足法:指针对病人所欲不遂而导致的多种疾病状态,设法满足其积虑甚久的意愿,从而达到消除致病心理的目的。对于病人不正当、不现实的欲望,可通过谈心法解决。正当的愿望,在力所能及的情况下,通过各种努力,尽可能满足病人,以使病人情志舒畅,促使气机复常。

(3)移情易胜法:排遣情思、改易心志的养生方法称为移情易胜法。也就是分散自己的注意力,使思想焦点从不良情绪转移他处,或改变周围环境,避免与不良刺激因素接触,使自我从某种情感纠葛中解脱出来或培养一些情趣,寻找精神寄托,不仅可以防病,还可通过对美好事物的追求陶冶情操,延年益寿。

(4)解除疑虑法:人患病以后,容易产生各种各样的猜疑心理。医护人员要针对病人的顾虑心理讲解医学知识,使其了解所患病的原因、发展及转归,解除病人不必要的疑虑。对严重的疑心病,也可以用假释疑的方法,巧妙地让其信以为真。

(5)暗示法:是通过某种安排和措施,使病人消除病态心理状态的方法。此法能使病人坚定信心,消除顾虑,从而改变病态心理状态。暗示的方式多种多样,如护理人员的语言、行为、手势、表情、文字、给予药物、各种检查等,都可以构成千变万化的暗示方法。对患各种疾病的病人在清醒状态时均可使用心理暗示法。

3. 陶冶情操法　包括音乐疗法和怡悦法。

(1)音乐疗法

① 音乐安神法:利用某些具有安神宁心、镇静催眠的乐曲,以消除病人紧张、焦躁情绪的一种方法。选择旋律缓慢轻悠,曲调低沉、柔绵婉转、轻幽和谐的乐曲,调解情志偏激一类的病证。

② 音乐喜乐法:利用使人轻松、欣快、喜乐的音乐,以达到心神愉悦的目的的一种方法,应选择旋律悠扬、节奏明快多变、音色优美的乐曲。

③ 音乐悲哀法:利用令人凄清悲凉的音乐,以消除病人精神过度兴奋或偏激的一种方法。应选择曲调低沉、节律缓慢、旋律低沉的乐曲,如老年迪斯科舞就是一种治疗与调护老年抑郁症、孤独症的良好的音乐活动疗法。

(2)怡悦法:指通过耳目心神等手段陶冶情志、控制情绪的一种方法。舒畅情志、心旷神怡是维护身心健康的需要,要鼓励病人适当参加文娱、体育活动,如种花、钓鱼、琴棋书画等,以保持愉快而平静的情绪,避免七情妄动,这是帮助病人调节消极的良好手段。

三、体质养生的主要方法

(一) 阴虚体质

1. 精神调养　阴虚体质之人性情急躁,常常心烦易怒,这是阴虚火旺、火扰神明之故,应遵循《内经》"恬澹虚无"、"精神内守"之养神大法。平素加强自我涵养,常读自我修养的书籍,自觉地养成冷静、沉着的习惯。在生活和工作中,对非原则性问题,少与人争,以减少激怒,要少参加争胜负的文娱活动。此外,节制性生活也很重要。

2. 环境调摄　阴虚者,故常手足心热,口咽干燥,常畏热喜凉,冬寒易过,夏热难受。因此,每逢炎热的夏季,应注意避暑,有条件的应到海边、高山之地旅游。"秋冬养阴"对阴虚体质之人更为重要,特别是秋季气候干燥,更易伤阴。居室环境应安静,最好住坐北朝南的房子。

3. 饮食调养　饮食调理的原则是保阴潜阳,宜芝麻、糯米、蜂蜜、乳制品、甘蔗、蔬菜、水果、豆腐、鱼类等清淡食物,并着意食用沙参粥、百合粥、枸杞粥、桑椹粥、山药粥。条件许可者,可食用燕窝、银耳、海参、淡菜、龟肉、蟹肉、冬虫夏草、老雄鸭等。对于葱、姜、蒜、韭、椒等辛辣燥烈之品则应少吃。

4. 体育锻炼　不宜过激活动,着重调养肝肾功能,太极拳、八段锦、内养操等较为适合。气功宜固精功、保健功、长寿功等,着重咽津功法。

5. 药物养生　可选用滋阴清热、滋养肝肾之品,加女贞子、山茱萸、五味子、旱莲草、麦门冬、天门冬、黄精、玉竹、玄参、枸杞子、桑椹、龟板诸药,均有滋阴清热之作用,可依证情选用。常用中药方剂有六味地黄丸、大补阴丸等。由于阴虚体质,又有肾阴虚、肝阴虚、肺阴虚、心阴虚等不同,故应随其阴虚部位和程度而调补之。如肺阴虚,宜服百合固金汤;心阴虚,宜服天王补心丸;肾阴虚,宜服六味丸;肝阴虚,宜服一贯煎。著名老中医秦伯未主张长期服用首乌延寿丹,认为本方有不蛮补、不滋腻、不寒凉、不刺激四大优点,服后有食欲增进、睡眠甜适、精神轻松愉快的效果,很值得采用。

(二) 阳虚体质

1. 精神调养　阳气不足的人常表现出情绪不佳,如肝阳虚者善恐、心阳虚者善悲。因此,要善于调节自己的感情,消除或减少不良情绪的影响。

2. 环境调摄　此种人适应寒暑变化之能力差,稍微转凉,即觉冷不耐受。因此,在严寒的冬季,要"避寒就温",在春夏之季,要注意培补阳气。"无厌于日",有人指出,如果能在夏季进行 20～30 次日光浴,每次 15～20 分钟,可以大大提高适应冬季严寒气候的能力。因为夏季人体阳气趋向体表,毛孔、腠理开疏,阳虚体质之人切不可在室外露宿,睡眠时不要让电扇直吹;有空调设备的房间,要注意室内外的温差不要过大,同时避免在树荫下、水亭中及过堂风很大的过道久停,如果不注意夏季防寒,只图一时之快,更易造成或手足麻木不遂或面瘫等中医所谓的"风痹"病的发生。

3. 体育锻炼　因"动则生阳",故阳虚体质之人,要加强体育锻炼,春夏秋冬,坚持不懈,每天进行 1～2 次。具体项目,因体力强弱而定,如散步、慢跑、太极拳、五禽戏、八段锦、内养操、球类活动和各种舞蹈活动等,亦可常作日光浴、空气浴,强壮卫阳。气功方面,坚持做强壮功、站桩功、保健功、长寿功。

4. 饮食调养　应多食有壮阳作用的食品,如羊肉、狗肉、鹿肉、鸡肉。根据"春夏养阳"的法则,夏日三伏,每伏可食附子粥或羊肉附子汤一次,配合天地阳旺之时,以壮人体之阳,最为有效。

5. **药物养生**　可选用补阳祛寒、温养肝肾之品,常用药物有鹿茸、海狗肾、蛤蚧、冬虫夏草、巴戟天、淫羊藿、仙茅、肉苁蓉、补骨脂、胡桃、杜仲、续断、菟丝子等,成方可选用金匮肾气丸、右归丸、全鹿丸。若偏心阳虚者,桂枝甘草汤加肉桂常服,虚甚者可加人参;若偏脾阳虚者,选择理中丸或附子理中丸;脾肾两虚者可用济生肾气丸。

(三)气虚体质

1. **体育锻炼**　肾为元气之根,故气虚宜作养肾功,其功法如下:

(1)屈肘上举:端坐,两腿自然分开,双手屈肘时侧举,以两胁部感觉有所牵动为度,随即复原,可连做十次。

(2)抛空:端坐,左臂自然屈肘,置于腿上,右臂屈肘,手掌向上,做抛物动作 3～5 次,然后,右臂放于腿上,左手做抛空动作,与右手动作相同,每日可做五遍。

(3)荡腿:端坐,两脚自然下垂,先慢慢左右转动身体 3 次,然后,两脚悬空,前后摆动十余次。本动作可以活动腰、膝,具有益肾强腰的功效。

(4)摩腰:端坐,宽衣,将腰带松开,双手相搓,以略觉发热为度;再将双手置于腰间,上下搓摩腰部,直至腰部感觉发热为止。搓摩腰部,实际上是对命门、肾俞、气海俞、大肠俞等穴的自我按摩,而这些穴位大多与肾脏有关。待搓至发热之时,可起到疏通经络、行气活血、温肾壮腰之作用。

(5)"吹"字功:直立,双脚并拢,两手交叉上举过头,然后,弯腰,双手触地,继而下蹲,双手抱膝,心中默念"吹"字音,可连续做十余次,属于"六字诀"中的"吹"字功,常练可固肾气。

2. **饮食调养**　可常食粳米、糯米、小米、黄米、大麦、山药、籼米、马铃薯、大枣、胡萝卜、香菇、豆腐、鸡肉、鹅肉、兔肉、鹌鹑、牛肉、狗肉、青鱼、鲢鱼。若气虚甚,当选用"人参莲肉汤"补养。

3. **药物养生**　平素气虚之人宜常服金匮薯蓣丸;脾气虚,宜选四君子汤,或参苓白术散;肺气虚,宜选补肺汤;肾气虚,多服肾气丸。

(四)血虚体质

1. **精神调养**　血虚的人,时常精神不振、失眠、健忘、注意力不集中,故应振奋精神。当烦闷不安、情绪不佳时,听一听音乐,欣赏一下戏剧,观赏一场幽默的相声,能使精神振奋。

2. **起居调摄**　要谨防"久视伤血",不可劳心过度。

3. **饮食调养**　可食荔枝、松子、黑木耳、菠菜、胡萝卜、猪肉、羊肉、牛肝、羊肝、甲鱼、海参、甲鱼等食物,因为这些食物均有补血养血的作用。

4. **药物养生**　可常服当归补血汤、四物汤或归脾汤。若气血两虚,则须气血双补,选八珍汤、十全大补汤或人参养荣汤,亦可改汤为丸长久服用。

(五)阳盛体质

1. **精神调养**　阳盛之人好动易发怒,故平日要加强道德修养和意志锻炼,培养良好的性格,有意识控制自己,遇到可怒之事,用理性克服情感上的冲动。

2. **体育锻炼**　积极参加体育活动,让多余阳气散发出来。游泳锻炼是首选项目。此外,跑步、武术、球类等,也可根据爱好选择进行。

3. **饮食调养**　忌辛辣燥烈食物,如辣椒、姜、葱等,对于牛肉、狗肉、鸡肉、鹿肉等温阳食物宜少食用。可多食水果、蔬菜,香蕉、西瓜、柿子、苦瓜、番茄、莲藕可常食之。酒性辛热上行,阳盛之人切戒酗酒。

4. 药物养生　可以常用菊花、苦丁茶沸水泡服。大便干燥者,用麻子仁丸或润肠丸;口干舌燥者,用麦门冬汤;心烦易怒者,宜服丹栀逍遥散。

（六）血瘀体质

1. 精神调养　血瘀体质在精神调养上,要培养乐观的情绪。精神愉快则气血和畅,营卫流通,有利血瘀体质的改善。反之,苦闷、忧郁则可加重血瘀倾向。

2. 体育锻炼　多做有益于心脏血脉的活动,如各种舞蹈、太极拳、八段锦、站桩功、长寿功、内养操、保健按摩术,均可实施,总以全身各部都能活动,以助气血运行为原则。

3. 饮食调养　可常食桃仁、油菜、慈姑、黑大豆等具有活血祛瘀作用的食物,酒可少量常饮,醋可多吃,山楂粥、花生粥亦颇相宜。

4. 药物养生　可选用活血养血之品,如地黄、丹参、川芎、当归、五加皮、地榆、续断、茺蔚子等。

（七）痰湿体质

1. 环境调摄　不宜居住在潮湿的环境里;在阴雨季节,要注意湿邪的侵袭。

2. 饮食调养　少食肥甘厚味,酒类也不宜多饮,且勿过饱。一些具有健脾利湿,化痰祛湿的食物,更应多食之,如白萝卜、荸荠、紫菜、海蜇、洋葱、枇杷、白果、大枣、扁豆、薏苡仁、红小豆、蚕豆、包菜等。

3. 体育锻炼　痰湿之体质,多形体肥胖,身重易倦,故应长期坚持体育锻炼,散步、慢跑、球类、武术、八段锦、五禽戏,以及各种舞蹈,均可选择。活动量应逐渐增强,让疏松的皮肉逐渐转变成结实、致密之肌肉。气功方面,以站桩功、保健功、长寿功为宜,加强运气功法。

4. 药物养生　痰湿之生与肺脾肾三脏关系最为密切,故重点在于调补肺脾肾三脏。若因肺失宣降,津失输布,液聚生痰者,当宣肺化痰,方选二陈汤;若因脾不健运,湿聚成痰者,当健脾化痰,方选六君子汤,或香砂六君子汤;若肾虚不能制水,水泛为痰者,当温阳化痰,方选金匮肾气丸。

（八）气郁体质

1. 精神调摄　此种人性格内向,神情常处于抑郁状态,根据《内经》"喜胜忧"的原则,应主动寻求快乐,多参加社会活动,集体文娱活动,常看喜剧、滑稽剧、听相声,以及富有鼓励、激励的电影、电视,勿看悲剧、苦剧。多听轻松、开朗、激动的音乐,以提高情志。多读积极的、鼓励的、富有乐趣的、展现美好生活前景的书籍,以培养开朗、豁达的意识,在名利上不计较得失,知足常乐。

2. 体育锻炼　应多参加体育锻炼及旅游活动。因体育和旅游活动均能运动身体,流通气血,既欣赏了自然美景,调剂了精神,呼吸了新鲜空气,又能沐浴阳光,增强体项。气功方面,以强壮功、保健功、站桩功为主,着意锻炼呼吸吐纳功法,以开导郁滞。

3. 饮食调养　可少量饮酒,以活动血脉,提高情绪。多食一些行气的食物,如佛手、橙子、柑皮、荞麦、韭菜、茴香菜、大蒜、火腿、高粱、刀豆、香橼等。

4. 药物养生　常用香附、乌药、川楝子、小茴香、青皮、郁金等善于疏肝理气解郁的药为主组成方剂,如越鞠丸等。若气郁引起血瘀,当配伍活血化瘀药。

第三节　食养疗法

食疗是食物疗法的简称,是指通过饮食的方法来治疗与调护和预防疾病。食疗的方法包括药膳、药酒、药茶、药粥、药饮等。

食疗是中医药学的重要组成部分,在治疗与调护疾病和预防保健方面有着重要的作用,既有利于疾病的治疗与调护、病后的调理,又有利于儿童的生长发育、妇女的养颜美容、中老年人的延年益寿抗衰老。中医学非常重视食疗,有"食治胜于药治,药补不如食补"之说。《黄帝内经》云:"谷肉果菜,食养尽之","精不足者,补之以味"。历代医家对食疗的论述颇多,并有不少专著,如《食疗本草》、《食性本草》、《食鉴本草》、《食物辑要》、《饮膳正要》等。医护人员在工作中应遵循中医理论,做好病人的饮食调护工作,研究和实施中医食疗、食养,指导病人科学进餐,合理饮食,以促进疾病康复。

一、饮食与疾病的关系

食物的营养是维持生命活动的物质基础之一。饮食调理得当,可补气养血,强身健体;饮食调理不当,会引起多种疾病,已病者则会使病情加重。因此,任何疾病的预防和治疗与调护都需要适当的饮食和营养来调配。

病人的饮食应根据疾病的不同及病情的发展而有所选择。选择食物需根据病人体质差异、疾病属性、季节的变化而制定一些基本原则,如"寒则热之"、"热则寒之"、"虚则补之"、"实则泻之"等等。脾胃虚寒证的病人应忌生冷瓜果等凉性食物,宜选温阳类食品,如牛肉、牛奶、蚕豆等;高热、神昏的病人应忌辛辣、醇酒、炙烤等热性食物,宜选滋阴降火食品,如蒿菜、梨、冰糖、番茄等。此外,食疗应考虑到地域的关系,正确的食疗可以防治地方病发生,如南方湿热较盛,宜经常食用薏米仁、茯苓等利湿的食物;北方较寒冷,宜经常食用鹿肉、羊肉等温补的食物。夏季宜食用绿豆、西瓜、冬瓜等清热解暑的食物,冬季严寒,可多食羊肉、桂圆等温补的食品。

饮食还要注意冷热适宜,过热的食物容易烫伤消化道,发生溃疡,严重的会导致癌变;过冷的食物会损伤脾胃阳气,导致腹痛、腹泻等虚寒证候;妇女经期内过食生冷,会引起月经不调、痛经、闭经等。近年临床上也观察到在经期服用滋补营养保健食品而使月经逐渐减少甚至闭经的现象。

另外,饮食应适时,过饥过饱都会使脾胃损伤,产生多种疾病。

二、饮食护理基本原则

1. 进食要定时定量,不可过饥过饱、暴饮暴食。过饥使机体气血得不到足够补充,久之气血亏损致病。暴饮暴食超过机体消化功能,会损伤脾胃,使营血不和。清代李渔《笠翁文集》中指出:"饥饱之度,不得过于七分"。因而饮食有节,定时定量,使脾胃运行功能处于常态,是保证身体健康的基本条件。

2. 进餐前半小时应停止一切治疗与调护工作,有组织、有计划地做开饭前准备工作;保证病人有良好的情绪,不谈论不愉快的事;协助病人洗手;撤走污物,做到空气新鲜,气氛和谐,促进食欲。

3. 进餐时,护理人员应协助配膳人员开饭,督促病人按时进餐,保证病人吃到热饭、热菜、热汤。对年老病人,特别是治疗与调护性饮食,要核对无误。小儿及术后重病人要主动耐心喂饭。

4. 巡视检查病人的饭菜有否遗漏,病人胃口如何,饮食习惯如何等,及时与营养室联系。

5. 餐后协助重病人、体弱者洗刷碗筷、漱口,必要时做好口腔护理。同时要做好病人进餐量或饮食改变情况的记录。要鼓励病人饭后稍加散步,不可饱食即卧。

6. 对特殊饮食治疗与调护,要注意病人的进食情况。如水肿病人,须吃低盐或无盐食品,但病人往往嫌淡不愿意吃而进食困难,消渴病由于饮食限量,病人经常会有饥饿感,因此针对不同病情,应给以不同的护理,做好思想工作,要把饮食护理当作药物治疗与调护一样重要来完成。

7. 发现传染病及时给予隔离,餐具经消毒后再送到营养室,防止交叉感染。

三、病人膳食的种类

1. 基本膳食　基本膳食有四种,即普通饮食、软食、半流质饮食和流质饮食。

(1) 普通饮食:与正常健康人平时所用膳食基本相同,适用于饮食不必受限制,脾胃功能正常,疾病在恢复期病人。主、副食应注意多样化,运用科学的烹调方法,做到色、香、味、形俱全,美观可口,以增进食欲并促进消化,每日三餐,在蛋白质的摄取方面,应以植物蛋白质为主,搭配适当动物蛋白。

(2) 软食:适用于脾胃虚弱的病人、老年人及幼童或疾病康复初期向普食过渡的病人,每日四餐制。除主食三餐外,可增加一餐牛乳。食品应细软,易消化,应少用含有膳食纤维和动物肌纤维多的食物,可经切碎、煮烂后食用。

(3) 半流质:适用于高热、体弱、口腔咽喉和消化道有疾病的病人,如腹泻、消化不良、痢疾等。通常每隔 2～3 小时一餐,每日 5～6 餐。食品如稀粥、面包、蛋糕、饼干、藕粉、杏仁茶、牛奶、豆腐花、蛋花羹、菜泥、肉末等。食物必须呈半流体状态、细软、植物纤维少,易于咀嚼吞咽,易于消化吸收。

(4) 流质:适用于高热、急性传染病、重病、消化道疾病、手术后病人等。食物为流质液体或糊状,不宜长期食用,因营养成分达不到机体的需要,同时会影响胃肠道的消化功能。每日 6～7 餐。食物选用牛奶、米汤、豆浆、蛋花汤、蒸蛋羹、杏仁汤、菜汤、肉汤、西瓜汁、果汁等,也可应用肠道营养剂。每餐液体量不宜过多,以 200～250 ml 较为适宜。

2. 治疗与调护膳食　治疗与调护膳食是指根据病人不同生理病理状况,调整膳食的营养成分和质地,以满足病人对营养素的需要,达到治疗与调护疾病和促进健康的目的。治疗与调护膳食很多,现介绍几种。

(1) 高能量膳食:适用于产妇或恢复期病人,需要增加身体抵抗力或营养不良的病人,体力消耗增加者如运动员。每日三餐外加两次加餐,以牛奶、鸡蛋、豆浆等为主。尽可能增加主食量和菜量。

(2) 低能量膳食:适用于肥胖者或心悸怔忡、消渴病人,每日总能量控制在 1 500～1 800 kcal。为防止饥饿感,可多吃豆制品和蔬菜、低糖水果等,减少膳食总能量。

(3) 高蛋白膳食:适用于营养不良、肝病、大手术前后及消耗性疾病(肺结核、痛证、虚劳)等病人。此外,孕妇、乳母和生长发育期儿童也需要高蛋白膳食。在三餐中加瘦肉、鸡蛋、乳类、豆制品等高蛋白食物。

(4) 低蛋白质饮食:适用于急慢性肾功能不全、尿毒症、肝性脑病的病人,每日蛋白质摄入量一般不超过 40 g,以维持氮的平衡,保持组织蛋白的合成,减轻肾脏的负担。忌用干果类、豆类等食物。为了适量供给优质蛋白质,可在蛋白质限量范围内适当选用蛋、乳、瘦肉等。

(5) 低脂肪膳食:适用于肥胖、高脂血症及腹泻等病人。每日脂肪总量不应高于 40 g。忌用油炸食品,以蒸煮等方法为主。

（6）低胆固醇膳食：适用于冠心病、高脂血症、高血压及动脉硬化病人。每日多食蔬菜、水果、瘦肉、脱脂牛奶、蛋清、豆制品及植物油等。每日摄入量控制在 300 mg 以下，少食蛋黄、动物内脏、鱼子、鸡血等食物。

（7）限盐膳食

① 低盐饮食：全日供钠 2 000 mg 左右。每日烹调用盐限制在 2～4 g，或酱油 10～20 ml。忌用一切咸食。

② 无盐饮食：全日供钠 1 000 mg 左右。在烹调时少用盐或酱油，主食中不用盐和含碱的食品，如馒头、面条、油条等。

③ 低钠饮食：全日供钠不超过 500 mg。忌用含钠高的食物，如豆腐干、松花蛋、芹菜、油菜、菠菜、胡萝卜等。宜食含钠少的食物，如大米、白面、小米、土豆、冬瓜、豆芽、大白菜、西红柿、猪肉、牛肉等。

四、病人膳食注意事项

1. 饮食要根据具体病情而有所选择　患者一般应进高蛋白、高热量、易消化的食物，少吃辛辣刺激性的食物以及生冷、油腻之物。病人的饮食还要根据病人舌苔变化而调整，因为病人舌苔是脾胃之外候，通过观察舌苔，可指导病人选择适宜的饮食。如病人舌苔厚腻，食欲不振，切勿再给油腻的膏粱厚味，而可以吃薏苡仁汤以理湿，如感冒风寒、舌苔白而润者，可适当吃些温散的食物，如姜汤、姜皮茶等助其辛散。如消化不良、舌苔腻的，则必须给予质软、清淡、易消化的食物，如冬瓜汤、蛋花汤，忌油腻，且菜蔬必须烧酥；如舌苔尚净、舌质红者则是热象，凡热性的食物如葱、韭菜、辣椒、大蒜等勿食，可多吃绿叶菜，如蒿菜、大白菜、青菜、马兰头等；又如舌苔淡白而大便经常溏薄者，可以吃些红枣汤或红枣糯米粥。又如有消化性溃疡疾病的患者，食后饱胀，经常泛酸，则必须嘱其少食甜食，牛奶、豆浆等亦宜少饮或不饮，因为饮之更觉胃胀不适。总之，病人的饮食必须根据患者病情不同和脾胃运化能力之强弱而有所选择和调整。

2. 饮食不可片面，正确对待药物食补问题　手术后病人应先进少量米汤，待胃肠功能渐渐恢复后再进半流质或普食。短期内应忌油腻鱼腥。鼻饲者应根据总体生理需要量分次给予，每次鼻饲量应在 200 ml 以下，以免反流。咳嗽痰多者宜食清淡易消化食物，忌食油腻鱼腥生冷生痰食物。瓜果、菜蔬、鱼、肉、鸡均有营养，不可偏食。《素问·生气通天论》早已强调："谨和五味，骨正筋柔，气血以流，腠理以密"。对于服药与饮食的关系，《素问·脏气法时论》主张："毒药攻邪，五谷为养，五果为助，五畜为益，五菜为充，气味合而服之，以补益精气"。这说明服药之外，还必须有谷、肉、果、菜等以补充营养，才能使身体健康。对病人来讲，饮食的面广些，则吸取营养可全面些，这样对疾病康复有利。

有人认为，有了病就是虚，应该吃补药，亦有主张"药补不及食补"，这些说法均欠全面，我们应正确对待药补与食补问题。《素问·五常政大论》中云："大毒治病，十去其六；常毒治病，十去其七；小毒治病，十去其八；无毒治病，十去其九。谷肉果蔬，食养尽之，无使过之，伤其正也。"患者在治疗与调护疾病的过程中，往往多因服药过多，脾胃功能失健，因此对药补、食补问题更需注意，牛奶、豆浆、麦乳精、巧克力以及目前形形色色的营养品，虽然都属食补佳品，但如果患者内有湿热，舌苔黏腻，食欲不振，食之反而脘腹饱胀难受，甚至不思饮食者，就应少用；人参、白木耳、阿胶、珍珠粉以及层出不穷的补药，虽然有补气助阳、补血、养阴安神等等作用，但病未祛除，徒讲补益，反而增加了脾胃负担；有些糖浆和冲剂，味多甜腻，服之反而壅气助淫，胃肠呆滞。更值得一提的是，目前人民生活水平提高，更加讲究食物营养，有些人对甲鱼、鳗、蟹的营养价值大加赞赏,认为其肉有补阴、凉血、益精之功,实际上其性冷、难消化,于脾胃虚者很不适宜,有些家属出于好心,希望病人多吸取食物营养,常劝病人多食甲鱼、鳗、蟹,到头来使患者更加湿滞难化,适得其反。因此,药补必须请医师指导,食补亦要根据患者消化能力而定,食而不化反而增加麻烦。

总之,食物要新鲜,要荤素搭配,有病之后食量不宜过多,以能适合患者口味、易消化吸收为度,有些家属听说某物滋补,即要病人多食、偏食,这些都是值得注意的。

3. 注意饮食宜忌　目前民间对病人的饮食忌口问题,有两种情况:一种认为患者忌口非常重要,如果吃了某些食物,病情即会发展、严重,而且还道听途说,这也不能吃,那也不可食,使病人不能吃的食物过多,以致影响了营养吸取;但另一种却认为,忌口无科学根据,不相信,也不注意。其实这两种说法都不全面。

每一种食物都有它的营养特性,正常人是不需要特殊选择的,但有了疾病之后,由于病种不同和类型不同,对于饮食就要有一定选择,主要考虑到疾病与治疗、调护和某些食物是否有矛盾。一般来讲,食物与疾病发生矛盾有两方面:① 食物的性质与疾病的性质有矛盾,如病情属热则不可食辛辣刺激之食物,病情属寒则不宜吃生冷清凉之物;② 食物的性质与治疗及调护疾病的药物有矛盾,如服人参类补药则不要吃生萝卜,恐抵消药效,肿瘤病人忌吃蟹类,患痛风病的患者不宜吃动物内脏、菇类、海鲜及豆制品,恐病情更为发展。因为食物的性味与药物一样,亦有寒、热、温、凉之性及辛、甘、酸、苦、咸之味,所以忌口问题亦无神秘之处,食物之性味与病情相宜者对治疗疾病有利,与病情相悖则增加痛苦。

如果患者病程较长,如果忌口太严,长年累月,反而影响营养的摄取,于病情不利。一般在病情急时不宜食辛热的食品,胃肠失健或脾胃虚寒、大便稀溏者不宜多食生冷瓜果油腻;若患者在食某种食物之后,感到病痛增加或有某种过敏反应,则不宜再食;在食用膏粱厚味的食物之后,感到胃中饱胀,则必须注意饮食要清淡些。有些人认为煮鸡汤之后,不吃鸡仅喝汤不妨碍消化,但不知肥鸡之汤,油在汤中,因此必须注意去其油腻,否则亦会有碍运化,饮食宜节制,多食后胃中不适者,宜少食多餐、饥后再食。

总之,绝对忌口、过多忌口对患者康复不利;对病情有利的食物宜常吃。寒证者可常食用茴香、桂皮、花椒等调味品;热证者多吃些蒿菜、芹菜、马兰头、青菜、水果等清凉的食物;湿证者可常吃薏苡仁、扁豆、赤小豆等;寒湿证患者可适当饮酒及五加皮醪、薏苡仁醪等。而黄芪加薏苡仁可加强渗湿作用,核桃可以补肾壮腰,黄花菜可以镇静安寐,均可采用。

五、饮食护理的要点

平时要向病人宣传饮食调养知识,告诉病人营养是保证健康的重要条件,合理的营养可以促进生长发育,增强病人的抵抗力。家属带来的食物要检查是否适合,否则会影响治疗与调护效果。

1. 软硬适宜,冷热适中　食物太软会影响食欲;太硬会影响消化,尤其是老年人,咀嚼不利;食物太冷伤脾胃之阳气,而致腹痛、泄泻等;太热则伤阴,而致胃火亢盛。一般高热、昏迷的病人,宜给流食,脾胃虚弱病人及老年人、小儿给半流食,因此要根据病人的喜好、习惯,适当掌握为宜。

2. 少食肥甘,清淡为宜　肥甘是泛指肥腻甘美厚味食物,如动物脂肪、甜腻食品、煎炸之物等,此类食品虽味美香甜,但不可多食。《素问·生气通天论》说:"膏粱之变,足生大丁。"《黄帝内经》还指出:"数食甘美而多肥也……转为消渴"。指的是糖尿病与食脂肪类、糖类食物有密切关系,俗语说:"要得一生平安,淡食胜灵丹。"我们应向病人宣传食肥甘厚味的危害,指导科学进餐。

3. 饮食清洁,不宜偏嗜　俗语说"病从口入"。进食不清洁的食物或腐败变质的食物,可引起胃肠疾病或肠道寄生虫病,因此应积极宣传《食品卫生法》,做好饮食卫生宣教,不食腐败食物。如食用禽流感病死鸡、鸭,有可能得禽流感。此外,饮食不宜偏食,中医主张杂食,主要兼顾各方面的营养成分能起互相补偿作用。饮食多样化才能起到全面营养人体的作用,若饮食偏嗜,则会引起机体脏腑阴阳的偏盛偏衰,从而发生疾病。饮食与疾病有着密切关系,饮食可治疗与调护疾病,也可造成疾病。因此,注意适当调理饮食对病人是十分重要的。

4. 因时因地,因人制宜　中医在治疗与调护病时,强调因时、因地、因人制宜。在辨证施膳时,亦需要考虑三因制宜,我国幅员辽阔,不同的地区,由于气候条件及生活习惯不同,人的生理活动和病变特点也不同,所以施膳亦应有所差异。东南潮湿炎热,宜进清淡之品;西北地高气寒,多燥寒,宜进辛润之品。由于人的体质、年龄、性别、生活习惯不尽相同,在组方施膳时应有区别。少儿发育尚未成熟与完善,属于稚阴稚阳之体,脏腑娇嫩,易虚易实,因此小儿的饮食应少温补,宜多样化,富有营养,易于消化,时时注意呵护脾胃,以补后天之本;中年期是一个由盛而衰的转折点,脏腑功能逐渐由强而弱,药膳选用补肾、健脾、疏肝等功效的食物,可达到健肤美容、抗疲劳、益智、抗早衰、活血补肾强身的作用;老年人随着年龄的增长出现了脏腑功能的减退和气血津液的不足,加之青壮年时期所遗留的一些病根,往往虚实夹杂、以虚为主,此时饮食治疗与调护应以补养为主,应清淡、熟软、易于消化吸收。

第四节　中药药物疗法与护理

服药是治疗与调护疾病的重要手段,但服药并非药到张口,吞下即是,而是有很多具体的要求。服药患者病程有长短,服用药与护理物种类的不同,治疗与调护方案的简繁(有几种药物同时服用,亦有中西药物结合使用)、服药的方法亦各不相同,所以指导病人如何服药以及对病人服药的护理观察就成为一个非常值得注意的问题。

一、中药汤剂煎煮

服用中药,除一些中成药之外,大多是用饮片煎服的。目前有些病人家属认为中药必须多煎才能出味,煎得越浓越好,往往一剂中药煎半小时以上。这种认识是不全面的,因为一剂中药是由多种药物组成,病情不同,所用中药也就性味不同,有的药宜多煎,有的药需少煎。清代徐灵胎《医书八种·慎疾刍言》中曾云:"煎药之法各殊,有先煎主药一味,而再入余药者,有先煎众药,后入一味者……有宜多煎,有宜少煎者,有宜水多,有宜水少者,有不煎作泡渍者……有宜用猛火者,有宜用缓火者,各有妙义。今则不论何药,唯知猛火多煎,将芳香之气散尽,仅存浓厚之质……岂能和营达卫乎!"说明了煎药方法不能一律对待,煎药方法不对可影响药效。

正确的方法是:先把干燥的药物浸泡于冷水中1～2小时(冬日时间长些,夏日短些)。煎药的时间必须视药物的性质而定。如发表药一般不宜多煎,沸后2～3分钟即可;有些含有挥发油的药物,如薄荷、砂仁等,必须后下,即在其他药物煎沸后方可放入同煎1～2分钟即可;补药则宜多浸多煎,但在猛火煎沸后,即改用文火为宜;金石、介类药物如磁石、鳖甲、牡蛎、石决明等必须先煎;清热凉血药宜多浸快煎;芳香化湿药浸泡煎沸后即可。若不讲究煎药方法,无论何药一律多煎或不浸即煎的,必然影响药效。

二、中药给药规则

在服药方法上也不是千篇一律的，一张药方并不就是煎两次日服两盅，也要根据药物的性质而定。如有些药物必须日服 3～4 次，使药物在体内保持一定的浓度；有些药物必须顿服，使药力集中；有的药物，服后见效，可不必再服；有些药物治疗与调护慢性疾病，服后虽不能立即见效，但服用时间持续，则效果逐步产生；有些药必须空腹服用，使药物能迅速吸收，发挥药效较快；有些药物必须饭后服用，以免造成胃部不适；还有的应在饮食一半时服下，再吃饮食，更可减少刺激；有些安神药，必须睡前服用，可使夜间安睡；有些润肠药物，睡前服用可使次晨大便通畅。总之，服药方法要根据药物的特性而定。一般服用对慢性病治疗与调护调养正气为主的药物，必须持续一段时间，才能逐步生效；但如遇疼痛剧烈必须止痛的外感表证者，则服药疼痛减轻或表证已解后可停服。服用煎药最好在饭后 2 小时左右，待饮食离胃之后服用，一可避免胃中不舒，二可利于吸收。

三、中药内服与护理

1. 服用汤药的温度　一般认为温热性的药物以热服较好，补益药宜温服，清火解毒药宜稍凉服，火热证时可以冷服，但若逢假热真寒、假寒真热之证，则需根据病之本质，热药凉服或凉药温服以防格拒。

2. 注意观察药后反应　服药之后要密切注意观察是否有反应，从反应的情况中可以观测药效是否表达，或是药物之不良反应，或是症情严重之先兆。在《金匮要略》篇中即记载服用白术附子汤后"一服觉身痒，半日许再服，三服都尽。其人如冒状，勿怪，即是术附走皮中，逐水气未得除故耳"；服麻黄杏仁薏苡甘草汤之后"有微汗，避风"；服防己黄芪汤之后"当如虫行皮中，从腰下如冰，后坐被上，又以一被绕腰以下，温令微汗差"。这些医嘱说明服药后必须仔细观察、适当护理，有的需覆被取汗，有的见微汗即可，有的是服药后正常反应，不必惊慌。在《金匮要略》中还有如下记载："风湿相搏，一身尽疼痛，法当汗出而解，值阴雨不止，医云此可发汗，汗之病不愈者，何也？盖发其汗，汗大出者，但风气去，湿气在，是故不愈也。若治风湿者发其汗，但微微似欲出汗者，风湿俱去也。""湿家下之，额上汗出，微喘，小便利者，死。若小便不利者，亦死"。这说明，如药后见汗大出者而病不见减，这是只祛了风，而湿未去之故，因为治疗与调护一身尽疼痛的风湿病，应于发汗，但不可过汗，只要能达到微微似欲出汗的程度，则风湿能俱去，方是药效最好的反应；又如患风湿病者，如大便秘结，给服通利的药物也不能太过，如果发现服药下利之后出现额上汗出、微喘等阳虚证候，或者下利不止、真气欲脱的危重证候，必须立即抢救，否则即有生命危险。这些都须在护理工作中引起警惕。

一般对服用大辛大热剂的患者，必须询问其是否有口干、舌燥、咽痛、便结、出血等见症，服清热解毒药后，应注意是否有胃中不舒及便溏、腹泻等情况，出现这些症状时应注意调整药量或改变服药方法。活血止痛类药用量不宜过重，对胃肠有刺激，曾有病人因使用活血止痛药有效而自行加量而致胃出血。

目前中西药合用者甚多，必须及时了解病人目前服药的情况，熟悉各种药物的副作用。告诫病人遵嘱服药。有些西药小剂量时毒副反应较轻，大剂量时毒副反应剧烈，自行加量常可发生严重后果。长期激素维持治疗与调护者不可擅自加量或自行停药，以防药物副反应加重和病情反复。

近年新药不断被开发出来，从天然药中提取有效成分，许多中草药提纯制成药片，但同时这些新药也可能有许多副反应出现。如雷公藤多苷片,服后月经紊乱、闭经,皮肤黏膜发生皮疹,面部及四肢毛细血管扩张,眼睑及面颊出现色素沉着,白细胞减少,以及出现胃肠道刺激症状如呕吐、腹泻等。因而决不能简单地认为中药药性平和而忽视之。对一些有一定毒性的药物,必须了解的是往往有效量与中毒量相差无几,要按照"大毒治病,十去其六,常毒治病,十去其七,小毒治病,十去其八"的原则,适可而止,中病为度。

四、中药外治与护理

1. 换药法

【目的】通过局部疮疡和损伤的创面进行清洗、上药、包扎等方法,促使伤口愈合。

【用物】治疗与调护盘、无菌换药包(换药碗 2 个,镊子 2 把,探针,剪刀)、无菌纱布、皮肤消毒液、0.5%碘伏棉球、绷带、胶布、橡皮单、治疗与调护巾、消毒生理盐水棉球、过氧化氢溶液、呋喃西林、中草药液、各种丹膏等外用药与护理物。必要时备药捻、油纱条、屏风。

【操作规程】

① 衣帽整齐,洗手,戴口罩,用消毒液揩治疗与调护盘和治疗与调护车。

② 备齐用物及治疗与调护卡,放在治疗与调护车上,推至病室。

③ 核对床头卡中的床号、姓名及诊断。

④ 呼唤病人的床号、姓名,作第二次核对,并作换药法的解释,必要时用屏风遮挡。

⑤ 充分暴露疮面,取合适体位,疮面下方垫橡皮单,铺治疗与调护巾。

⑥ 再次核对病人床号、姓名,置弯盘物疮口下,治疗与调护巾上,揭去外层敷料,用镊子取下内层敷料及引流条。

⑦ 用镊子夹生理盐水棉球从里向外环形清洁疮口周围皮肤后,再用0.5%碘伏棉球拭净。

⑧ 更换镊子夹中草药液或过氧化氢溶液,生理盐水棉球清洗疮面。

⑨ 根据疮疡性质,疮面情况掺药、置放药捻,药膏或纱条,盖上无菌敷料,胶布或绷带固定。

⑩ 取下弯盘、治疗与调护巾、橡皮单,协助病人穿衣,整理床单位,使卧位舒适。

⑪ 清理用物,归还原处,凡换下或使用过的敷料、均应焚毁。污染器械应先浸泡消毒清洗干净后,再高压蒸汽灭菌备用。

⑫ 洗手,记录伤口及用药与护理情况,疗效、反应等,并签名。

【注意事项】

① 严格执行无菌技术操作规程,所用物品每人一套。先处理无菌伤口,再处理感染疮口,防止交叉感染。

② 换药时动作要轻柔,避免损伤新鲜肉芽,增加病人痛苦,分泌物干结黏附时可先用盐水湿润后再轻轻揭下。

③ 掺药粉均匀撒在疮面或膏药上。

④ 散剂要调敷,干湿度适宜。

⑤ 药捻从瘘管外向内插入,使用汞剂丹药时,药物不能撒于疮面外,以免损伤周围组织,对汞剂过敏者禁用丹药。

⑥ 草药需清洗后捣烂连药带汁敷于患处,敷药范围大于病变部位 1~2 cm。

⑦ 颜面部疔疮勿挤压,以防脓毒扩散,发生"走黄"或"内陷"。

⑧ 外敷药要紧贴疮面包扎,固定要注意松紧适中,固定关节时要保持功能位置。

2. 贴药法

【目的】将膏药或在膏药上掺入药粉，或用其他药液调和，贴于患处，达到活血化瘀、消肿定痛、排脓祛腐等作用。

【用物】治疗与调护盘、药物、酒精灯、火柴、剪刀、胶布、无菌盐水棉球、无菌镊子、棉签、弯盘、松花油，必要时备纱布、胶布、绷带、保险刀、滑石粉、大浴巾、屏风。

【操作规程】

① 同换药法操作规程第①～③条。

② 呼唤病人的姓名及床号，作第二次贴药法的解释，根据贴药部位，取合适的体位，暴露患处，必要时盖上浴巾或屏风遮挡，注意保暖。

③ 再次核对床号、姓名，将弯盘置于患处旁，揭去原来贴药，用松节油擦去药迹，清洁局部皮肤。

④ 根据病灶选择大小合适的膏药，剪去膏药四周边角，将酒精与药膏混合均匀，趁热（以不烫手为宜）将膏药贴于患处，必要时以胶布或绷带固定。

⑤ 协助病人穿衣，整理床单位，使卧位舒适。

⑥ 清理用物，归还原处，洗换。

⑦ 记录所用药与护理物、部位、疗效、反应，并签名。

【注意事项】

① 清洁局部皮肤，有毛发必须剃去，其范围应大于膏药面积。

② 膏药烘烤和掺药时，不宜过热，以膏药柔软能揭开不烫手为宜，以免烫伤皮肤和膏药泥外溢。凡加入香窜药物（麝香、丁桂散等），不宜烘烤过久，以免降低药效。

③ 一般敷贴3～5天，若疮口溃疡，须每日更换，以加强排脓拔毒之功效。

④ 若皮肤出现发红、起疹、水泡、痒痛等过敏症状时，应随即取下，暂时停贴，并保持局部皮肤清洁，勿洗澡及抓挠，以防感染。

3. 敷药法

【目的】将药物研成粉后加适量介质，如水、酒、醋、麻油、蜜等，调成糊状敷贴患处，达到清热解毒、活血化瘀、消肿止痛等作用。

【用物】治疗与调护盘、药物、无菌盐水棉球及镊子、弯盘、油膏刀、纱布或棉垫、棉纸、胶布、绷带，必要时备大浴巾、屏风、调药的介质。

【操作规程】

① 同贴药法操作规程第①～②条，并向病人作敷药法解释。

② 再次核对床号、姓名，取下污染敷料，用盐水棉球清洁局部皮肤，观察敷情况。

③ 根据敷药面积，用油膏刀将所需的药物，均匀平摊于棉纸上，厚度为 0.2～0.5 cm 为宜，涂布范围应超出病灶1～2 cm。

④ 将摊好药物的棉纸四周反折敷于患处，加厚敷料或棉垫，用胶布或绷带固定。

⑤ 协助病人穿衣，整理床单位，使其卧位时舒适。

⑥ 清理用物，归还原处，换下的敷料统一焚烧，污染器械先浸泡消毒后清洗，再打包送高压消毒。洗手。

⑦ 记录所用药与护理物、部位、疗效、反应，并签名。

【注意事项】

① 如敷新鲜中草药，则将草药洗净，置乳钵内捣烂，加少许食盐拌匀后，平摊于棉纸上。

② 敷药须保持湿度,如药物较干时,应经常用水、醋、药汁、酒等进行湿润。

③ 围敷时必须超出肿块 2 cm 左右。

④ 对初起的肿疡,围敷其四周时,中间留空隙为宜,以免阻止脓毒外泄而闭塞毒邪。特殊部位如乳痈敷药,应使乳头露出,以免乳汁溢出、污染敷料等。

⑤ 注意观察敷料的局部,若出现红、痒、水泡等过敏症状时,应立即停止敷药。

4. 涂药法

【目的】将各种外用药与护理物,直接涂于患处,达到祛风除湿、解毒消肿、止痒镇痛等作用。

【用物】治疗与调护盘、药物、棉签或涂药小毛笔、无菌盐水棉球、无菌纱布及镊子、弯盘、胶布、松节油,必要时备浴巾、屏风。

【操作规程】

① 同涂药法操作规程①～②条,并向病人做涂药法的解释。

② 再次核对床号、姓名。

③ 用棉签(或毛笔)蘸药涂于患处,面积较大时,可用镊子夹棉球蘸药涂布,干湿度适宜,以不滴水为度。

④ 必要时用消毒纱布覆盖,胶布固定。

⑤ 同敷药法操作规程第⑤～⑦条。

【注意事项】

① 涂药前需清洁局部皮肤,水剂、酊剂用后需将瓶盖盖紧,混悬剂须摇匀后再涂药,霜剂涂药后应用手掌或手指反复揉摩。

② 涂药不宜过厚、过多,以防闭塞毛孔。

③ 外用药与护理的瓶签要醒目以免误入口服。

④ 刺激性较强的涂药不可涂于面部,婴幼儿忌用。

⑤ 观察局部皮肤,如有红色丘疹、皮肤奇痒或疼痛、肿胀等过敏反应,应立即停用,并将患处的涂药拭净,清洗,必要时遵医嘱内服或外用抗过敏药物。

5. 熏洗法

【目的】熏洗是将药物煎汤,趁热熏洗患处,利用药与护理物,水温和蒸汽的作用。达到疏通腠理、气血流畅,清热、消肿止痛,杀虫止痒等目的。

【用物】治疗与调护盘、浴巾、毛巾、橡胶单、镊子、热水、垫枕、水温表、弯盘、熏洗盆,必要时备换药敷料、坐浴架等。

【操作规程】

① 同贴药法操作规程第①～②条,并向病人作熏洗疗法的解释。

② 橡胶单垫于盆下,将煎好的药液倒入盆内,加热水至需容量,患肢架于盆上,用浴巾围盖患肢和熏洗盆,使药液的蒸汽熏蒸患处,待药温至 38～40℃时揭去浴巾。用镊子夹纱布或毛巾蘸药液频频淋洗患处,若病患在肢端,宜放入药液中浸泡。

③ 熏洗结束擦净药液,协助病人穿衣裤,整理床单位,使其卧位舒适。

④ 清理用物,归还原处,凡使用过的器具应浸泡消毒后再清洗备用。

⑤ 洗手,记录熏洗药物、部位、时间、疗效、反应等,并签名。

【注意事项】

① 注意保暖,室温宜保持在 20～22 ℃。

② 熏洗前要求病人先排空大小便。若有包扎部位,应揭去敷料后再熏洗,有伤口部位按无菌技术操作。

③ 根据熏洗部位不同,选用合适容器。如眼部用治疗与调护碗盛药液,置眼架上,上盖有孔纱布。患眼对准小孔熏蒸;如熏洗外阴部、肛门,取坐浴盆椅,上盖有孔盖,暴露的臀部坐在木盖上,进行熏蒸。

④ 定时测试药温,防止烫伤皮肤,熏洗中观察病人有无异常。

⑤ 熏洗体位要稳,尤其年老、体弱者,儿童要有专人陪护,以免发生意外。

⑥ 面部熏蒸后,半小时后方可外出,以防风,寒之邪侵袭。

典型习题解析指导

(一) A 型题

下列哪项不属于情志护理中的陶冶情操法(　　)

  A. 音乐安神法　　　　B. 谈心法　　　　C. 音乐悲哀法　　　D. 音乐喜乐法

答案:B

试题点评:谈心法。属于情志疏导法。

(二) B 型题

  A. 普通饮食　　　B. 软质　　　　C. 半流质　　　　D. 流质　　　　E. 都不是

1. 适用于高热、体弱、口腔咽喉和消化道有疾病的病人(　　)

2. 适用于饮食不必受限制,脾胃功能正常,疾病在恢复期病人(　　)

3. 适用于高热、急性传染病、重病、消化道疾病、手术后病人(　　)

4. 适用于脾胃虚弱的病人、老年人及幼童(　　)

答案:1. C　2. A　3. D　4. B

(三) C 型题

  A. 定时测试药温,防止烫伤皮肤

  B. 面部熏蒸后,半小时后方可外出,以防风,寒之邪侵袭

  C. 两者都是

  D. 两者都不是

1. 熏洗法的注意事项是(　　)

2. 敷药法的注意事项是(　　)

答案:1. C　2. D

(四) X 型题

1. 低蛋白质饮食适用于哪些人群?(　　)

  A. 慢性肾功能不全　B. 尿毒症　　　　C. 肝昏迷　　　　D. 急性肾功能不全

答案:A、B、C、D

2. 下列对于血虚体质的叙述正确的是?(　　)

  A. 要谨防"久视伤血"　　　　　　　　B. 食用具有补血养血作用之物

  C. 性情急躁、常常心烦易怒　　　　　　D. 可常服当归补血汤、四物汤等补血汤剂。

答案:A、B、D。

试题点评:C项为阴虚体质的表现。

(五) 判断题

1. 阴虚体质的饮食调理原则是多食有壮阳作用的食品。　　　　　　　　　　　　(　　)

答案：×。

试题点评：阴虚体质饮食调理的原则是保阴潜阳，辛辣燥烈之品则应少吃。

2. 病人舌苔厚腻，食欲不振，切勿再给油腻的膏粱厚味，而可以吃些薏苡仁汤以化湿邪。　　　　　　（　）

答案：√。

（六）填空题

1. 基本膳食有四种，即_____、_____、_____和_____。

答案：普通饮食　软食　半流质饮食　流质饮食

2. 《黄帝内经》中所说的"怒伤_____"、"喜伤_____"、"_____伤肺"、"思伤_____"、"_____伤肾"。

答案：肝　心　忧　脾　恐

3. 饮食护理的注意事项有：_____、_____、_____、_____、_____。

答案：软硬适宜，冷热适中；少食肥甘、清淡为宜；饮食清洁，不宜偏嗜；因时因地，因人制宜。

（七）名词解释

1. 移情易胜法

答案：排遣情思，改易心志的养生方法称为移情易胜法。

2. 秋冬养阴

答案：是中医因时制宜的原则之一。谓秋冬之时，万物敛藏，养生者宜顺时而养，须护藏阴精，使精气内聚，以润养五脏。凡有损失阴精的情况皆应避免。

（八）问答题

请论述正确的中药汤剂煎煮法？

答案：正确的方法是先把干燥的药物浸泡于冷水中1~2小时（冬日时间长些，夏日短些）。煎药的时间必须视药物的性质而定。如发表药一般不宜多煎，沸后2~3分钟即可；有些含有挥发油的药物，如薄荷、砂仁等，必须后下，即在其他药物煎沸后方可放入同煎1~2分钟即可；补药则宜多浸多煎，但在猛火煎沸后，即改用文火为宜；金石、介类药物如磁石、鳖甲、牡蛎、石决明等必须先煎；清热凉血药多浸快煎；芳香化湿药浸泡煎沸后即可。